G. Luska (Hrsg.)

Röntgenthorax auf Intensivstationen

Springer-Verlag Berlin Heidelberg GmbH

G. Luska (Hrsg.)

Röntgenthorax auf Intensivstationen

Mit Beiträgen von

H. von Boetticher, W. Kuckelt,
R. Saßen und L. Schwarze

2., korrigierte und erweiterte Auflage

Mit 131 Abbildungen in 209 Einzeldarstellungen
und 25 Tabellen

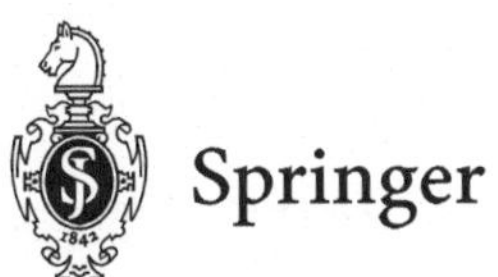 Springer

Herausgeber

Professor Dr. med. G. Luska
Institut für Radiologie,
Zentralkrankenhaus Links der Weser
Senator-Weßling-Straße 1
28277 Bremen

ISBN 978-3-642-62327-1   ISBN 978-3-642-18858-9 (eBook)
DOI 10.1007/978-3-642-18858-9

Bibliografische Information Der Deutschen Bibliothek
Die Deutsche Bibliothek verzeichnet diese Publikation in der Deutschen
Nationalbibliografie; detaillierte bibliografische Daten sind im Internet über
<http://dnb.ddb.de> abrufbar.

springer.de

© Springer-Verlag Berlin Heidelberg 2002, 2004
Ursprünglich erschienen bei Springer-Verlag Berlin Heidelberg New York 2004
Softcover reprint of the hardcover 2nd edition 2004

Planung: Ulrike Hartmann, Heidelberg
Herstellung: PRO EDIT, Heidelberg
Umschlaggestaltung: deblik Berlin
Zeichnungen: P. Lübke, Wachenheim
Satz: K+V Fotosatz GmbH, Beerfelden

SPIN 10932865   22/3160So 5 4 3 2 1 0 – Gedruckt auf säurefreiem Papier

Vorwort zur 2. Auflage

Seit Erscheinen der ersten Auflage ist nur ein kurzer Zeitraum vergangen, aber selbst in diesem hat es beträchtliche Fortschritte auf dem Sektor der Schnittbildtechnik durch die zunehmende Verbreitung von Mehrzeilen-Spiral-CTs gegeben. Die Mehrzeilen-Spiral-CT-Technik ermöglicht die Untersuchung der Lunge bei schwer kranken Patienten in extrem kurzen Zeiten, so dass sie bei unklaren Befunden der Projektionsradiographie auch bei Patienten der Intensivstation vermehrt zum Einsatz kommt. Nicht selten haben wir seither anhand der Ergebnisse der Schnittbildtechnik lernen müssen, die Befunde der Projektionsradiographie, sprich Bettaufnahmen, neu zu deuten.

Dieser Entwicklung wurde durch die Aufnahme von aktuellem Bildmaterial Rechnung getragen, in dem charakteristische Befunde der Projektionsradiographie mit denen der Schnittbildradiographie verglichen werden. Anhand dieser wird in dem Kapitel »Differentialdiagnostische Hilfestellungen« ebenso erklärt, welche Befunde man auf den konventionellen Röntgenaufnahmen nicht oder nur schwer erkennen kann.

Es wurden darüber hinaus zahlreiche neue Schemata eingefügt, welche dem Radiologen und Nichtradiologen die Deutung von Thoraxaufnahmen auf Intensivstation aufgenommen erleichtern sollen.

Ich danke wiederum allen Autoren, die durch ihre Kompetenz zum Gelingen der 2. Auflage dieses Buches beigetragen haben sowie dem Springer-Verlag für die Unterstützung bei der Realisierung des Werkes.

Günter Luska
Bremen, im November 2003

Vorwort zur 1. Auflage

Durch das Zusammentreffen zahlreicher ungünstiger Bedingungen bei schwerstkranken Patienten der Intensivstation erhält man die schlechtesten Röntgenbilder.

Ursachen sind im Wesentlichen aufnahmetechnische Schwierigkeiten bei bettlägerigen Patienten sowie der Einfluss der Schwerkraft und der künstlichen Beatmung auf die anatomischen und physiologischen Verhältnisse. Das Ergebnis sind von allen Diagnostikern ungeliebte Röntgenbilder, obwohl sich die zugrunde liegenden pathologisch-anatomischen Grundmuster von den unter Normalbedingungen erstellten Aufnahmen nicht unterscheiden. Im vorliegenden Werk »Röntgenthorax auf Intensivstationen« werden somit keine neuen Krankheitsbilder beschrieben, sondern radiologische Merkmale herausgehoben, die bei der Interpretation beachtet werden müssen.

Zur Verbesserung des interdisziplinären Verständnisses wurden Kapitel über Röntgentechnik und Strahlenschutzmaßnahmen aus der Sicht des Medizinphysikers sowie eine Einführung in die Problematik und das Management von intensivmedizinisch betreuten Patienten aus der Sicht des Intensivmediziners aufgenommen.

Es ist das Ziel des Buches, dem Radiologen und dem Nichtradiologen in einem wichtigen Randbereich die Diagnostik zu erleichtern, aber auch zu zeigen, dass der Diagnostik Grenzen gesetzt sind.

Refresherkurse und Workshops über »Röntgenthorax auf Intensivstationen« sind bei zahlreichen intensivmedizinischen und radiologischen Kongressen auf großes Interesse gestoßen. Ich danke meinem Lehrer Herrn Prof. Dr. H. St. Stender, der meine Interessen geweckt hat und dem Springer-Verlag, dass er dieses Thema aufgegriffen hat und jetzt in Buchform einem größeren Interessentenkreis zugänglich macht.

G. Luska
Bremen, Januar 2002

Inhaltsverzeichnis

Autorenverzeichnis

Boetticher, H. von, Dr. rer. nat.,
Institut für Radiologie,
Zentralkrankenhaus Links der Weser,
Senator-Weßling-Str. 1, 28277 Bremen

Kuckelt, W., Prof. Dr. med.,
Klinik für Anästhesie, operative und allgemeine
Intensivmedizin, Notfallmedizin
im Zentralkrankenhaus Links der Weser,
Senator-Weßling-Str. 1, 28277 Bremen

Luska, G., Prof. Dr. med,
Institut für Radiologie,
Zentralkrankenhaus Links der Weser,
Senator-Weßling-Str. 1, 28277 Bremen

Saßen, R.,
Institut für Radiologie,
Kreiskrankenhaus Rastatt,
Engelstraße 39, 76437 Rastatt

Schwarze, L., Dr. med.,
Institut für Radiologie,
Zentralkrankenhaus Links der Weser,
Senator-Weßling-Str. 1, 28277 Bremen

Röntgentechnik, Strahlenschutz

Heiner von Boetticher

1.1 Komponenten mobiler Aufnahmegeräte

Mobile Röntgensysteme zeichnen sich durch eine kompakte Bauart aus, die einen einfachen Transport ermöglicht und eine große Beweglichkeit gewährleistet. Die äußeren Abmessungen des Grundgerätes werden im Wesentlichen durch den Hochfrequenztransformator und die zur Energiespeicherung notwendigen Kondensatoren vorgegeben. Alle Geräte sind so ausgelegt, dass sie ohne einen Drehstromanschluss auskommen und »aus der Steckdose« betrieben werden können.

Bis vor kurzem wurde bei allen Bettaufnahmen mit freier Exposition gearbeitet, wobei ein erhöhtes Risiko von Fehlbelichtungen in Kauf genommen werden musste. Inzwischen sind auch Belichtungsautomaten verfügbar, bei denen eine Messkammer unter den Patienten geschoben wird. Als zusätzliche Option ist bei manchen Geräten eine Infrarot-Fernbedienung zur Aufnahmeauslösung möglich.

Die Mindestanforderungen an Thoraxaufnahmegeräte müssen Bestimmungen genügen, die z. B. in Richtlinien zur Röntgenverordnung, DIN-Normen und den Leitlinien der Bundesärztekammer zur Qualitätssicherung in der Röntgendiagnostik festgelegt sind. Die zunehmenden Anforderungen auch an mobile Röntgeneinheiten haben dazu geführt, dass sich die fahrbaren Geräte dem technischen Standard ortsfester Aufnahmeplätze immer mehr angleichen. Die wesentlichen Unterschiede zwischen ortsfesten und fahrbaren Geräten sind in ◘ Tabelle 1.1 dargestellt.

◘ Tabelle 1.1. Vergleich zwischen ortsfesten und mobilen Geräten. Charakteristika unterschiedlicher Parameter

Parameter	Ortsfeste Aufnahmesysteme	Mobile Aufnahmesysteme (einfach)	Mobile Aufnahmesysteme (komfortabel)
Generatorleistung	+++	+	++
Spannungsbereich	+++	+	++
Schaltzeit	+++	++	+++
Belichtungsautomatik	+++	–	+
Filterung	+++	+++	+++
Zusatzfilterung	+++	++	++
Blende	+++	+++	+++
Raster	+++	(+)	(+)
Fokus-Objekt-Abstand	+++	+	++
Bildempfänger	+++	+++	+++
Bildverarbeitung	+++	+++	+++
Puls-Pausen-Verhältnis	+++	+	++

1.1.1 Röntgenröhre

Die Röntgenröhre ist als ein evakuiertes Glas- oder Glas-Metall-Gehäuse ausgeführt; die Hochspannung liegt zwischen Kathode und Anode an. Die Elektronen werden zur Anode hin beschleunigt; die Auftreffstelle wird als *Fokus* (Brennfleck) bezeichnet. Die Fokusgröße, die im Millimeterbereich liegt, beeinflusst nach einfachen geometrischen Prinzipien die erzielbare Bildschärfe. Im Fokus wird nur ca. 1% der einfallenden Elektronenenergie in Röntgenstrahlung umgesetzt, der Rest muss als Wärme abgeführt werden. Dies führte zur Konstruktion von Drehanodenröhren, die inzwischen auch in mobilen Geräten als Hochtourenröhren mit Drehzahlen in der Größenordnung von 10000 U/min betrieben werden.

1.1.2 Generator

Der Röntgengenerator versorgt die Röntgenröhre mit der *Röhrenspannung* (Angabe in kV) zur Beschleunigung der Elektronen und der *Heizspannung* für die Kathode. Je höher die Röhrenspannung ist, desto energiereicher (»härter«) ist die erzeugte Röntgenstrahlung, und je größer die Heizspannung ist, desto größer ist der Röhrenstrom (Angabe in mA).

Ein Generator, der die Röntgenröhre mit maximal 400 mA bei 100 kV Gleichspannung betreiben kann, wird als 40-kW-Generator bezeichnet (0,4 A × 100 kV = 40 kW).

Alle modernen Generatoren arbeiten inzwischen mit der »*Konvertertechnik*«, bei der vor der Hochtransformation die Netzspannung in eine Wechselspannung im Frequenzbereich von 10–100 kHz konvertiert wird. Dadurch werden erheblich kleinere Abmessungen bei den Transformatoren möglich.

1.1.3 Filterung

Zur Reduktion der Strahlenbelastung des Patienten ist es wesentlich, dass aus dem in der Röntgenröhre erzeugten Spektrum von Röntgenstrahlen der niederenergetische Anteil »herausgefiltert« wird, der nur wenig zum Röntgenbild beiträgt, da er überwiegend im Patienten »steckenbleibt«. Gesetzlich vorgeschrieben ist eine Gesamtfilterung von mindestens 2,5 mm Aluminiumgleichwert (4 mm Al bei über 100 kV Röhrenspannung). Nach den Leitlinien der Bundesärztekammer ist für pädiatrische Aufnahmen eine Zusatzfilterung (1 mm Al plus 0,1–0,2 mm Kupfer) für ortsfeste und mobile Anlagen vorgeschrieben.

Die *Gesamtfilterung* setzt sich aus der konstruktionsbedingten Eigenfilterung der Röhre und der Zusatzfilterung zusammen. Beim »*Aluminiumgleichwert*« wird die Filterwirkung verschiedener Materialien auf die von Aluminium umgerechnet.

1.1.4 Blende

Das Einblenden des Nutzstrahlfeldes auf das kleinstmögliche Format ist eine der wichtigsten Maßnahmen zur Reduktion der Strahlenbelastung des Patienten und ggf. des Untersuchers. Die Streustrahlung ist proportional zur Feldgröße. Da das Einblenden auch die Streustrahlung innerhalb des Patienten reduziert, führt es ebenfalls zu einer Verbesserung der Bildqualität. Bei fahrbaren Geräten sind die Blenden in der Regel als Tiefenblenden ausgeführt. In der *Tiefenblende* befinden sich Einschübe für Zusatzfilter oder Filterräder, mit denen verschiedene Al-, Cu- oder Fe-Blenden in den Strahlengang eingebracht werden können.

1.1.5 Raster

Beim Durchgang der Röntgenstrahlung durch den Patienten wird die Strahlung nicht nur zum großen Teil absorbiert, sondern auch gestreut. Diese *Streustrahlung* überlagert die Direktstrahlung und vermindert den Bildkontrast (der Anteil der Streustrahlung im Bild kann bis zu 80% betragen). Neben der Einblendung des Nutzstrahlbündels werden zur Streustrahlunterdrückung *Kollimatoren* (»Raster«) eingesetzt. Verwendet werden in der Regel dünne Bleilamellen. Der Kontrastgewinn erfordert eine Dosiserhöhung um den Faktor drei bis sechs (auch Streustrahlung belichtet den Film). Aufnahmen am Körperstamm von Kindern müssen deshalb ohne Raster angefertigt werden, wenn der Durchmesser der untersuchten Region kleiner als 12–15 cm ist.

> **Praxis**
> Bei Bettaufnahmen kommt nur der Einsatz von Rasterkassetten infrage. Durch ihr hohes Gewicht sind sie schwer handhabbar, zusätzlich stellen sie hohe Anforderungen an Positionierung des Patienten und Justierung des Strahlenganges. Eine intelligente Entwicklung stellt z. B. ein leichtes flexibles Lochraster dar, das mehrere Lagen Bleifolien enthält. Die Toleranz für die Röhrenposition ist bei diesem Rastertyp größer als bei herkömmlichen Lamellenrastersystemen. Allerdings ist die Streustrahlunterdrückung etwas geringer.

1.1.6 Bildempfänger

Das »Strahlenrelief« nach Durchgang des Nutzstrahlbündels durch den Patienten muss in verwertbare Bildinformationen umgesetzt werden. Diese können dann z. B. als Film oder digitaler Datensatz vorliegen. Da auch konventionelle Röntgenfilme mithilfe eines Filmdigitizers in digitale Datensätze umgewandelt werden können, ist der Übergang zwischen »*analoger*« und »*digitaler*« Technologie fließend; als digital werden alle »primär filmlosen« Techniken bezeichnet.

Film-Folien-Systeme

Das einfachste und immer noch am häufigsten eingesetzte Bildempfängersystem ist das Film-Folien-System. Die Schwärzung des Films erfolgt hierbei zu ca. 97% durch das Fluoreszenzlicht, das in der Verstärkerfolie ausgelöst wird.

Die *Empfindlichkeit* (Dosisbedarf) einer Film-Folien-Kombination wird nach einem groben Schema in *Empfindlichkeitsklassen* (SC) mit der Abstufung um den Faktor 2 angegeben (100, 200, 400, 800 usw.). Einem Dosisbedarf von 10 µGy entspricht dabei die Klasse 100 (5 µGy entsprechen 200, 2,5 µGy entsprechen 400, 1,25 µGy entsprechen 800). In den Leitlinien der Bundesärztekammer (1995) ist aufgeführt, welche Empfindlichkeitsklasse für eine bestimmte Untersuchung verwendet werden muss.

> **Merke**
> Bei Thoraxaufnahmen auf der Intensivstation vorgeschrieben sind die Empfindlichkeitsklassen 400 (bevorzugt) und 200. Die spezifischen Eigenschaften der jeweiligen Film-Folien-Systeme sind in den Datenblättern aufgeführt, die von den Herstellern bezogen werden können.

Digitale Bildempfängersysteme

Während bei der Verstärkerfolie die auftreffenden Röntgenquanten unmittelbar in Licht umgesetzt werden, das dann den Film schwärzt, dient bei der *digitalen Lumineszenzradiographie* (DLR) als Bildempfänger eine Folie, die einen Teil der von den Röntgenquanten übertragenen Energie speichert. Die DLR wird deshalb auch als *Speicherfolienradiographie* bezeichnet. Die gespeicherte Energie kann bei späterer Bestrahlung mit Licht einer bestimmten Wellenlänge wieder freigesetzt und als Lumineszenzlicht abgestrahlt werden. Um die abgestrahlte Menge des Lumineszenzlichtes jeweils einem Bildpunkt zuordnen zu können, wird in der Auswerteeinheit das latente Bild auf der Speicherfolie punktweise mit einem feinen Laserstrahl abgetastet.

Die jedem Bildpunkt zugeordnete dosisproportionale Lichtmenge wird über einen Fotomultiplier in einen elektrischen Impuls gewandelt und digitalisiert. Zum Löschen des Restbildes wird die Folie anschließend einer sehr intensiven Lichtquelle ausgesetzt.

Da es sich bei der Speicherfolienradiographie ebenfalls um ein Kassettensystem handelt, kann sie problemlos an allen vorhandenen Aufnahmegeräten eingesetzt werden. Die Auswerteeinheit ist etwa so groß wie eine Entwicklungsmaschine. Die ausgelesenen Bilder liegen unmittelbar in digitaler Form vor und können entsprechend nachbearbeitet werden.

Die technische Entwicklung zielt auf eine Digitalisierung der Bildinformation mit möglichst wenig Konversionsschritten ab, da jeder Konversionsschritt eine Verschlechterung der Abbildungsqualität bedeutet. In den letzten Jahren wurden von mehreren Herstellern *Flachdetektoren* entwickelt. Bei diesem Bildempfängertyp erfolgt die Umwandlung der Röntgenstrahlung ebenfalls in einem Szintillator. Das Szintillationslicht wird von einer Matrix von Sensoren (Fotodioden) aufgenommen und unmittelbar in elektrische Signale gewandelt. Inzwischen werden auch trabare großformatige Flachdetektoren angeboten, die einen Einsatz dieser Technik bei mobilen Aufnahmegeräten möglich machen.

> **Praxis**
> Die Entwicklungen lassen erwarten, dass in den nächsten Jahren für die Thoraxaufnahmen auf der Intensivstation weiterhin die Speicherfolienkassette als typischer digitaler Bildaufnehmer eingesetzt werden wird. Inwieweit der Flachdetektor in der Lage sein wird, die DLR zu verdrängen, wird sich in kürzerer Zeit herausstellen.

1.1.7 Bildverarbeitung

Der Einfluss der Bildverarbeitung und die Bedeutung der Schaukästen bzw. Monitore im Befundungsprozess wird häufig unterschätzt. Die Entwicklungsmaschine oder der Laser-Imager stellt somit leicht das »schwächste Glied« in der gesamten apparativen Ausstattung dar, die für eine angemessene Erstellung und Befundung einer Röntgenaufnahme benötigt wird.

Entwicklungsmaschine

Die Filmentwicklung findet immer in Entwicklungsmaschinen statt, in denen die Prozesse der Entwicklung, Fixierung, Wässerung und Trocknung unter standardisierten Bedingungen ablaufen. Bei den heute üblichen Tageslichtsystemen wird auch der Vorgang der Filmbestückung der Kassetten und die Entnahme der belichteten Filme automatisch durchgeführt.

> **Praxis**
> Die Entscheidung, ob es sinnvoller ist, die Filme zentral in der Röntgenabteilung zu entwickeln oder eine dezentrale Entwicklungsmaschine im Bereich der Intensivstation aufzustellen, hängt vom täglichen Filmdurchsatz ab. Unterschreitet dieser die für die jeweilige Maschine empfohlene Mindestzahl an Filmen – für kleine Maschinen etwa 20–30 Filme pro Tag bei 24-h-Betrieb –, kommt es zu Verarbeitungsschwankungen und Qualitätsverlusten.

Digitaler Bildprozessor, Laser-Imager

Bei Einsatz digitaler Bildempfängersysteme besteht unmittelbar die Möglichkeit, Bilddaten in einen Bildprozessor zu übernehmen und – evtl. nach einer Bildbearbeitung – rechnergekoppelte Ausgabeeinheiten zu nutzen, die u. U. in das Netzwerk der Abteilung oder des gesamten Krankenhauses integriert sind.

Als System zur Herstellung von Filmbildern wird die *Laserkamera* (Laser-Imager) eingesetzt, in der ein intensitätsmodulierter Laserstrahl eine zeilenweise Filmbelichtung vornimmt. Laser-Imager verfügen über eine eigene Entwicklungsmaschine, die als Nassentwicklungssystem oder Trockenfilmsystem ausgeführt sein kann. Bei Trockenfilmsystemen entfallen die üblichen Entwicklungs-, Fixier- und Wässerungsbäder des konventionellen Entwicklungsprozesses.

1.2 Abbildungseigenschaften der verschiedenen Systeme

Beim Versuch, die Leistungsfähigkeit von verschiedenen abbildenden Verfahren quantitativ zu erfassen, geht man gewöhnlich von den drei Basisgrößen aus:

- Kontrast
- Ortsauflösung
- Rauschen.

Betrachtet man diese Größen isoliert, kommt man leicht zu widersprüchlichen Aussagen. Die Speicherfoliensysteme wären demnach aufgrund ihres erheblich größeren Kontrastumfangs den Film-Folien-Systemen überlegen. Andererseits bieten Film-Folien-Kombinationen eine erheblich bessere Ortsauflösung als die digitale Lumineszenzradiographie. Es gibt verschiedene begrifflich und messtechnisch aufwendigere Konzepte, mit deren Hilfe die genannten Basisgrößen zueinander in Beziehung gesetzt werden können (◉ Abb. 1.1):

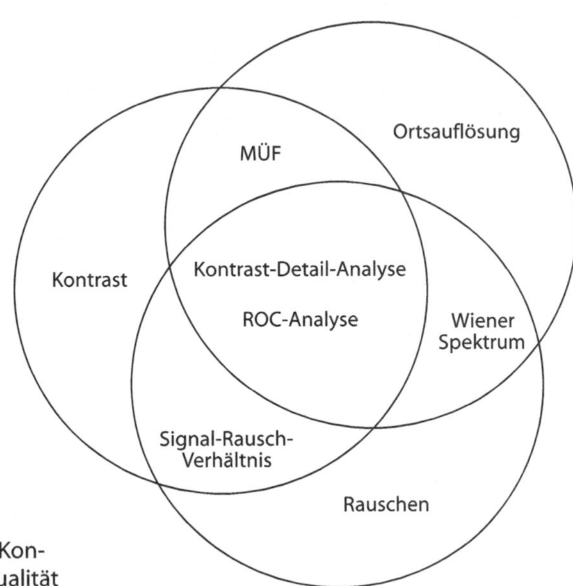

◉ Abb. 1.1. Kenngrößen und Konzepte zur Erfassung der Bildqualität

- Die Modulations-Übertragungs-Funktion (MÜF) verknüpft den Kontrast mit der Ortsauflösung.
- Das Signal-Rausch-Verhältnis verknüpft den Kontrast mit dem Rauschen.
- Das Wiener-Spektrum verknüpft das Rauschen mit der Ortsauflösung.

Eine Kombination aller 3 Basisgrößen wird erst in Form einer Kontrast-Detail-Analyse oder einer ROC-Analyse möglich.

1.2.1 Kontrast

Einzelne Strukturen auf Röntgenbildern werden durch ihre unterschiedlichen Schwärzungen erkennbar. Das Verhältnis der Schwärzungen zueinander bezeichnet man als Kontrast. Das Kontrastverhalten des Abbildungssystems wird durch die *Kennlinie* charakterisiert (◗ Abb. 1.2).

Die Form der Kennlinien für Film-Folien-Systeme und elektronische Detektoren weichen erheblich voneinander ab. In der üblichen halblogarithmischen Darstellung besitzen die Kennlinien der Film-Folien-Systeme einen charakteristischen S-förmigen Verlauf mit einem linearen Teil nur im mittleren Bereich, während bei elektronischen Detektoren der Kontrast über einen weiten Dosisbereich konstant ist. Das Verhältnis vom Minimal- zum Maximalwert der für die Bilderzeugung gut nutzbaren Dosis wird als *»dynamischer Bereich«* eines Systems bezeichnet. Der Dynamikbereich liegt bei vielen Film-Folien-Kombinationen bei $1:10$ bis $1:30$, während er beim Flachdetektor Werte von etwa $1:1000$ und bei der DLR Werte von etwa $1:10\,000$ annimmt.

Bei digitalen Systemen können durch eine nachträgliche Verstärkung bzw. »Fensterung« der Signale selbst geringe Schwärzungsunterschiede kontrastreich dargestellt werden.

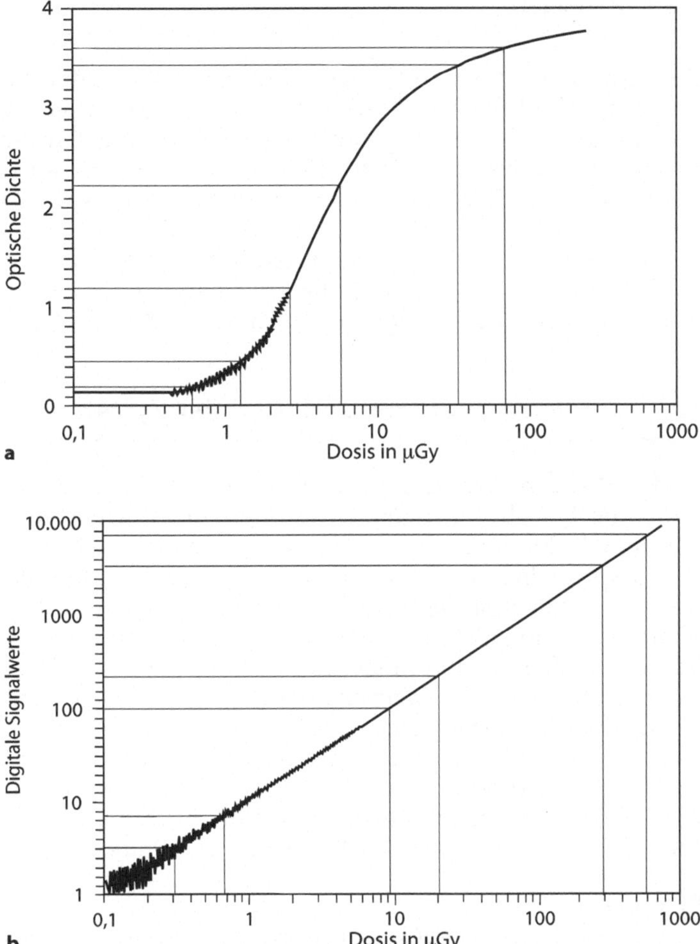

◨ **Abb. 1.2 a, b.** Typische Kennlinien: **a** Filmfoliensysteme; **b** Speicherfoliensysteme bzw. elektronische Detektoren. Das typische Rauschverhalten ist für *a* und *b* schematisch mit einbezogen und für vorgegebene Dosisbereiche der zugehörige Bildkontrast gekennzeichnet

1.2.2 Ortsauflösung

Ein weiterer Parameter zur Beschreibung der Leistungsfähigkeit eines abbildenden Systems ist die *örtliche Auflösung*, d. h. das Vermögen, zwei benachbarte Strukturen getrennt darstellen zu können. Als Testobjekte hierfür dienen kontrastreiche Linienraster. Als Zahlenwert für die Auflösung gibt man die am engsten noch sichtbaren Linien an (in Linienpaaren pro Millimeter = Lp/mm); für eine Film-Folien-Kombination der Empfindlichkeitsklasse 400 liegt dieser Wert etwa bei 5 Lp/mm.

1.2.3 Rauschen

Das Rauschen ist ein *statistischer Prozess*, der zu Intensitätsschwankungen im Röntgenbild führt, die mit dem abzubildenden Objekt nichts zu tun haben. Es lässt sich mit der geometrischen Optik nicht erfassen. Das Bildrauschen als relative Intensitätsschwankung lässt sich korrelieren mit dem Quantenfluss je Bildpunkt. Mit steigender Dosis tritt es weniger deutlich hervor.

Bei digitalen Abbildungsverfahren begrenzt das Rauschen z. B. die mögliche Dosisverringerung oder die erzielbare Auflösung, die aufgrund rein geometrischer Überlegungen möglich wäre (◘ Abb. 1.3).

1.3   Vergleich analoger und digitaler Systeme

In der Hoffnung auf eine generell bessere Bildqualität durch Bildnachverarbeitung bei gleichzeitiger Dosisabsenkung wurden die Erwartungen an die digitale Radiographie in der Vergangenheit sicher zu hoch angesetzt. War ursprünglich der Wunsch nach »besseren« Bildern die treibende Kraft für die Einführung der digitalen Radiographie, so stehen inzwischen die Themen »Rationalisierung des Arbeitsflusses« und »Kostenreduktion« im Vordergrund. Eine zumindest gleichwertige diagnostische Qualität und – wo möglich – eine Verringerung der Patientendosis werden dabei als selbstverständlich vorausgesetzt.

Man sollte erwarten, dass der große dynamische Bereich der digitalen Lumineszenzradiographie (DLR) gegenüber konventionellen Aufnahmen bei der DLR eine gleich hohe Bildqualität auch bei Dosen zulässt, die konventionell einer ganz erheblichen Unterdosierung entsprechen.

❯ Praxis

Es ist bemerkenswert, dass trotz völlig unterschiedlicher Techniken für Thoraxaufnahmen »konventionell« und »digital« die annähernd gleiche minimale Dosis erforderlich ist. Einer »Unterbelichtung« im konventionellen Bild steht ein »verrauschtes« Bild bei der DLR gegenüber (◘ Abb. 1.3).

Eine in der Literatur häufig behauptete Verminderung der Strahlenbelastung (»Potenzial zur Dosisreduktion«) bezieht sich überwiegend auf theoretisch mögliche niedrige Expositionen bei optimalem Einsatz der Technik.

Das Verfahren lässt aber auf der anderen Seite einen großen Spielraum zu hohen Dosiswerten hin zu, man kann sozusagen »kaum überbelichten«, wodurch Wiederholungsaufnahmen entfallen. Bei Ausnutzen dieses Spielraums erhält man erheblich höhere Patientendosen als bei Film-Folien-Systemen.

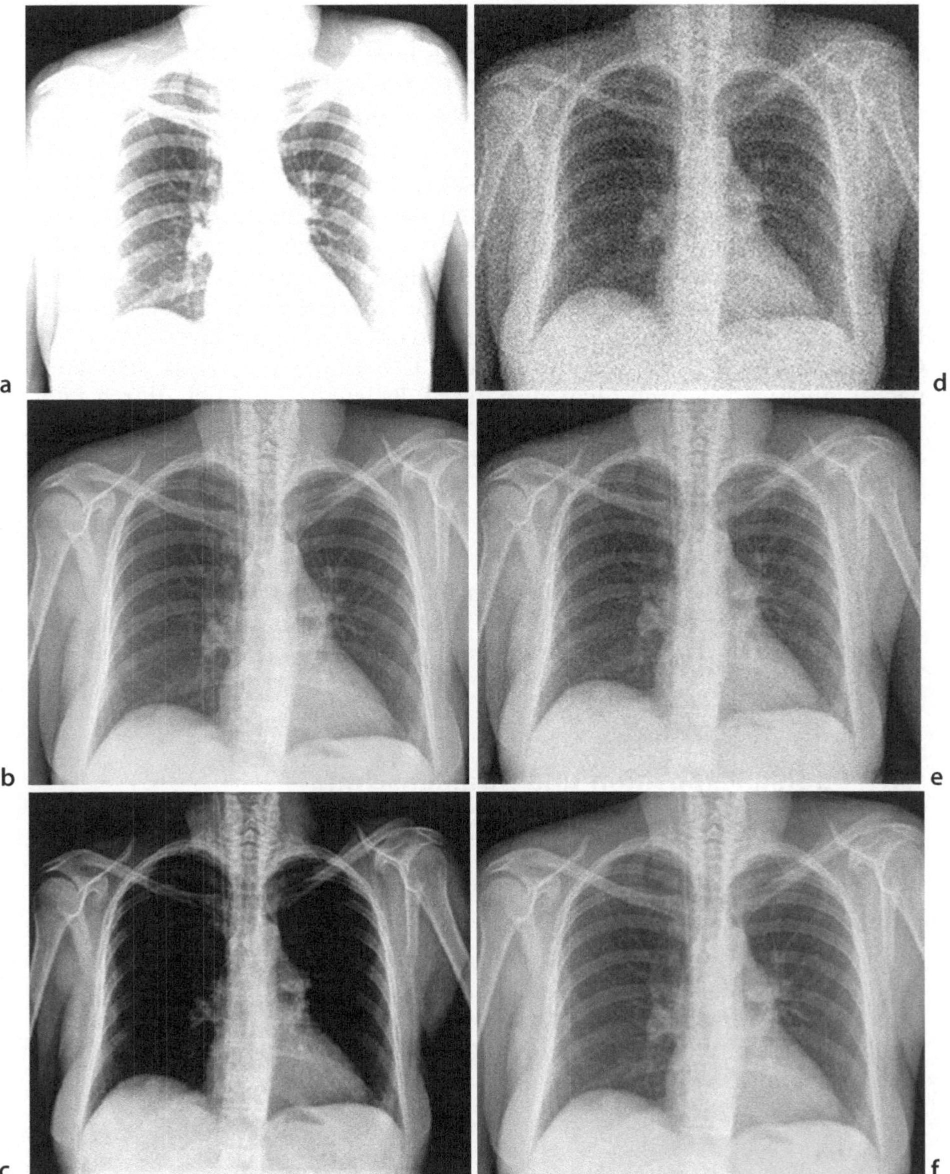

◘ Abb. 1.3 a–f. Typische Thoraxaufnahmen bei unterschiedlicher Belichtung: **a–c** Filmbilder; **d–f** Digitalbilder. Optische Dichte und Rauschen als limitierende Faktoren bei zu niedriger (*a, d*), optimaler (*b, e*) und zu hoher Dosis (*c, f*). (Mit freundlicher Genehmigung der Firma Agfa Deutschland, Vertriebsbereich Medical Imaging)

> **! Merke**
> Da bei der DLR die visuelle Kontrollmöglichkeit für eine Überbelichtung fehlt, gleichzeitig aber höhere Dosen mit einer besseren Bildqualität verbunden sind, ist eine ständige Überprüfung der Patientendosis erforderlich.

Eine *Stärke der Film-Folien-Systeme* (FFS) ist die hohe Ortsauflösung feiner Strukturen bei optimaler Belichtung. In der Grenzauflösung, der Darstellung »feinster« noch trennbarer Strukturen, sind FFS der DLR überlegen, da die maximale Auflösung durch die Pixelgröße begrenzt ist. Bei der Darstellung von Rundherden in problematischen Bereichen ist andererseits die DLR den FFS überlegen, bei retikulären Strukturen wegen ihrer geringeren Grenzauflösung jedoch unterlegen. Die Grenzauflösung lässt sich auch nachträglich rechnerisch nicht verbessern. Es ist aber möglich, durch Bildnachbearbeitung den Kontrast für gröbere Strukturen (z. B. 0–2 Lp/mm) auf ein Niveau zu heben, das dem der FFS gleichwertig oder sogar überlegen ist.

> **❯ Praxis**
> Der unbestreitbare *Vorteil der digitalen Lumineszenzradiographie* besteht in der Möglichkeit, Intensivstationsaufnahmen in ein gemeinsames Archivierungs- und Befundungssystem (PACS) mit anderen digitalen Abbildungsverfahren zu integrieren.

1.4   Strahlenexposition und Strahlenschutz

1.4.1   Patient

Bei jeder Röntgenuntersuchung muss der zu erwartende Nutzen gegen das zu erwartende Strahlenrisiko abgewogen werden. Für diese Abschätzung benötigt man die Dosis der Untersuchung. Bei jeder Röntgenaufnahme kann man die verschiedenen Organdosen umrechnen in die Ganzkörperdosis, der ein gleich hohes Strahlenrisiko zukommt. Die so gewonnene Größe nennt man *effektive Dosis*.

> **● Beispiel**
> Bei einer Thoraxaufnahme erhält man in der Regel für die einzelnen Organe, z. B. Lunge, Mamma oder rotes Knochenmark, ganz unterschiedliche Organdosen. Diese Werte kann man zu einer effektiven Dosis zusammenfassen. Für eine p.-a.-Aufnahme am Rasterwandstativ beträgt sie etwa 25 µSv, d. h. für eine p.-a.-Aufnahme am Rasterwandstativ nimmt das Gesamtstrahlenrisiko den gleichen Wert an wie bei einer homogenen Exposition des ganzen Körpers mit 25 µSv.

Bei fahrbaren Geräten hat man insbesondere bei drei Einflussgrößen ungünstigere Verhältnisse als am Rasterwandstativ (● Tabelle 1.2):

- Durch den geringeren Fokus-Objekt-Abstand erhöht sich die Eintritts-dosis relativ zur Austrittsdosis in Folge des Abstandsquadratgesetzes.
- Durch die in a.-p.-Geometrie durchgeführten Bettlungenaufnahmen erhöht sich die effektive Dosis bei Frauen (v. a. durch die erhöhte Exposition der Mamma) um den Faktor 1,9, bei Männern um den Faktor 1,6.
- Durch die niedrigere Aufnahmespannung bleibt – anschaulich gesprochen – »mehr Strahlung im Körper stecken«. Dies führt zu einer weiteren Erhöhung der effektiven Dosis um einen Faktor von etwa 1,4.

Merke
Die Strahlenbelastung liegt bei Lungenaufnahmen am Bett mit Rasterkassetten 2- bis 3-mal höher als bei Thoraxaufnahmen am Raster-Wandstativ. Dieser Faktor kann allerdings dadurch kompensiert werden, dass man unter Einbuße von Bildqualität die Bettaufnahme ohne Streustrahlraster durchführt, also keine Rasterkassette verwendet.

Tabelle 1.2. Vergleich zwischen ortsfesten und mobilen Geräten. Auswirkung der Aufnahmetechnik auf die effektive Dosis (typische Werte nach Modellrechnungen bzw. Dosismessungen am Phantom)

Einflussgröße	Ortsfestes Gerät	Mobiles Gerät	Erhöhung der effektiven Dosis (Faktor)
Expositionsrichtung	p.-a.	a.-p.	1,6–1,9
Hochspannung	125 kV	81 kV	1,4
Abstand der Röhre	FFA 200 cm	FFA 100 cm	1,2
Strahlenschwächung durch Komponenten hinter dem Patienten	Raster 12/40	Ohne Raster, Rasterkassetten	0,2–0,8
Effektive Dosis	25 µSv	20–60 µSv	0,8–2,4

Als Schutz vor Streustrahlung bei Aufnahmen von Patienten im gleichen Raum fordert der Gesetzgeber nur bei lateralen Aufnahmen den Einsatz einer fahrbaren Schutzwand in Nutzstrahlrichtung. Allerdings muss sich jeder nicht untersuchte Patient immer außerhalb des Kontrollbereichs, einem Kreis mit einem Radius von 1,5 m um die Röntgenröhre, befinden.

Die Dosen bei der Computertomographie liegen um ein Vielfaches höher als die bei konventionellen Aufnahmen: Eine Thorax-CT-Serie kann eine um 2 bis 3 Größenordnungen höher liegende Dosis erfordern als eine Thoraxaufnahme. In Abhängigkeit von dem verwendeten Gerät und den gewählten Einstellungen treten dabei ganz erhebliche Dosisdifferenzen auf (Tabelle 1.3). Die tatsächlich benötigte Dosis kann man aus den gewählten Parametern mit einem Computerprogramm abschätzen, das alle gängigen Gerätetypen berücksichtigt (Stamm u. Nagel 2001).

◨ **Tabelle 1.3.** Thorax-CT: Werte der effektiven Dosis pro Serie nach der Umfrage der DRG 1999. (Aus Galanski et al. 2001)

Thorax-CT: Werte der effektiven Dosis pro Serie		
	Männlich [mSv]	Weiblich [mSv]
Minimalwert	1,2	1,5
1. Quartile	3,7	4,4
Mittelwert	5,8	6,9
3. Quartile	7,4	8,9
Maximalwert	23,9	28,8

Bei der Abwägung des Nutzens gegenüber der Dosis ist es für die typischen Fragestellungen in der Intensivmedizin in der Regel sinnvoll, ein »Niedrigdosis-CT« durchzuführen. Hierbei werden die Untersuchungsparameter soweit optimiert, dass trotz Zunahme des Bildrauschens die Erkennbarkeit der interessierenden Details nicht zu stark beeinträchtigt wird. Man kann so bei geeigneter Wahl der übrigen Parameter etwa durch eine Absenkung des Wertes für das mAs-Produkt von 120 auf 20–50 mAs effektive Dosen im Bereich von 1 mSv und darunter realisieren.

1.4.2 Personal

Ein kleiner Teil der Strahlung, die den Patienten trifft, wird in den Raum abgestrahlt. Personal, das direkt neben dem Bett steht, erhält pro Aufnahme eine Dosis von ca. 0,5 µSv, das entspricht etwa 0,1% der Hautdosis des Patienten. Mit wachsendem Abstand von der Strahlenquelle nimmt die Dosis rasch ab. Sie ist allerdings auch noch in mehreren Metern Entfernung nachweisbar (◨ Abb. 1.4).

❯ Praxis

In 3 m Entfernung ist die Streustrahlung pro Aufnahme so groß wie die natürliche externe Umgebungsstrahlung, die man aus dem Weltall und den uns umgebenden Baumaterialien in einer Stunde erhält. In diesem Dosisbereich ist der Strahlenschutz keine Frage von Grenzwerten, sondern eine Aufgabe der Strahlenhygenie. Im Gesetz ist dies unter dem Begriff »*Minimierungsgebot*« zusammengefasst.

Die Röntgenverordnung fordert, dass jede unnötige Strahlenexposition von Menschen vermieden und unter Berücksichtigung aller Umstände des Einzelfalles auch unterhalb der geltenden Grenzwerte so gering wie möglich gehalten wird. Dies Gebot wird man in der Regel durch Verlassen des Raumes realisieren, in dem geröntgt wird.

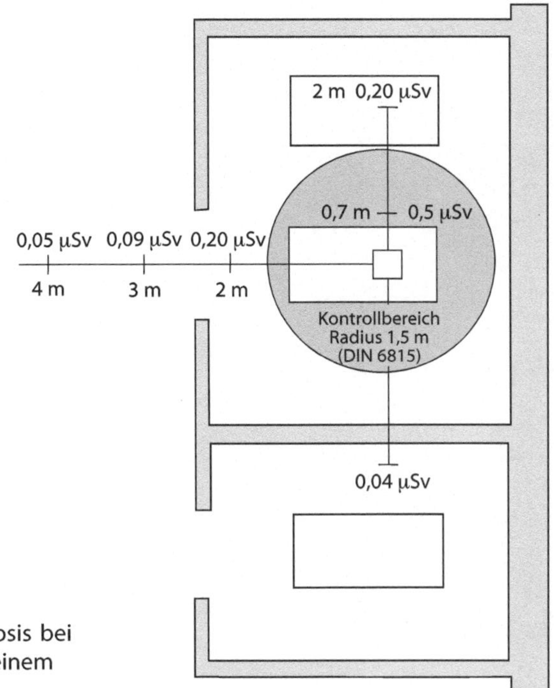

Abb. 1.4. Verteilung der Ortsdosis bei einer Thoraxaufnahme a.-p. mit einem mobilen Gerät (typische Werte)

Merke

Während bei ortsfesten Geräten der gesamte Röntgenraum als *Kontrollbereich* gilt, wird bei fahrbaren Geräten ein Kreis mit dem Radius von 1,5 m um den Strahler als Kontrollbereich ausgewiesen. Wer sich im Kontrollbereich aufhält, muss Auflagen wie Dosismessung, Tragen von Schutzkleidung und Zutrittseinschränkungen für Schwangere beachten. Bei häufigeren Aufenthalten wird die Person der Gruppe der beruflich strahlenexponierten Personen zugewiesen.

Literatur

DIN 6815 (1992) Medizinische Röntgenanlagen bis 300 kV. Regeln für die Prüfung des Strahlenschutzes nach Errichtung, Instandsetzung und Änderung. Beuth, Berlin

Drexler G, Panzer W, Stieve FE, Widenmann L, Zankl M (1993) Die Bestimmung von Organdosen in der Röntgendiagnostik. 2. Aufl. H Hoffmann, Berlin

Ewen K (Hrsg) (1998) Moderne Bildgebung. Thieme, Stuttgart

Galanski M, Nagel HD, Stamm G (2001) CT-Expositionspraxis in der Bundesrepublik Deutschland. Fortschr. Röntgenstrahlen 173:R1–R66

Schmidt T, Stieve FE (Hrsg) (1996) Digitale Bildgebung in der Diagnostischen Radiologie. H Hoffmann, Berlin

Stamm G, Nagel HD (2001) CT-Expo V 1.0. Ein Werkzeug zur Dosisevaluierung in der Computertomographie. Hannover Hamburg

Pathophysiologische Grundlagen, Klinik und Therapie schwerer akuter Lungenfunktionsstörungen in der Intensivmedizin

Werner Kuckelt

2.1 Störungen des pulmonalen Gaswechsels

Der normale Ablauf aller biologischen Lebensvorgänge beim Menschen erfordert die Anwesenheit einer ausreichenden Menge molekularen *Sauerstoffs*. Dazu ist das koordinierte Zusammenwirken von Lunge, Herz-Kreislauf-System und den anderen Organsystemen notwendig.

Eingeschränkte Sauerstoffverfügbarkeit bzw. gestörter Sauerstofftransport zu den Körperzellen sind die wesentlichen Ursachen einer Hypoxie.

◘ Tabelle 2.1. Ursachen und klinisch erfassbare Veränderungen unterschiedlicher Hypoxieformen

Hypoxieform	Ursache	Messbare Auswirkung
Hypoxische Hypoxie: hypobare Hypoxie	Verringerter p_AO_2 (F_iO_2 ↓)	C_aO_2 ↓ (S_aO_2 ↓), p_vO_2 ↓↓, p_aO_2/F_iO_2 ↓
Hypoxische Hypoxie: Hypoxämie	Durch akute Lungenfunktionsstörungen verursachte unzureichende Oxygenierung des arteriellen Blutes	C_aO_2 ↓ (SaO_2 ↓), p_vO_2 ↓↓, p_aO_2/F_iO_2 ↓, p_aCO_2 ↑ oder ↓, p_vO_2 ↓↓
Anämische Hypoxie	Herabgesetzte Sauerstofftransportkapazität des Blutes, z.B. bei hämorrhagischem Schock, chronischer Niereninsuffizienz, Kohlenmonoxidvergiftung	Hb ↓↓, COHb ↑: C_aO_2 ↓, p_aO_2/F_iO_2 normal, S_aO_2 ↓ bis normal, p_vO_2 ↓↓
Stagnationshypoxie	Global reduzierter Blutfluss in den Organsystemen, z.B. bei Schockzuständen unterschiedlicher Genese, extremer Bradykardie, reanimationsbedingtem Low Output u.a.	$\dot{Q}_T$ ↓, p_vO_2 ↓↓, p_aO_2/F_iO_2 ↓, p_aCO_2 ↓
	Regional reduzierter Blutfluss in einzelnen Organsystemen, z.B. bei Sepsis, SIRS	$\dot{Q}_T$ ↑, SVR ↓, p_vO_2 meistens ↓ (↑), p_aO_2/F_iO_2 ↓, später im Verlauf p_aCO_2 ↓, p_vO_2 ↑↑
Histohypoxie	Schwere Störung der Sauerstoffverwertung in den Mitochondrien, z.B. bei Intoxikationen, Trauma	Laktat ↑, p_aCO_2 ↓↓, $\dot{V}CO_2$ ↓

↑ Erhöhung, ↓ Verringerung, ↑↑ erhebliche Erhöhung, ↓↓ erhebliche Verringerung

In Abhängigkeit von der primären Störung, die eine Hypoxie bewirkt, unterscheidet man mehrere *Hypoxieformen* (◘ Tabelle 2.1).

Wird der aerobe Metabolismus der Zellen einzelner Organe durch eine globale Hypoxie so stark beeinträchtigt, dass es zu Störungen des enzymatischen Substratumsatzes kommt, so liegt eine *Hypoxidose* vor (Slonim u. Hammilton 1979).

Störungen der Sauerstoffverfügbarkeit (gestörte Lungenfunktion) und des Sauerstofftransportes (eingeschränkte kardiale Pumpleistung) spielen bei den meisten kritisch Kranken eine herausragende Rolle. Häufig werden sie durch eine Störung der Substratutilisation in abhängigen Organsystemen ergänzt. Infolge einer generalisierten Entzündungsreaktion ist die metabolische Rate und damit der Sauerstoffbedarf bei zahlreichen Krankheitsprozessen extrem gesteigert.

Die Verteilung des peripheren Blutflusses wird darüber hinaus durch therapeutische Maßnahmen (extreme Lagerung, gefäßchirurgische Eingriffe, Beatmung mit PEEP u. a.) beeinträchtigt. Ist dabei die Sauerstoffbereitstellung von vornherein beeinträchtigt kann die sich ergebende *Stagnationshypoxie* den Krankheitsprozess stark beeinflussen.

Somit können Störungen der Sauerstoffbereitstellung fatale Konsequenzen für den Gesamtorganismus haben.

2.2 Lungenfunktionsstörungen

Bei Intensivtherapiepatienten kommen Lungenfunktionsstörungen sehr häufig vor. Das klinische Erscheinungsbild dieser Störungen ist die *akute respiratorische Insuffizienz (ARI)*, bei der die arterielle Hypoxämie (verringerter arterieller Sauerstoffpartialdruck p_aO_2) das Leitsymptom darstellt.

2.2.1 Arterielle Hypoxämie

Eine arterielle Hypoxämie (extrem verringerter p_aO_2) ist die Folge von:
- Hypoventilation
- erhöhter venöser Beimischung (Shunt)
- Störungen der Ventilations-Perfusions-Beziehung.

Hypoventilation

Hypoventilation bedeutet verringertes Atemminutenvolumen ($\dot{V}_E$). Somit ist auch die alveoläre Ventilation eingeschränkt. Daher steigt bei konstanter CO_2-Produktion der arterielle CO_2-Partialdruck (p_aCO_2). Der Anstieg des p_aCO_2 bewirkt einen Abfall des alveolären Sauerstoffpartialdruckes (p_AO_2), der bei konstanter alveoloarterieller Sauerstoffpartialdruckdifferenz (A_a-DO_2) eine Hypoxämie bewirkt.

❽ Klinisches Beispiel
ZNS-Depression infolge Medikamentenüberdosierung, erhöhtem intrakraniellem Druck, Pickwick-Syndrom, Aspiration von saurem Mageninhalt (z. B. nach Schädel-Hirn-Trauma).
Symptomatik: verringertes Atemzugvolumen (V_T), verringerte Atemfrequenz (AF), niedriger p_aO_2, erhöhter p_aCO_2.

Tritt bei einer Hypoventilation eine Erhöhung der A_aDO_2 auf, so ist eine erhebliche Hypoxämie die Folge. Schwerpunkt der Therapie ist die künstliche Beatmung mit dem primären Ziel, das Atemminutenvolumen zu erhöhen.

Erhöhte Shuntfraktion

Der Anteil des venösen Blutes, der durch nicht am Gaswechsel beteiligte Lungenkapillaren fließt, wird als Shuntfraktion ($\dot{Q}_S/\dot{Q}_T$) bezeichnet. Funktionell ist das ein Lungenabschnitt, in dem keine Ventilation ($\dot{V}_A = 0$), jedoch eine Perfusion ($\dot{Q}_T = 1$) stattfindet. Die Ventilations-Perfusions-Beziehung ($\dot{V}_A/\dot{Q}_T$) dieses Lungenabschnittes ist durch die Beziehung $\dot{V}_A/\dot{Q}_T = 0$ charakterisiert (Abb. 2.1).

Das *Ausmaß der arteriellen Hypoxämie* infolge erhöhter Shuntfraktion wird durch die Menge des venösen Blutes bestimmt, das dem in anderen Lungenabschnitten oxygenierten Blut beigemischt wird. Der p_aO_2 ändert

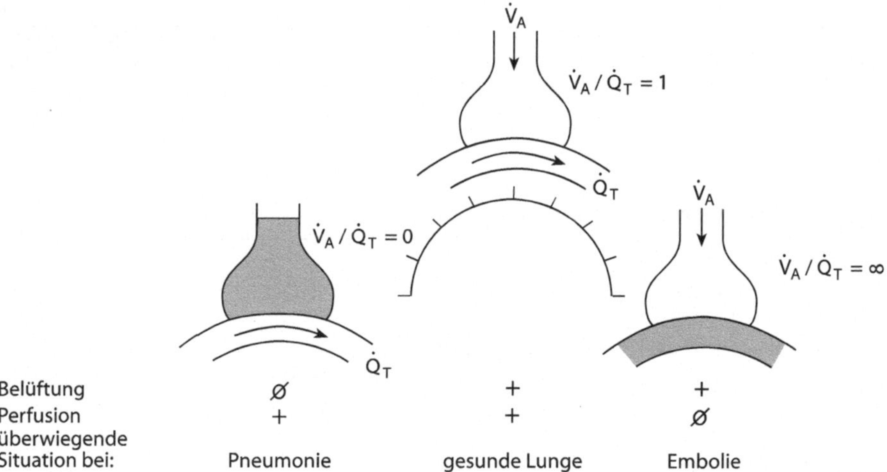

Abb. 2.1. Spektrum der Ventilations-Perfusions-Beziehung ($\dot{V}_A/\dot{Q}_T$) in einzelnen Lungenabschnitten. $\dot{V}_A$ alveoläre Ventilation, $\dot{Q}_T$ Herzminutenvolumen

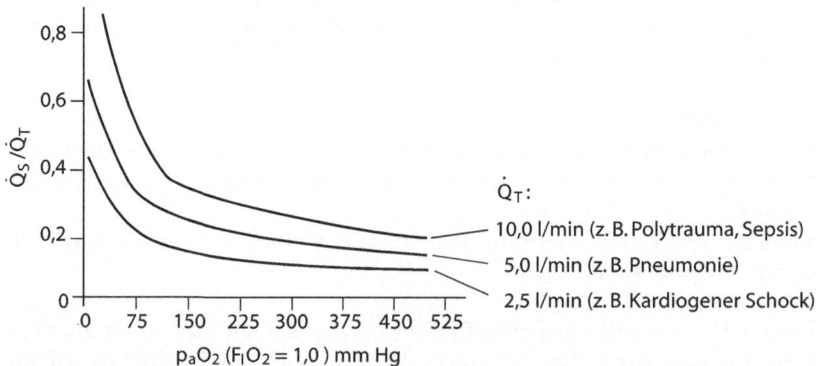

Abb. 2.2. Arterieller Sauerstoffpartialdruck (p_aO_2) bei $F_IO_2 = 1,0$ in Abhängigkeit von der pulmonalen Shuntfraktion ($\dot{Q}_S/\dot{Q}_T$) bei unterschiedlichen Herzminutenvolumina ($\dot{Q}_T$)

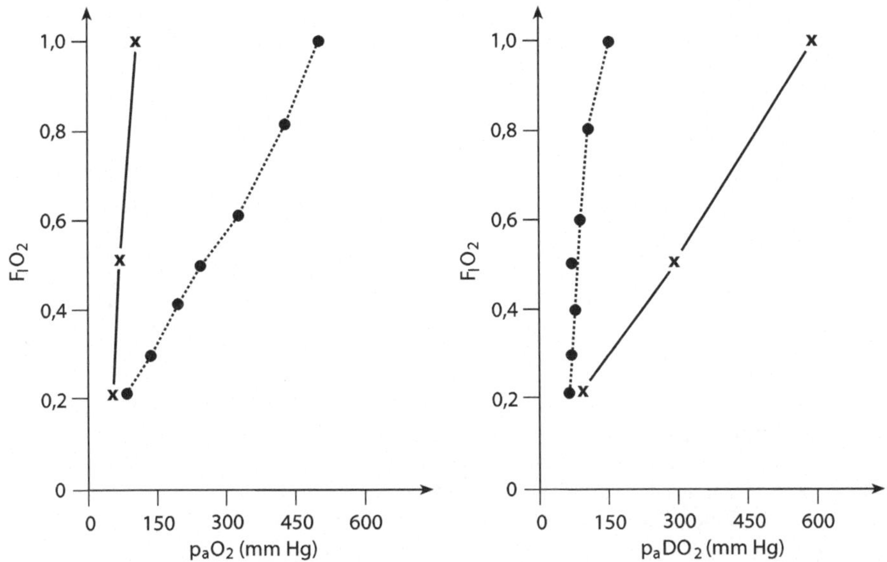

Abb. 2.3. Einfluss der F_IO_2-Veränderung auf den arteriellen Sauerstoffpartialdruck (p_aO_2) und die alveoloarterielle Sauerstoffpartialdruckdifferenz (AaDO$_2$) bei verschiedenen Ursachen einer gestörten Ventilations-Perfusions-Beziehung. *Gestrichelte Linie* geringgradige Störung der Ventilations-Perfusions-Beziehung (postoperative respiratorische Insuffizienz), der p_aO_2 steigt nach Erhöhung der F_IO_2 (Sauerstoffnasensonde) an. *Durchgezogene Linie* schwere Störung der Ventilations-Perfusions-Beziehung ($\dot{Q}_S/\dot{Q}_T > 0{,}45$, hoher Anteil an Lungenabschnitten mit $\dot{V}_A/\dot{Q}_T = 0$; z.B. bei ARDS): geringe Reaktion auf die Erhöhung der F_IO_2 (p_aO_2 niedrig, AaDO$_2$ erhöht)

sich dabei auch in Abhängigkeit vom Herzminutenvolumen ($\dot{Q}_T$) (**■** Abb. 2.2). Diese Abhängigkeit wird in ihrem Ausmaß von der inspiratorischen Sauerstoffkonzentration (F_IO_2) modifiziert. Eine Änderung des $\dot{Q}_T$ ($F_IO_2 = 1{,}0$) bei höherem p_aO_2 (>150 mmHg) fällt geringer aus als eine Änderung bei niedrigerem p_aO_2 (<150 mmHg; **■** Abb. 2.3).

Bei schweren Störungen der $\dot{V}_A/\dot{Q}_T$ (d.h. bei Störungen mit einem hohen Shuntanteil) bedingt durch Lungenabschnitte mit $\dot{V}_A/\dot{Q}_T = 0$ hat die Erhöhung der F_IO_2 keinen wesentlichen Einfluss auf die Oxygenierung des arteriellen Blutes (**■** Abb. 2.4).

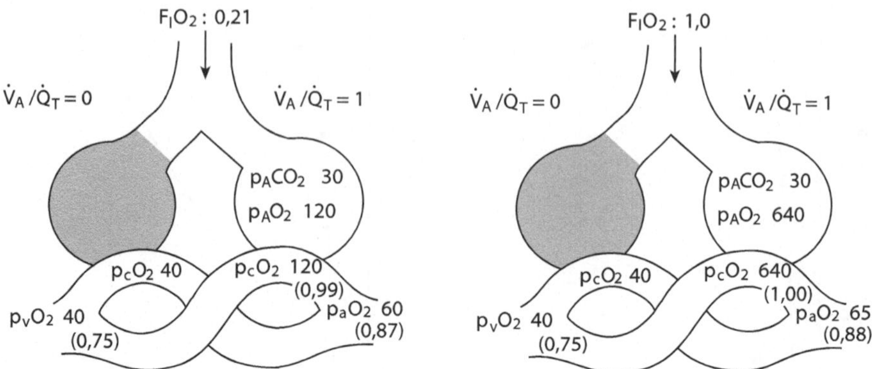

◘ Abb. 2.4. Einfluss einer erhöhten F_IO_2 auf die Hypoxämie infolge erhöhter venöser Beimischung zum arteriellen Blut (Shunt). Dargestellte Zahlen: pO_2 bzw. pCO_2 in mmHg. *Zahlen in Klammern* Sauerstoffsättigung in ml/l (dargestellt ist die Bedingung $\dot{Q}_S/\dot{Q}_T=0,5$). F_IO_2 0,21: Im Lungenabschnitt mit $\dot{V}_A/\dot{Q}_T=0$ findet kein Gaswechsel statt ($p_cO_2=p_vO_2$) (p_cO_2 kapillärer Sauerstoffpartialdruck). Im Lungenabschnitt mit $\dot{V}_A/\dot{Q}_T=1$ erfolgt eine maximale Oxygenierung ($p_cO_2=p_ACO_2$). Das Resultat ist eine Hypoxämie, da bei einer resultierenden arteriellen O_2-Sättigung von 0,87 (0,99+0,75:2=0,87) der p_aO_2 60 mmHg beträgt. F_IO_2 1,0: Im Lungenabschnitt mit $\dot{V}_A/\dot{Q}_T=0$ ist $p_cO_2=p_vO_2$. Im Lungenabschnitt $\dot{V}_A/\dot{Q}_T=1$ ist $p_cO_2=p_AO_2$. Die Sauerstoffsättigung des arteriellen Blutes steigt trotz der hohen F_IO_2 nicht wesentlich an (1,0+0,77:2=0,88). Der p_aO_2 beträgt somit lediglich 64,3 mmHg

Derartige Störungen sind regelmäßig bei Lungenkontusion, Mikroatelektasen (Aspiration von saurem Mageninhalt, Rauchinhalation, Fast-Ertrinken), akutem kardiogenem Lungenödem, beginnender Pneumonie oder beginnendem ARDS zu beobachten.

❽ Klinisches Beispiel

Ein 52-jähriger männlicher Patient ohne Vorerkrankungen nach Polytrauma mit Lungenkontusion und großem Blutverlust: $\dot{Q}_S/\dot{Q}_T=0,25$, $F_IO_2=0,94$, p_aO_2 <60,0 mmHg, $AaDO_2$ >70 mmHg

Messdaten:

$\dot{Q}_T$ (l/min)	3,0	5,0	8,0
p_aO_2 (mmHg)	90,0	199,0	386,0

Die Beziehung zwischen $\dot{Q}_T$ und p_aO_2 hat für die klinische Praxis eine erhebliche Bedeutung, da bei Patienten mit akutem Lungenversagen während der Beatmung Änderungen des $\dot{Q}_T$ und der $\dot{Q}_S/\dot{Q}_T$ vorkommen, die auf der Grundlage einer arteriellen Blutgasanalyse allein nicht darstellbar sind.

❶ Merke

Eine erhöhte Shuntfraktion (hoher Anteil von Lungenabschnitten mit $\dot{V}_A/\dot{Q}_T=0$) stellt sich in der Blutgasanalytik stets folgendermaßen dar: p_aO_2 erniedrigt, $AaDO_2$ erhöht, geringe Veränderung unter erhöhter F_IO_2.

Störungen der Ventilations-Perfusions-Beziehung

Störungen der Ventilations-Perfusions-Beziehung ($\dot{V}_A/\dot{Q}_T$) sind die häufigste Ursache einer Hypoxämie bei Intensivtherapiepatienten. Das *Gleichgewicht zwischen Ventilation und Perfusion* kann folgendermaßen beschrieben werden:

$$\dot{V}_A = \dot{V}CO_2/p_aCO_2 \times k \tag{1}$$

$$\dot{V}CO_2 = \dot{V}_A \times p_aCO_2 \times k \tag{2}$$

$\dot{V}_A$ alveoläre Ventilation, K Konstante, p_aCO_2 arterieller (alveolärer) CO_2-Partialdruck.

Die *CO_2-Abgabe* des kapillären Blutes an den Alveolarraum kann formuliert werden als:

$$\dot{V}CO_2 = \dot{Q}_C(CvCO_2 \times CaCO_2) \tag{3}$$

$$\begin{aligned}
Q_C &= \text{kapillärer Blutfluss} \\
C_vCO_2 &= \text{gemischtvenöser } CO_2\text{-Partialdruck} \\
C_aCO_2 &= CO_2\text{-Gehalt des endkapillären Blutes.}
\end{aligned}$$

Unter Steady-State-Bedingungen muss die CO_2-Produktion der kapillären CO_2-Abgabe entsprechen. Somit gilt:

$$\dot{V}_A \times p_aCO_2 \times k = Q_C \times (C_vCO_2 \times C_aCO_2) \tag{4}$$

$$\dot{V}_A/Q_C = C_vCO_2 \times C_aCO_2/p_aCO_2 \times k \tag{5}$$

Dieser relativ unkomplizierte Ansatz wird unter physiologischen dynamischen Bedingungen beansprucht. Bei Verringerung der Ventilations-Perfusions-Beziehung ($0 < \dot{V}_A/\dot{Q}_T < 1$) steigt der alveoläre CO_2-Partialdruck ($p_{A}CO_2$) an, wodurch der alveoläre Sauerstoffpartialdruck (p_aO_2) absinkt. Die sich daraus ergebende Änderung der Sauerstoffsättigung des arteriellen Blutes verändert das Verhältnis zwischen CO_2-Partialdruck und CO_2-Gehalt im Blut (Nunn 1994).

Die gesunde menschliche Lunge verfügt angenähert über eine $\dot{V}_A/\dot{Q}_T = 1$. Daraus resultiert ein p_aO_2 von etwa 105 mmHg und ein p_aCO_2 von 40,0 mmHg. Die Art und Weise, in der sich der pO_2, pCO_2 und Sauerstoffgehalt des Blutes in einzelnen Lungenabschnitten unter Änderung der Ventilations-Perfusions-Beziehung verhalten, verdeutlicht ◼ Abb. 2.5.

p_aO_2 und p_aCO_2 ändern sich über einen sehr großen Bereich ($\dot{V}_A/\dot{Q}_T < 0,02$) nur unwesentlich. Die größte Änderung des Sauerstoffgehaltes im kapillären Blut resultiert, wenn sich $\dot{V}_A/\dot{Q}_T$ von 0,1 auf 1,0 erhöht.

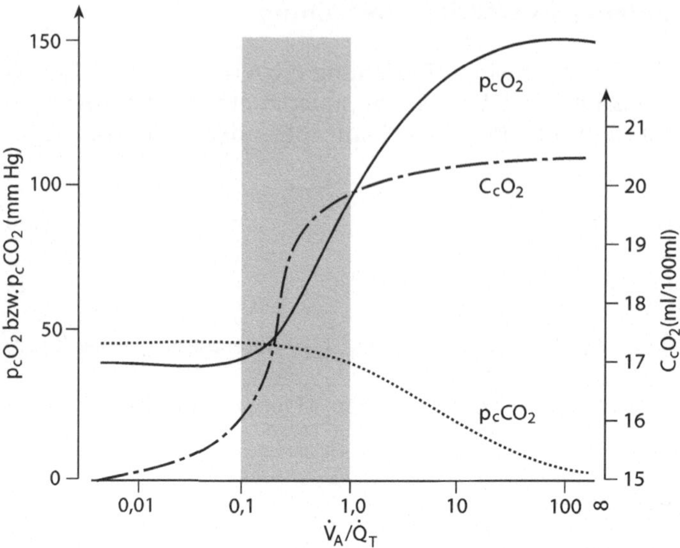

◨ Abb. 2.5. Änderung des kapillären Sauerstoffpartialdruckes (p$_c$O$_2$), des kapillären CO$_2$-Partialdruckes (p$_c$CO$_2$) und des kapillären Sauerstoffgehaltes (C$_c$O$_2$) bei sich ändernder Ventilations-Perfusions-Beziehung. *Gepunktete Fläche* Bereich maximaler Änderung: Raumluft (F$_I$O$_2$ 0,21), p$_v$CO$_2$=39,8 mmHg, p$_v$O$_2$=45 mmHg, Hb 11,5 g/dl (mod. nach West 1977)

Belüftungsbedingte Störungen der Ventilations-Perfusions-Beziehung

Wesentliche Bedeutung haben Störungen mit einer stark verringerten $\dot{V}_A/\dot{Q}_T$ (<0,3–0,05). In einzelnen Lungenabschnitten kann es zu einer erheblichen Hypoventilation infolge Änderungen der RC-Zeitkonstante kommen. Mit dem Verhalten der *RC-Zeitkonstanten* in einzelnen Lungenabschnitten wird die Verteilung des Atemzugvolumens ($\dot{V}_T$) in Abhängigkeit vom Atemwegswiderstand terminaler Luftwege (R$_{rs}$) und der Lungencompliance (Cl) charakterisiert (◨ Abb. 2.6). Für unterschiedliche Verteilungsmuster können sowohl unterschiedliche Widerstände als auch unterschiedliche Compliancewerte benachbarter Alveolen verantwortlich sein. Als Ursachen dafür können Sekretverhalte in terminalen Luftwegen (R$_{rs}$ erhöht) sowie eine Zunahme des extravaskulären Lungenwassers und dadurch abgefallene Lungencompliance angesehen werden.

Wenn ein Lungenabschnitt bei normaler Perfusion unzureichend ventiliert wird, besteht eine regionale Erniedrigung von $\dot{V}_A/\dot{Q}_T$. Die Folgen sind eine Erhöhung des alveolären (kapillären) CO$_2$-Partialdruckes und eine Erniedrigung des alveolären (kapillären) Sauerstoffpartialdruckes (s. ◨ Abb. 2.5). Der in solchen alveolären Kompartments erniedrigte kapilläre Sauerstoffpartialdruck und die unzureichende Sauerstoffsättigung bedingen eine

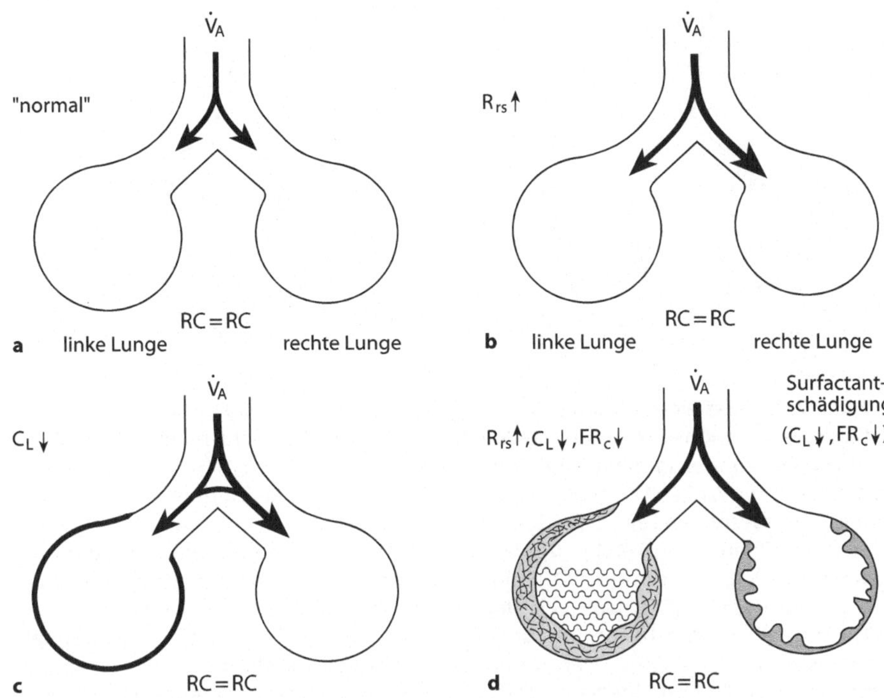

Abb. 2.6 a–d. Die Verteilung der Ventilation einzelner Lungenabschnitte als Funktion regional unterschiedlicher RC-Zeitkonstanten (Abkürzungen siehe Text). **a** Normale Verhältnisse in der gesunden Lunge, **b** regional erhöhter Atemwegswiderstand (z. B. Sekretverhalt), **c** regionale Einschränkung der Elastizität und Dehnbarkeit des Lungengewebes (z. B. beginnendes kardiogenes interstitielles Lungenödem), **d** diffuses Nebeneinander verschiedener Störfaktoren in der gesamten Lunge (z. B. ARDS)

mehr oder weniger ausgeprägte venöse Beimischung zum arteriellen Blut, das andere, ausreichend ventilierte Alveolen adäquat oxygeniert verlässt.

Eine zuverlässige klinische Methode zur Abgrenzung einer Hypoxämie infolge verringerter $\dot{V}_A/\dot{Q}_T$ von anderen Ursachen ist die Prüfung der Reaktion auf eine Erhöhung der F_IO_2. Steigt der Sauerstoffpartialdruck im arteriellen Blut unter diesem Manöver an, so liegt eine Belüftungsstörung im oben genannten Sinne vor. Bei einer Hypoxämie infolge erhöhter venöser Beimischung (z. B. große Atelektase) besteht die Hypoxämie auch unter einer erhöhten F_IO_2 fort (■ Abb. 2.7).

● Klinisches Beispiel

- Erniedrigte $\dot{V}_A/\dot{Q}_T$ infolge regionaler Erhöhung des Atemwegswiderstandes: Bronchitis, Asthma, Sekretretention bei Unfähigkeit zum aktiven Abhusten (Schädel-Hirn-Trauma mit Bewusstlosigkeit; hohe Querschnittslähmung).
- Erniedrigte $\dot{V}_A/\dot{Q}_T$ infolge regionaler Störung der Lungencompliance: Erhöhung des extravaskulären Lungenwassergehaltes (kardiogenes und nicht-kardiogenes Lungenödem), isolierte Schädigung des alveolären Surfactantsystems (Rauch- und Gasinhalation, Aspiration von saurem Magensaft).

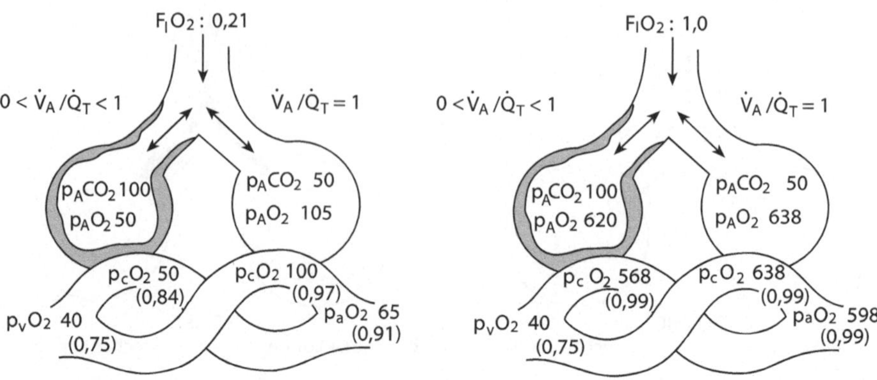

◘ Abb. 2.7. Einfluss einer erhöhten F$_I$O$_2$ auf die Hypoxämie infolge global erniedrigter Ventilations-Perfusions-Beziehung (0<V̇$_A$/Q̇$_T$<1). Dargestellte Zahlen: pO$_2$ bzw. PCO$_2$ in mmHg. *Zahlen in Klammern* Sauerstoffsättigung als Fraktion. F$_I$O$_2$=0,21: Im Lungenabschnitt mit 0<V̇$_A$/Q̇$_T$<1 entspricht die Ventilation nicht den Erfordernissen des Blutflusses. Im dargestellten Fall ist die RC-Zeitkonstante in diesem Lungenabschnitt gestört (Rrs: erhöht, Cl: erniedrigt). Folge der regionalen Hypoventilation ist ein Anstieg des alveolären CO$_2$-Partialdruckes (p$_A$CO$_2$) und somit eine Erniedrigung des alveolären Sauerstoffpartialdruckes (p$_A$O$_2$), wodurch der Sauerstoffpartialdruck des kapillären Blutes (p$_c$O$_2$) ebenfalls niedrig bleibt. Im Lungenabschnitt mit V̇$_A$/Q̇$_T$=1 finden sich normale Verhältnisse (p$_c$O$_2$=p$_A$O$_2$). Der arterielle Sauerstoffpartialdruck (p$_a$O$_2$) beträgt 65 mmHg. Es ergibt sich eine Sauerstoffsättigung des arteriellen Blutes von 0,91 (0,84+ 0,97:2=0,91). F$_I$O$_2$=1,0: Trotz einer regionalen Hypoventilation ist der p$_A$O$_2$ in dem Lungenabschnitt mit 0<V̇$_A$/Q̇$_T$<1 ausreichend hoch, um das kapilläre Blut maximal mit Sauerstoff zu sättigen. Demzufolge ist die Oxygenierung des arteriellen Blutes unauffällig (p$_a$O$_2$= 598,5 mmHg, S$_a$O$_2$=0,99)

Arterieller CO$_2$-Partialdruck und Ventilations-Perfusions-Beziehung

Der Abfall der alveolären Ventilation (V̇$_A$) führt zu einem Anstieg des arteriellen CO$_2$-Partialdruckes (p$_a$CO$_2$) und umgekehrt (◘ Abb. 2.8). Ausgehend von normalen Verhältnissen (V̇$_A$=5,0 l/min, p$_a$CO$_2$= 40 mmHg) ändert sich der p$_a$CO$_2$ in ganz unterschiedlicher Weise:

❗ Merke
- Eine alveoläre Hypoventilation (Atemzugvolumen um 100 ml verringert: von 500 auf 400 ml) führt zu einer deutlichen Hyperkapnie (V̇$_A$=3,5 l/min, p$_a$CO$_2$= 50–60 mmHg).
- Eine geringfügige Hyperventilation (Atemzugvolumen um 100 ml erhöht von 500 auf 600 ml) führt zu einer nur geringen Hypokapnie (V̇$_A$=7,0 l/min, p$_a$CO$_2$ =31 mmHg).

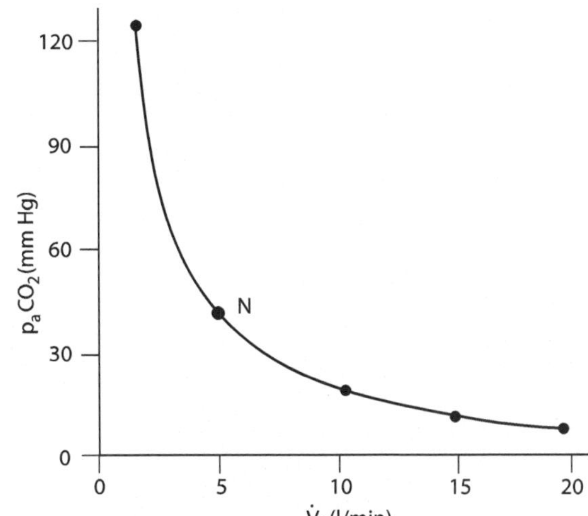

◘ Abb. 2.8. Hyperbole Beziehung zwischen alveolärer Ventilation ($\dot{V}_A$) und arteriellem CO_2-Partialdruck (p_aCO_2). *N* repräsentative Verhältnisse bei normaler alveolärer Ventilation

Häufige klinische Ursachen für akute *Hyperkapnie* sind
- zentralnervöse Störungen infolge Drogenüberdosierungen, Hirnstammläsionen, aber auch Belüftungsstörungen nach Thoraxtraumen
- neuromuskuläre Störungen infolge Rückenmarkverletzungen (hohe Querschnittslähmungen), primäre Muskelerkrankungen (muskuläre Dystrophien), Störungen der neuromuskulären Reizübertragung (Myasthenia gravis).

Regionale Hypoventilation und ihre Kompensation. Pulmonale Störungen, die mit einer Erhöhung des Atemwegswiderstandes einhergehen (chronische Bronchitis, Asthma, Sekret oder Blut im Tracheobronchialsystem), können zu einer regionalen Hypoventilation erheblichen Ausmaßes führen. Die Folge ist eine Erhöhung des regionalen arteriellen CO_2-Partialdruckes (◘ Abb. 2.9a). Da die CO_2-Dissoziationskurve einen fast linearen Verlauf aufweist (Slonim u. Hammilton 1979), kann dieser Zustand durch eine regionale Hyperventilation benachbarter Lungenabschnitte kompensiert werden, so dass keine globale Erhöhung des p_aCO_2 auftreten muss (◘ Abb. 2.9b). Schreitet jedoch die pulmonale Störung fort, so dass mehr und mehr Lungenabschnitte eine erniedrigte $\dot{V}_A/\dot{Q}_T$ aufweisen, so steigt der p_aCO_2 an (◘ Abb. 2.9c). Wesentlichen Anteil daran hat die hyperventilationsbedingte, zunehmende Totraumventilation ($\dot{V}_D$), die alveoläre Ventilation verringert:

$$\dot{V}_A = AF \times (V_T - V_D) \tag{6}$$

AF Atemfrequenz, V_D Totraumventilation, V_T Atemzugvolumen

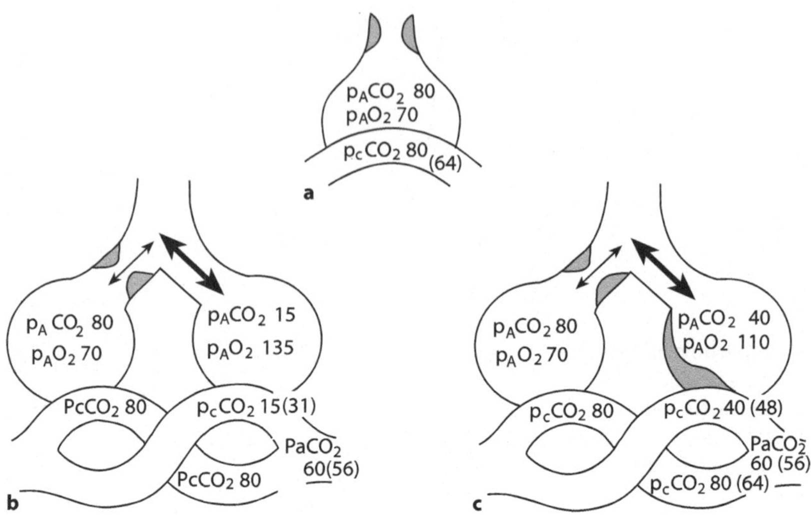

◨ **Abb. 2.9 a–c.** Arterielle Hyperkarbie bei erhöhtem Atemminutenvolumen (V_E). Dargestellte Zahlen: pO_2 bzw. pCO_2 in mmHg. Zahlen in Klammern: ml CO_2 in 100 ml Blut. **a** Hypoventilation hat einen Anstieg des alveolären CO_2-Partialdruckes (p_ACO_2) mit nachfolgender Erhöhung des kapillären CO_2-Partialdruckes (p_cCO_2) und somit weiter erhöhtem p_aCO_2 zur Folge. Inwieweit eine regionale Hypoventilation zu einer globalen Hyperkapnie führt (**c**) oder nicht (**b**), hängt von den Gasaustauschbedingungen in den hyperventilierten Lungenabschnitten ab. **b** Maximale Hyperventilation in einem normalen ausreichend großen Lungenabschnitt *(rechts)* führt zu einer maximalen Erniedrigung des kapillären CO_2-Partialdruckes (p_cCO_2). Der mittlere arterielle CO_2-Partialdruck (p_aCO_2) ergibt sich entsprechend der Gesamtmenge CO_2, die durch das arterielle Blut transportiert die Lunge verlässt (31+64:2=47,5 ml/100 ml). **c** Eine globale Hyperkapnie entwickelt sich, wenn der Anteil an Lungenabschnitten mit ungestörter Ventilations-Perfusions-Beziehung zurückgeht und die verbleibende regionale Hyperventilation nicht zur Kompensation ausreicht. Bei somit 56 ml CO_2 in 100 ml Blut steigt der arterielle CO_2-Partialdruck (p_aCO_2) auf 60 mmHg an

Lungendurchblutung und Ventilations-Perfusions-Beziehung

Etwa 5 l Blut fließen pro Minute durch die Lungenkapillaren. Da beide Herzkammern synchron schlagen und annähernd das gleiche Schlagvolumen haben, ist die Lungenstrombahn lediglich mit einer Gesamtmenge von 80–100 ml Blut gefüllt (Webb 1977). Dieses Blut verteilt sich darüber hinaus auf ungefähr 6 Milliarden Kapillaren (2000 Kapillaren pro Alveole!) (Slonim u. Hammilton 1979).

Normalerweise werden lediglich 25% der kapillären Kapazität genutzt. Wegen des hohen Gesamtquerschnitts der Lungenstrombahn baut sich im Lungenkreislauf nur ein geringer hydrostatischer Druck auf. Unter Ruhebedingungen beträgt der mittlere hydrostatische Druck in der A. pulmonalis (PĀP) bei einem Herzminutenvolumen ($\dot{Q}_T$) von 5 l/min nur 15 mmHg. Eine Erhöhung des $\dot{Q}_T$ um das Fünffache hat nur eine Verdoppelung des PĀP zur Folge (◨ Abb. 2.10 a).

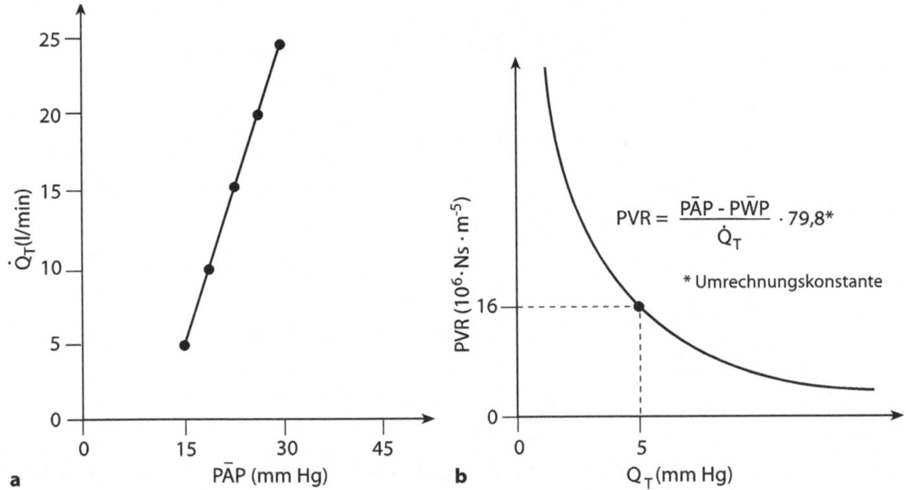

◨ **Abb. 2.10 a, b.** Volumenkapazität der arteriellen Strombahn: **a** Ein Anstieg des Herzminutenvolumens ($\dot{Q}_T$) von 5 auf 25 l/min bewirkt eine Verdopplung des gemessenen mittleren hydrostatischen Druckes in der A. pulmonalis ($\bar{P}AP$). **b** Hyperbole Beziehung zwischen dem pulmonalen vaskulären Widerstand (PVR) und dem Herzminutenvolumen ($\dot{Q}_T$): Eine wesentliche Rolle spielt dabei das Verhalten der kapillären Strombahn (Kontraktion, Hinzuschaltung von bis dahin nicht perfundierten Bezirken, Dilatation). $P\bar{W}P$ pulmonaler kapillärer Verschlussdruck (»pulmonary capillary wedge pressure«)

Erst bei einer bedeutenden Einschränkung des Gesamtquerschnitts der pulmonalen Strombahn resultiert eine wesentliche Erhöhung des $\bar{P}AP$ unter Ruhebedingungen. Daraus ergibt sich jedoch die klinisch bedeutsame Konsequenz, dass bereits geringfügige Erhöhungen des PAP auf eine klinisch relevante Veränderung der pulmonalen Strombahn hinweisen.

Charakteristisch für die Eigenschaften der pulmonalen Strombahn ist das Verhältnis zwischen $\dot{Q}_T$ und pulmonalem Gefäßwiderstand (PVR) (◨ Abb. 2.10 b). Diese Beziehung ist durch einen hyperbolischen Kurvenverlauf gekennzeichnet, d. h. wenn bei normaler Lungenstrombahn $\dot{Q}_T$ ansteigt, fällt der PVR infolge einer Zuschaltung und Dilatation von bis dahin nicht perfundierten Kapillaren ab (Tisi 1980).

Der Lungenperfusion von 5 l/min entspricht eine alveoläre Ventilation von ebenfalls 5 l/min. Ventilation und Perfusion pro Zeiteinheit sind jedoch nicht gleichmäßig über die gesamte Lunge verteilt. Die Verteilung des Blutflusses wird ständig durch Änderungen des pulmonalen Gefäßwiderstandes und die Schwerkraft bzw. Massenträgheit kontrolliert. In aufrechter Körperhaltung ist der Blutfluss durch die basalen Lungenabschnitte 18-mal größer als durch die apikalen Lungenabschnitte (◨ Abb. 2.11).

Zwischen der Perfusion apikaler und basaler Lungenabschnitte besteht eine annähernd lineare Beziehung. Gleiche Bedingungen gelten auch für die alveoläre Ventilation. Die alveoläre Ventilation basaler Lungenabschnitte ist viermal so groß wie die der apikalen Lungenabschnitte. Das alveoläre

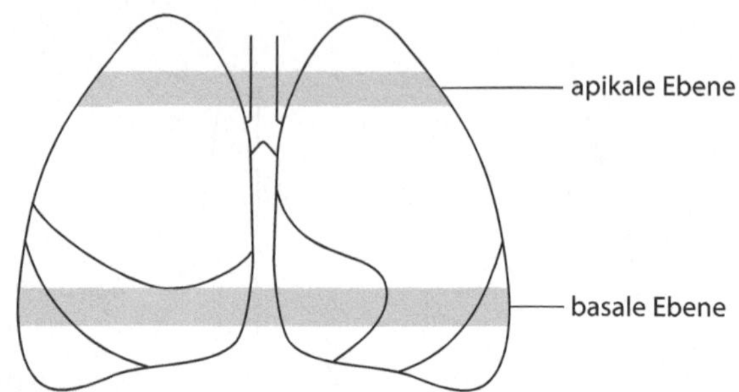

	Anteil am totalen Lungen-volumen (%)	$\dot{V}_A$ (l/min)	$\dot{Q}_R$ (l/min)	$\dot{V}_A/\dot{Q}_R$	PAO$_2$ (mm Hg)	PACO$_2$ (mm Hg)
apikale Ebene	7	0,24	0,07	3,30	130	28
basele Ebene	13	0,82	1,23	0,63	90	42

◘ **Abb. 2.11.** Einfluss der Schwerkraft auf die alveoläre Ventilation ($\dot{V}_A$) und den regionalen pulmonalen Blutfluss ($\dot{Q}_R$) in unterschiedlichen Lungenebenen bei aufrechter Körperhaltung (mod. nach West 1977). $\dot{V}_A/\dot{Q}_R$ regionale Ventilations-Perfusion-Beziehung; p$_a$O$_2$ alveolärer Sauerstoffpartialdruck; p$_a$CO$_2$ alveolärer CO$_2$-Partialdruck

Lungenvolumen ist jedoch in den basalen Lungensegmenten infolge der größeren Blutfülle gegenüber den apikalen Segmenten verringert.

Die Lunge kann entsprechend definierter Beziehungen zwischen intraalveolärem barometrischem Druck (PALV), dem pulmonalen Perfusionsdruck (PAP) und dem venösen intravasalen pulmonalen Blutdruck (PVP) in drei unterschiedliche Zonen eingeteilt werden (West-Zonen; West 1977):

- Zone I (apikale Zone): PAP < PALV. Der Blutfluss ist permanent eingeschränkt.
- Zone II (mittlere Zone): PAP > PALV > PVP. Immer dann, wenn der PALV kurzfristig ansteigt (Husten, Beatmung) oder der PVP abfällt (forcierte Spontanatmung, Inspirations-, Exspirationsphase unter maschineller Beatmung) tendieren die Kapillaren zum Kollabieren.
- Zone III (basale Zone): PAP>PALV<PVP. Somit ergibt sich ein permanenter Blutfluss, ohne dass dieser durch die alveolären Belüftungsphasen beeinträchtigt wird.

Regionale Änderungen des pulmonalen Blutflusses – Hypovolämie. Unter Low-Flow-Bedingungen infolge Hypovolämie sind Einflüsse der Schwerkraft auf den gesamten pulmonalen Blutfluss vor allem in den apikalen Ebenen erheblich stärker wirksam. Die »Null-Fluss«-Höhe, oberhalb derer der alveoläre Druck größer ist als der pulmonale mikrovaskuläre Druck, ist erniedrigt. Besteht darüber hinaus ein linksventrikuläres Rückwärtsversagen (erhöhtes linksventrikuläres enddiastolisches Füllungsvolumen), so verhält sich der pulmonale Blutfluss wie unter den Bedingungen der Zone III (PVP > PALV), wohingegen bei geringgradig erniedrigtem PVP und hohem PALV (rigorose künstliche Beatmung mit hohen Atemzugvolumina und hohen Beatmungsdrucken bei Reanimation von Patienten im Volumenmangelschock) ähnliche Perfusionsbedingungen wie in Zone I herrschen.

Erhöhung des pulmonalen vaskulären Widerstandes. Eine Einengung der pulmonalen Strombahn (Hypoxämie, Mikroatelektasen, Überblähung von Alveolen mit hoher Compliance durch hohe Beatmungsdrucke, Embolien in mittleren Lungengefäßen) bewirken eine Erhöhung des pulmonalen Gefäßwiderstandes. Dadurch steigt der kapilläre hydrostatische Druck an, wodurch die Flüssigkeitsbalance in der Lunge beeinträchtigt wird.

Kolloidosmotischer Druck und Lungenfunktionsstörungen

In der Lunge herrscht ein dynamisches Gleichgewicht zwischen intravasalem und extravasalem durch Proteine gebundenem Wasser. Dabei bleibt die Lunge »trocken«, weil der kolloidosmotische Druck des Blutplasmas (COP) als Absorptionskraft größer ist als der intravasale hydrostatische Druck (Filtrationskraft; Guyton u. Lindsay 1959). Dennoch treten ständig Wasser- und Plasmaproteinmoleküle aus dem intravasalen in den extravasalen Raum über und werden über die pulmonalen Lymphbahnen dem venösen Teil des Kreislaufes zugeführt.

Bei Überschreiten der Drainagekapazität der Lymphgefäße entsteht zunächst ein Ödem im Interstitium und im weiteren Verlauf ein intraalveoläres Ödem (Noble 1980). Starling (Starling 1896) formulierte 1896 das transkapilläre Flüssigkeitsgewicht als ein Resultat der Wechselwirkung von hydrostatischem und onkotischem Druck an semipermeablen Membranen:

$$Qf = Kf \times (P_k - P_i) - Gf \times (COP_P - COP_I) \tag{7}$$

Für die Lunge bedeuten: Qf transkapillärer Flüssigkeitsstrom, Kf Filtrationskoeffizient, P_k intrakapillärer hydrostatischer Druck, P_i interstitieller hydrostatischer Druck, Gf Reflexionskoeffizient (beschreibt die effektive Differenz zwischen intrakapillärem und interstitiellem Druck), COP_P kolloidosmotischer Druck der Plasmaproteine, COP_I kolloidosmotischer Druck im Interstitium.

Kf und Gf zusammen beschreiben die effektive Permeabilität der Lungenkapillaren. Normalerweise kann Kf mit 1,0 und Gf mit 0,8 angenommen werden (Parker et al. 1978). P_k ist nicht direkt messbar, aber bestimmbar und beträgt ungefähr 5,3 mmHg.

$$P_k = PWP + (PAP - PWP) \tag{8}$$

COP_I ist ebenfalls nicht routinemäßig messbar, kann aber mit ca. 120 mmHg angenommen werden.

P_i ist eine Größe, die in enger Beziehung zum intrapleuralen Druck steht (Parker et al. 1978). Sie ist ein Druck, der für alle Lungenabschnitte gleichermaßen repräsentativ ist und etwa –6,98 mmHg beträgt.

Unter normalen Bedingungen gilt:

$$P_k \quad = \ 5{,}0 \ \text{mmHg}$$
$$P_i \quad = -6{,}7 \ \text{mmHg}$$
$$COP_P = 24{,}5 \ \text{mmHg}$$
$$COP_I = 12{,}0 \ \text{mmHg}$$

Unter Benutzung von Gleichung 7 gilt demnach $Qf = 0{,}22$ ml/min/m². Ein aktueller Anstieg des P_k erhöht die Filtrationsrate für Wasser, und der P_i steigt an. Der COP_I fällt infolge der Verdünnung der interstitiellen Proteine. Dieser Mechanismus (Anstieg von P_k, Anstieg von P_i und Abfall von COP_I) ist charakteristisch für die *Frühphase eines ARDS:* Unter Benutzung von Gleichung 7 gilt dabei für $Qf = 1{,}05$ ml/min/m², wenn

$$P_k \quad = 22{,}0 \ \text{mmHg}$$
$$P_i \quad = \ 4{,}5 \ \text{mmHg}$$
$$COP_P = 24{,}5 \ \text{mmHg}$$
$$COP_I = \ 2{,}0 \ \text{mmHg}$$

Das somit vermehrt anfallende interstitielle Wasservolumen (Anstieg auf >400% der normalen Menge) wird so lange in angemessener Weise über die Lymphbahnen drainiert, wie der $COP_P > 24{,}0$ mmHg bzw. der $P_k < 20$ mmHg liegt.

Diese Verhältnisse finden ihren Niederschlag im Verhalten des Gradienten COP_P–PWP. Dieser Gradient ist für die Bewertung des Risikos für die Ausbildung eines hydrostatisch bedingten Lungenödems ($G_f > 0{,}1$) bei kritisch Kranken von großer Bedeutung (Weil et al. 1979; ◘ Abb. 2.12).

Bei einer erhöhten alveolo-kapillären Membranpermeabilität ($Gf < 0{,}1$) bedarf es eines weit geringeren Anstiegs des intrakapillären Druckes, um eine Vermehrung des interstitiellen Lungenwassers zu bewirken.

Der Starling-Mechanismus wird somit auch bei der Ausbildung eines nicht-kardiogenen Lungenödems wirksam, wie es bei einem ARDS typisch

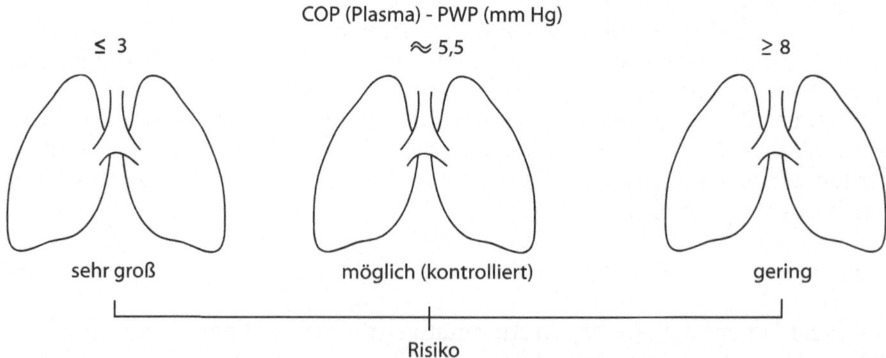

◘ Abb. 2.12. Kritische Bereiche des Gradienten zwischen kolloidosmotischem Druck in Blutplasma (COP_P) und dem pulmonalen kapillären Verschlussdruck (PWP) im Hinblick auf die Ausbildung eines Lungenödems

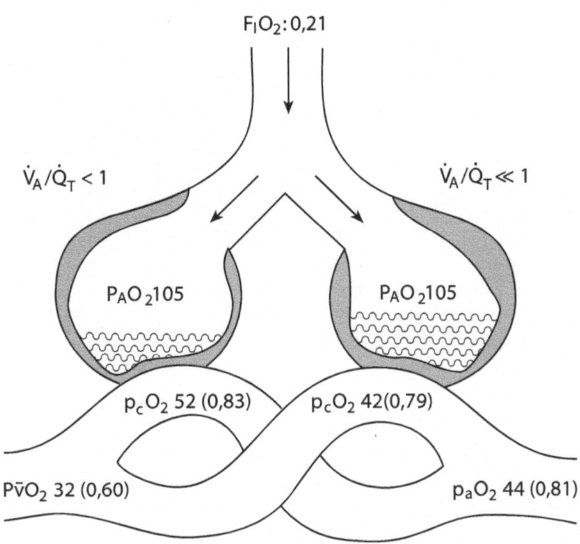

◘ Abb. 2.13. Einfluss eines interstitiellen und beginnenden alveolären Lungenödems auf die Oxygenierung des arteriellen Blutes. *Dargestellte Zahlen* pO_2 bzw. pCO_2 in mmHg. *Zahlen in Klammern* Sauerstoffsättigung als Fraktion. Im Lungenabschnitt mit $\dot{V}_A/\dot{Q}_T < 1$ ist die Oxygenierung gegenüber dem Lungenabschnitt $\dot{V}_A/\dot{Q}_T \ll 1$ nur unwesentlich höher. Das Resultat ist eine schwere arterielle Hypoxämie, da bei einer arteriellen Sauerstoffsättigung von 0,81 (0,83 + 0,79 : 2 = 0,81) der p_aO_2 44,0 mmHg beträgt

ist (Sibbald et al. 1979). Dabei spielt neben den Änderungen des hydrostatischen Druckes auch der Abfall des kolloidosmotischen Druckes im Blutplasma eine Rolle. Die durch die Ödemausbildung bedingten Störungen der Ventilations-Perfusions-Beziehung ($\dot{V}_A/\dot{Q}_T < 1$) führen dabei progredient zu einer schweren Hypoxämie (◘ Abb. 2.13).

Untersuchungen bei Patienten mit schwerer akuter respiratorischer Insuffizienz zeigten, dass der pulmonale vaskuläre Widerstand erhöht ist (Zapol et al. 1976) und dass innerhalb weniger Tage eine manifeste Hypertension auftreten kann. Die Folge ist aufgrund des Starling-Mechanismus eine Zunahme des Lungenwassergehaltes. Entsprechend der Starling-Hypothese wird die Wasserbalance zwischen intrakapillärem und interstitiellem Raum der Lunge wesentlich durch die Höhe des COP_P und des COP_I mitbestimmt. Bemerkenswert ist auch die in früheren Untersuchungen gemachte Beobachtung, dass offenbar eine Beziehung zwischen kolloidosmotischem Druck und letalem Ausgang der Erkrankung besteht (◘ Abb. 2.14; Rackow et al. 1977).

Darüber hinaus hilft das Verhältnis von kolloidosmotischem Druck in der Ödemflüssigkeit (COP_{EF}) zu kolloidosmotischem Druck im Blutplasma (COP_P) – COP_{EF}/COP_P – zwischen kardiogenem und nicht-kardiogenem Lungenödem zu unterscheiden (Sprung et al. 1981). Beim *kardiogenen Lungenödem* ist das Verhältnis $COP_{EF}/COP_P < 0,45$, beim *nicht-kardiogenen Lungenödem* >0,55.

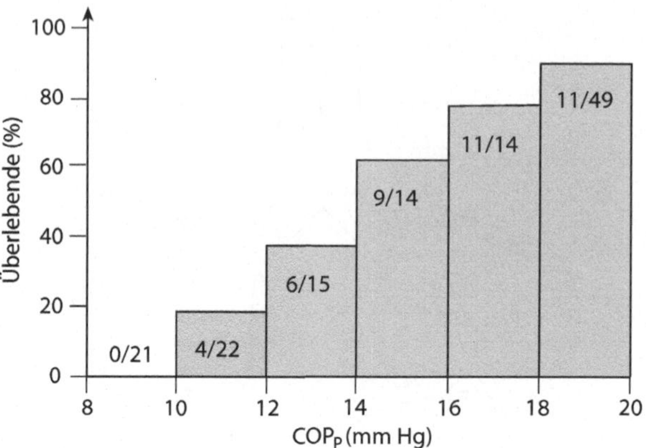

◘ Abb. 2.14. Gegenüberstellung der Häufigkeit von Überleben der Erkrankung und gemessenem kolloidosmotischem Druck im Blutplasma (COP_P). Bei einer Überlebensrate von 60% (64,3) überlebten neun von 14 Patienten, bei denen ein COP_P zwischen 14 und 16 mmHg festgestellt wurde

Eine alleinige Erniedrigung des COP_P muss nicht zur Ausbildung eines Lungenödems führen. Besteht jedoch darüber hinaus eine eingeschränkte linksventrikuläre Herzleistung (erhöhter PWP), so kann häufig ein Lungenödem nachgewiesen werden.

Beim nicht-kardiogenen Lungenödem (Zunahme der Permeabilität der alveolokapillären Membran für Plasmamoleküle) ist der PWP meist nicht erhöht und das Verhältnis $COP_{EF}/COP_P > 0{,}6$. Steigt durch den Übertritt von Plasmaproteinen in den interstitiellen Raum der COP_I, so ändert sich der Gradient COP_P–COP_I. Dieser Gradient wird durch den Abfall des COP_P infolge aggressiver Schockbehandlung mit kristalloiden Lösungen zusätzlich erniedrigt. Dadurch wird bei vorbestehender Schädigung der Blut-Gas-Barriere die Ausbildung eines schweren Lungenödems mit bedeutsamer Hypoxämie gefördert.

2.3   Lungenversagen

Die Behandlung von kritisch Kranken in der Intensivmedizin hat sich in den letzten Jahren erfolgreich entwickelt. Leider muss jedoch festgestellt werden, dass derzeit eine wachsende Zahl von Patienten schweren, sich mehr oder weniger zwangsläufig einstellenden sekundären Komplikationen zum Opfer fällt, die häufig mit akuten Lungenfunktionsstörungen beginnen und mit einem multiplen Organversagen enden (Steltzer u. Kraft 1997). Die durchschnittliche Mortalität scheint über die letzten 25 Jahre mit 50% konstant zu bleiben (Krafft et al. 1996).

Die grobe *Analyse von Todesfällen in der Intensivmedizin* ergibt seit mehr als 15 Jahren etwa folgendes Bild:

- Bei über 30% der Verstorbenen kann ein direkter Zusammenhang zwischen dem tödlichen Ausgang und einer zum Teil bereits initial irreversiblen Schädigung lebenswichtiger Organe bzw. Organsysteme festgestellt werden.
- Bei mehr als 30% aller Verstorbenen trägt eine Sepsis oder ein Sepsissyndrom wesentlich zum schicksalhaften Verlauf bei.
- Bei etwa 30% aller verstorbenen Patienten ist eine akute Störung der bis dahin normalen Lungenfunktion oder eine akute Exazerbation einer chronisch eingeschränkten Lungenfunktion als Ursache für den tödlichen Ausgang anzusehen.

Bei Patienten der ersten beiden Kategorien bestimmen pulmonale Komplikationen den Verlauf erheblich mit. Das klinische Erscheinungsbild akuter Lungenfunktionsstörungen ist eine akute respiratorische Insuffizienz. Hypoxämie und erhöhter bzw. erniedrigter CO_2-Partialdruck im arteriellen Blut signalisieren den Beginn einer lebensbedrohlichen Komplikation (◘ Abb. 2.15).

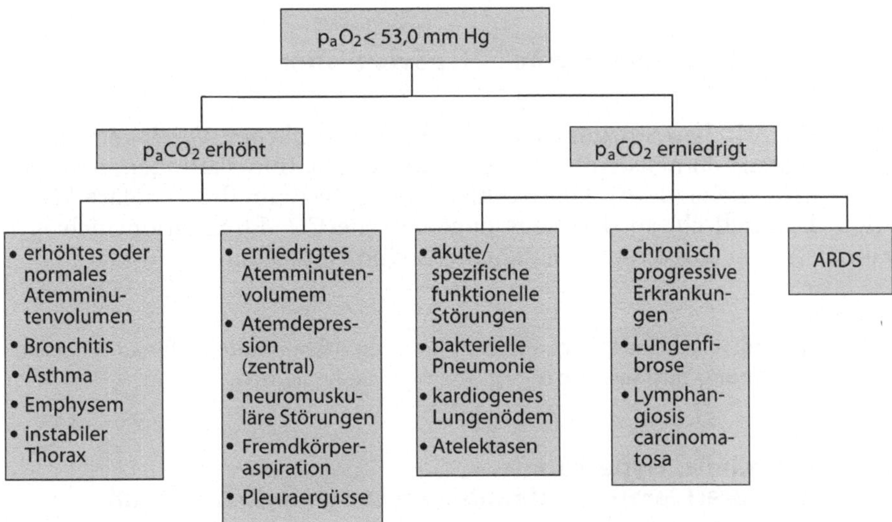

◘ Abb. 2.15. Krankheitsbedingte und funktionelle Ursachen einer akuten respiratorischen Insuffizienz mit Hyperkapnie (p_aCO_2 erhöht) und Hypokapnie (p_aCO_2 erniedrigt)

2.3.1 Hypoxämie, Hyperkapnie, Hyperventilation

Störungen der Ventilation, die mit einer Störung der Verteilung (Distribution) sowie Hyperventilation einhergehen (erhöhter Atemwegswiderstand bei Asthma bronchiale und bei Bronchitis, erhöhte Lungencompliance bei Lungenemphysem, Pendelluft bei instabilem Thorax nach Thoraxtrauma) sind immer durch regional verringerte alveoläre Ventilation mit regionaler Hyperkapnie verbunden. Die respiratorische Insuffizienz entwickelt sich daher vor allem im Zusammenhang mit der alveolären hypobaren Hypoxie infolge des sich schrittweise erhöhenden alveolären CO_2-Gehaltes. Bei der Therapie steht die Korrektur der Distributionsstörung im Vordergrund:

- Bronchodilatatoren
- Sekretolytika
- Antibiotika
- maschinell assistierte Spontanatmung (»continuous positive airway pressure«, CPAP)
- maschinelle Beatmung durch IPPB (»intermittent positive pressure breathing«).

2.3.2 Hypoxämie, Hyperkapnie, Hypoventilation

Bei ventilatorischen Störungen, die mit einer erheblichen Verringerung des Atemminutenvolumens einhergehen (Schlafapnoe, Intoxikationen, neurologische Krankheitsbilder), fällt bei konstantem Totraum die alveoläre Ventilation drastisch ab, so dass eine angemessene CO_2-Elimination nicht gewährleistet ist. Das Resultat ist ebenfalls eine Hypoxämie.

! Merke
Therapie bei Hypoxämie aufgrund verminderten Atemminutenvolumens: maschinelle Beatmung mit ausreichendem Atemminutenvolumen.

2.3.3 Hypoxämie, Hyperkapnie bei exazerbierenden chronischen Lungenerkrankungen

Die Exazerbation eines chronischen Lungenleidens ist durch eine regionale Distributionsstörung der Ventilation und regional niedrige $\dot{V}_A/\dot{Q}_T$ gekennzeichnet. Das morphologische Substrat ist ein weitgehend unelastisches Lungengewebe (Fibrose) bzw. Lungenödem oder infiltrativ wachsendes Gewebe. Bei einer regionalen Hypoventilation entwickelt sich eine Hypoxämie analog derjenigen nach globaler Hypoventilation.

Die *Therapie* richtet sich zumeist nach der Prognose des Grundleidens und beschränkt sich daher häufig auf die Zufuhr von Sauerstoff über Nasensonde oder Maske.

2.3.4 Hypoxämie, Hypokapnie bei spezifischen Erkrankungen und funktionellen Lungenstörungen

Bei akuten Erkrankungen bzw. Lungenfunktionsstörungen (Pneumonie, kardiogenes Lungenödem) wird die Schwere der Gaswechselstörung durch das Ausmaß der pulmonalen Shuntfraktion bestimmt, d. h. viele Lungenabschnitte mit erhaltener Perfusion, aber ohne Ventilation ($\dot{V}_A/\dot{Q}_T = 0$) (Pneumonie: entzündungsbedingtes infiziertes intraalveoläres Exsudat; kardiogenes Lungenödem: proteinarmes Transsudat infolge eines linksventrikulären Rückwärtsversagens).

Häufig besteht eine akute respiratorische Insuffizienz infolge einer funktionellen Behinderung der normalen Lungenfunktion, z. B. nach langdauernden chirurgischen Eingriffen unter extremen Lagerungsbedingungen: Mikroatelektasen, Sekretverhaltungen in den terminalen Luftwegen und/oder ein passageres proteinarmes Lungenödem infolge eines erhöhten enddiastolischen Füllungsdruckes im linken Ventrikel können die Ursache sein.

Die *Therapie* der Pneumonie und des kardiogenen Lungenödems folgt festen therapeutischen Regeln, bei denen die Antibiotika (Pneumonie) und Katecholamine, Betablocker, ACE-Hemmer, Diuretika sowie Antihypertensiva (kardiogenes Lungenödem) heute eine dominierende Rolle spielen. Beim Bestehen einer schweren Hypoxidose infolge einer erheblichen Shuntfraktion steht darüber hinaus die Bekämpfung der arteriellen Hypoxämie (Beatmung und erhöhte inspiratorische Sauerstoffkonzentration) im Vordergrund.

Ziel dieser Bemühungen ist es, die *funktionelle Residualkapazität* zu erhöhen, die durch ausgedehnte Störungen der Belüftung (Sekretverhalt, Atelektasen) stark eingeschränkt ist. Dabei kommen in der modernen Intensivmedizin die druckkontrollierte Beatmung mit PEEP sowie niedrigem Atemzugvolumen nach diversen Recruitment-Manövern (»open lung concept«), CPAP, BIPAP und diverse andere Techniken zum Einsatz. Besonders hervorzuheben ist in diesem Zusammenhang auch die Lagerung des Patienten, wobei der Bauchlagerung eine besondere Bedeutung zukommt.

Die schwere akute respiratorische Insuffizienz, die sich auf der Grundlage einer diffusen Schädigung der alveolokapillären Gasaustauschmembran der Lunge entwickelt, wurde 1967 von Ashbaugh und Mitarbeitern als *Adult Respiratory Distress Syndrome (ARDS)* beschrieben (Ashbaugh et al. 1967) und 1972 in einem Task Force Report des National Health Institute (NHI) wegen seines weitgehend einheitlichen und wahrscheinlich terminalen pathophysiologischen und morphologischen Erscheinungsbildes als akutes Lungenversagen definiert, unter Ausschluss der Exazerbation chronischer Lungenerkrankungen und des Bestehens einer primär kardiogenen Ursache (National Heart and Lung Institute 1972).

Heute steht der Begriff ARDS für *Acute Respiratory Distress Syndrome*, das vor allem im Hinblick auf die Störungen der Gasaustauschvorgänge nach klinischen Gesichtspunkten beurteilt wird (Bernard et al. 1994), wobei der Oxygenierungs-Ratio (p_aO_2/F_IO_2) die größte Bedeutung zukommt.

Beim ARDS spielt die Ausbildung eines nicht-kardiogenen proteinreichen Lungenödems eine besondere Rolle. Dieses Lungenödem ist gekennzeichnet durch einen kolloidosmotischen Druck, der weitgehend den Verhältnissen im Blutplasma entspricht. Der hohe Gehalt an Plasmaproteinen in der Ödemflüssigkeit ist dabei die Folge der gesteigerten Membranpermeabilität der Blut-Gas-Barriere für Plasmaproteine bzw. die Folge einer häufig beatmungsbedingten Barotraumatisierung der Lunge (Bernard et al. 1998).

Die vermehrte intraalveoläre Anwesenheit von Plasmaproteinen schädigt darüber hinaus das alveoläre Surfactantsystem, wodurch einem Fortbestehen der Lungenschädigung und der dadurch bedingten massiven Entzündungsreaktion erheblicher Vorschub geleistet wird. Folge der Entzündungsreaktion ist die massive Zunahme des Lungenwassergehaltes, der auf das Sechsfache der Norm ansteigen kann. Dadurch wird vor allem die funktionelle Residualkapazität verringert. Ein erhöhter Lungenwassergehalt macht eine vermehrte Atemarbeit erforderlich, schränkt die ventilatorische Reserve ein und behindert den pulmonalen Gaswechsel. Das findet seinen Niederschlag vor allem in einer erhöhten pulmonalen Shuntfraktion als Ausdruck der schweren Beeinträchtigung der Ventilations-Perfusions-Beziehung.

Die Schädigung der Blut-Gas-Barriere beim ARDS ist entweder in einer direkten Läsion der Alveolen (beatmungsbedingtes Barotrauma und damit verbundener Entzündungsreaktion) zu sehen oder die Folge einer mediatorenvermittelten Granulozyten-Endothel-Interaktion, bei der eine Vielzahl von auslösenden Mechanismen wirksam werden kann. Häufig werden in diesem Zusammenhang Gerinnungsstörungen, Proteinaseninhibition, Thrombozytenaktivierung, Komplementreaktionen, vasoaktive Amine (Histamin, Serotonin), Prostaglandine, Interleukine und andere Faktoren verantwortlich gemacht.

2.3.5 Störungen des Surfactantsystems beim ARDS

Von besonderer Bedeutung für die Entwicklung einer Membranpermeabilitätsstörung der Blut-Gas-Barriere sind in diesem Zusammenhang Störung der normalen Funktion des alveolären Surfactantsystems, dem bei der Sicherstellung eines optimalen pulmonalen Gaswechsels eine große Bedeutung zukommt (Lewis u. Jobe 1993).

Der die Alveolen auskleidende Surfactantfilm, der in den Typ-II-Zellen des alveolären Epithels gebildet und gespeichert wird, ist durch *Regulierung der Oberflächenspannung* während des Atemvorganges (Inspiration/Exspiration) für die Stabilität der Alveolen verantwortlich. Eine Herabsetzung der die Oberflächenspannung regulierenden Fähigkeiten des oberflächenaktiven Surfactantfilms bewirkt schwere Beeinträchtigungen der Ventilations-Perfusions-Beziehung. Das Surfactantmaterial der Alveolen ermöglicht die Existenz von Alveolen unterschiedlicher Größe in unmittelbarer Nachbarschaft. Würden die unterschiedlichen Oberflächenspannungskräfte in unterschiedlich großen Alveolen nicht durch Surfactant ausgeglichen werden, so würden kleinere Alveolen ihr Gasvolumen infolge ihrer höheren

Oberflächenspannung in benachbarte größere Alveolen entleeren und kollabieren.

Wesentlicher Bestandteil des Surfactantmaterials sind *Phospholipide*, außerdem niedermolekulare *Proteine*, die nicht mit Plasmaproteinen identisch sind. Wichtige Phospholipidfraktionen sind Phosphatidylcholin mit etwa 50% Anteil und Dipalmitoyllecithin mit einem Anteil von Phosphatidylglycerol (12%). Darüber hinaus sind Phosphatidylinositol und Sphingomyelin nachweisbar. Die Halbwertszeit aller Phospholipide beträgt etwa 14 Stunden.

Die *Synthese* der Phospholipide ist eine aktive Stoffwechselleistung der alveolären Typ-II-Zellen. Sie beginnt im endoplasmatischen Retikulum, wird im Golgi-Apparat fortgesetzt und in den Lamellenkörperchen der Typ-II-Zellen, die zugleich als Speicherorganellen für das Surfactantmaterial dienen, abgeschlossen. Die Lamellenkörperchen geben die Phospholipide in die alveoläre Subphase des Surfactantmaterials als tubuläres Myelin ab.

Beim ARDS sind Störungen der Surfactantfunktion nachgewiesen (Petty 1977). Die Erhöhung der Oberflächenspannung in den Alveolen fördert die Ausbildung eines Lungenödems.

Die Erhöhung der Oberflächenspannung bewirkt auch die Ausbildung von Mikroatelektasen. Die Folge ist eine verringerte Dehnbarkeit des Lungengewebes (Abfall der Lungencompliance), die wiederum aber auch eine Folge eines zunehmenden Lungenwassergehaltes (Ödem) ist.

Mechanismen einer Störung des Surfactantsystems sind:

- gestörte Surfactantsynthese
- verstärkter Surfactantabbau bzw. gesteigerte Inaktivierung
- Produktion eines funktionell insuffizienten Surfactantmaterials.

Bei kritisch Kranken können folgende Mechanismen triggernd wirksam werden:

- pulmonale nosokomiale Infekte
- beatmungsbedingtes alveoläres Mikrotrauma durch hohe Scherkräfte (Mead 1970)
- metabolische Störungen der Zellfunktion im alveolären Raum, z. B. im hämorrhagischen Schock
- niedrige Körpertemperatur, z. B. bei langdauernden Operationen mit induzierter oder akzidenteller Hypothermie
- Aspiration von Säuren (z. B. Magensaft-HCl) oder Inhalation von Rauch (Rußpartikel).

2.3.6 Klinik des ARDS

Das klinische Erscheinungsbild eines ARDS entwickelt sich innerhalb kürzester Zeit (Lungenkontusion, Aspiration) oder im Verlauf von einigen Tagen (Sepsis, Intoxikationen, Reperfusionssyndrom). Häufig treten die ersten Symptome plötzlich und unerwartet auf. Charakteristisch sind:

- schwere Dyspnoe
- Tachypnoe
- interkostale und/oder suprasternale Einziehungen
- Zyanose.

Hypoxiebedingte Unruhe und Somnolenz können das Gesamtbild vervollständigen.

Meistens besteht eine schwere arterielle Hypoxämie (p_aO_2 <50 mmHg). Die Erhöhung der F_IO_2 auf Werte >0,8 führt infolge der hohen pulmonalen Shuntfraktion zu keiner wesentlichen Veränderung der schlechten arteriellen Oxygenierung. Erst wenn durch eine maschinelle Beatmung atelektatische Alveolen in großer Zahl wiedereröffnet werden, kann eine Erhöhung des arteriellen Sauerstoffpartialdruckes unter erhöhter inspiratorischer Sauerstoffkonzentration erwartet werden.

Im Verlauf eines ARDS lassen sich zahlreiche messbare *Veränderungen* feststellen.

- Anstieg des Atemminutenvolumens unter Spontanatmung: $\dot{V}_E \uparrow$
- Abfall der funktionellen Residualkapazität: FRC $\downarrow$
- Abfall der Lungencompliance: $C_l \downarrow$
- Veringerung der Aktivität des Surfactantsystems
- Anstieg der pulmonalen Shuntfraktion: $\dot{Q}_S/\dot{Q}_T \uparrow$
- Hypoxämie: $p_aO_2 \downarrow$
- anfangs normaler, später erhöhter arterieller CO_2-Partialdruck: $p_aCO_2 \uparrow$
- Anstieg des mittleren hydrostatischen Druckes in der A. pulmonalis: $\overline{PAP} \uparrow$
- Erhöhung der Totraumventilation: $\dot{V}_D/\dot{V}_T \uparrow$, ausgedrückt durch das Verhältnis von Totraumvolumen zu Atemzugvolumen
- Anstieg des pulmonalen Gefäßwiderstandes: PVR $\uparrow$.

Ein Teil dieser Veränderungen ist nur unter maschineller Beatmung messtechnisch erfassbar und macht darüber hinaus den Einsatz invasiver Techniken (Platzierung eines Pulmonalarterienkatheters) erforderlich.

Die Gesamtheit aller Veränderungen beim ARDS ist Ausdruck einer schweren Störung der Ventilations-Perfusions-Beziehung. Die Hypoxämie ist deren Folge und bewirkt eine lebensbedrohliche Einschränkung der Sauerstoffbereitstellung für den Gesamtorganismus. Diese Verhältnisse finden ihren wesentlichen Niederschlag vor allem in folgenden *Parametern*:

- Abfall der Lungencompliance: $C_l \downarrow$
- Erhöhung der Totraumventilation: $\dot{V}_D/\dot{V}_T \uparrow$
- Anstieg der pulmonalen Shuntfraktion: $\dot{Q}_S/\dot{Q}_T \uparrow$
- Anstieg des pulmonalen Gefäßwiderstandes: PVR $\uparrow$.

2.3.7 Morphologie des ARDS

Die autoptischen Befunde beim ARDS sind vielfältig. Sie sind weitgehend unspezifisch und durch die therapeutischen Maßnahmen mitbedingt (Beatmung). Bei der makroskopischen Betrachtung der Lunge fällt eine düstere blaurote Farbe über der Lungenoberfläche auf. Das gesamte Organ erscheint unbelüftet, erheblich vergrößert und von schlaffer flüssigkeitsreicher Konsistenz. Von seinen Schnittflächen lässt sich eine geringe Menge blutig-seröser Flüssigkeit abstreichen. *Lichtmikroskopisch* imponieren:

- Mikroatelektasen
- Mikroembolisierungen
- intravasale Blutstauungen
- interstitielles Ödem
- intraalveoläre Blutungen
- intraalveoläres proteinreiches Ödem
- hyaline Membranen
- zelluläre Proliferation
- Fibrosierungen.

Elektronenmikroskopisch können regelmäßig festgestellt werden:
- diffuse Schädigungen der alveolokapillären Membran
- ödematöse Veränderungen des Interstitiums
- Verlust des alveolären Zellverbandes
- Granulozytenansammlungen
- intrakapilläre Fibrinausfällungen
- ödematöse Schwellung des kapillären Endothels bis hin zur Aufhebung normaler kapillärer Strukturen
- diffuse Schädigungen der alveolären Typ-II-Zellen.

Im Alveolarraum finden sich zahlreiche Erythrozyten, Zelltrümmer ehemaliger Makrophagen und Fibrinverklumpungen.

2.3.8 Klinischer Verlauf des ARDS

Aus praktischen Erwägungen hat es sich als zweckmäßig erwiesen, das ARDS und seinen klinischen Verlauf formal in vier Phasen einzuteilen (◻ Abb. 2.16).
- Die *1. Phase* umfasst die Periode der unmittelbaren Schädigung und der notfallmedizinischen Maßnahmen. Kreislauf und Atmung scheinen stabil zu sein. Eine metabolische Azidose und deren respiratorische Kompensation sind häufig die einzigen diskreten Zeichen einer Störung der normalen Funktion des Gesamtorganismus. Bereits in dieser Phase beginnt jedoch die Ausbildung eines interstitiellen Lungenödems mit ersten klinisch fassbaren Veränderungen ($p_aO_2 \downarrow$).
- Die *2. Phase* imponiert als freies Intervall. Der Kreislauf ist scheinbar stabil, und die äußere Atmung scheint normal zu sein, obwohl die

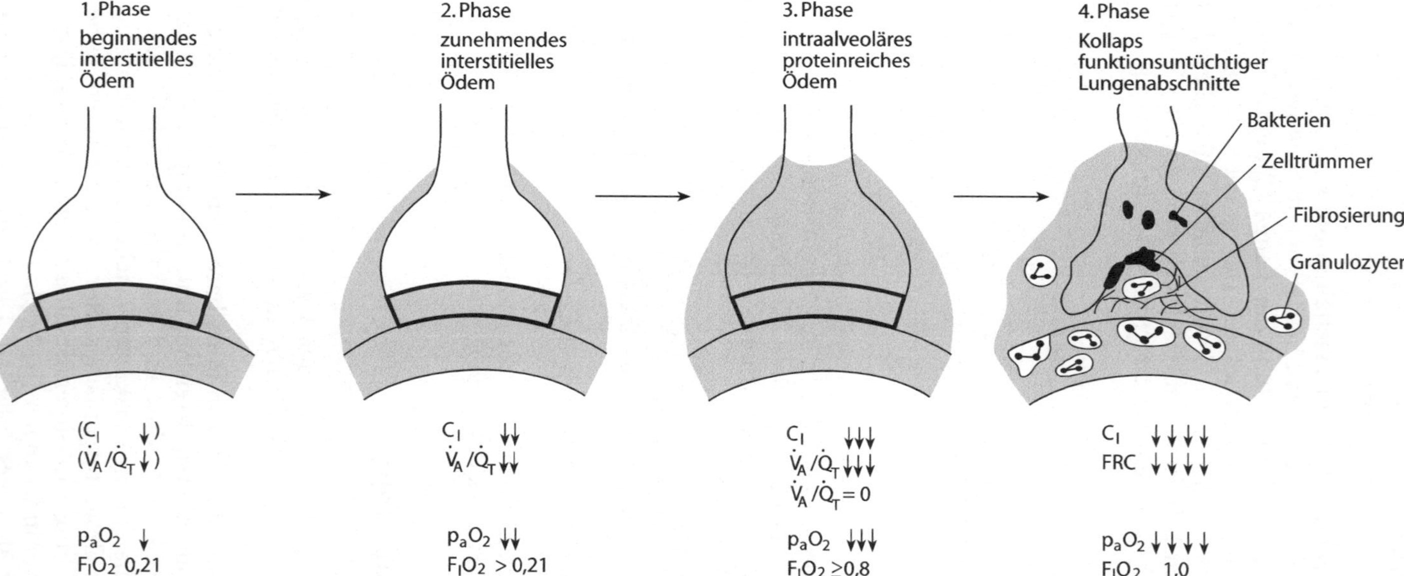

■ Abb. 2.16. Progredienter Verlauf eines ARDS in vier Phasen. $\dot{V}_A/\dot{Q}_T$ Ventilations-Perfusions-Beziehung, C_I Lungencompliance, p_aO_2 arterieller O_2-Partialdruck, F_IO_2 inspiratorische Sauerstoffkonzentration

Flüssigkeitsansammlung in der Lunge zunimmt (Thoraxröntgenbild). Die Bestimmung der Lungencompliance und der pulmonalen Shuntfraktion bei beatmeten Patienten können jedoch häufig bereits den Beginn einer physiologischen Entgleisung mit erheblicher Hypoxämie offenbaren. Der pulmonale Gefäßwiderstand kann ebenfalls bereits enorm erhöht sein.

— Die 3. *Phase* wird durch eine zunehmende schwere akute respiratorische Insuffizienz mit Flutung der Alveolen durch proteinreiche Ödemflüssigkeit charakterisiert.

— Bei einer nach wie vor hohen Zahl der Patienten wird trotz aller therapeutischer Bemühungen der schicksalhafte Verlauf durch den fortschreitenden Übergang in die 4. *Phase* besiegelt. Dabei kommt es infolge der schweren fortbestehenden Hypoxämie schließlich zu einem Mehrfachorganversagen mit Todesfolge.

2.3.9 Therapie des ARDS

Der rechtzeitige Beginn einer konsequenten Therapie bestimmt bei der Behandlung des ARDS den Verlauf entscheidend. Der Behandlungserfolg hängt somit von einer *frühzeitigen Diagnosestellung* ab. Diese Feststellung ist umso bedeutsamer, da es eine Kausaltherapie mit kurativem Anspruch für das ARDS nicht gibt.

Obwohl eine beachtliche Zahl von Studien in den letzten 20 Jahren zu dem Ergebnis kam, dass die *Letalität* des ARDS von >70% auf nunmehr 40% gesunken sein könnte (Schuster 1995), bleibt die Frage nach der Zuverlässigkeit dieser Feststellung offen, da es zum einen immer wieder Berichte gibt, die eine weiterhin hohe Letalität nachweisen (Schuster 1995), und andererseits die Frage ungeklärt bleibt, welcher therapeutische Ansatz denn das Absinken der Letalität bewirkt haben könnte (Bone 1996).

Große Bedeutung bei der Therapie des ARDS hat die konsequente maschinelle kontrollierte *Beatmung* mit positivem endexspiratorischem Druck (PEEP) mit Bauchlagerung des Patienten (Albert 1996; Gattinioni et al. 1991). Die Kriterien für den Beginn einer Beatmungsbehandlung richten sich nach klinischen Gesichtspunkten und beschreiben den Zustand der maximalen Belastung des Patienten durch die zu leistende Atemarbeit:

— Atemfrequenz >35/min

— Vitalkapazität <10–15 ml/kg

— $\dot{Q}_S/\dot{Q}_T$ >0,2

— p_aCO_2 >50 mmHg

— $\dot{V}_D/\dot{V}_T$ >0,6.

Neben der künstlichen Beatmung umfasst die Basistherapie des ARDS eine Vielzahl von allgemeinen Maßnahmen und Therapeutika. Bei der Therapie werden im Wesentlichen zwei Hauptziele verfolgt:

— Gewährleistung einer optimalen Sauerstoffbereitstellung für den Gesamtorganismus, im Wesentlichen durch Unterstützung des pulmonalen

Gaswechsels: Spontanatmung mit erhöhter $F_IO_2 \rightarrow$ CPAP $\rightarrow$ kontrollierte Beatmung

— konsequente Vermeidung einer zusätzlichen beatmungsinduzierten Lungenschädigung (Barotraumatisierung), bei Nachweis pathogener Keim-Verabreichung von hochwirksamen Antibiotika, Gabe von Katecholaminen, Schleifendiuretika und anderen Medikamenten.

Obwohl die Vermeidung einer Hypoxidose der Organsysteme das eigentliche Ziel der Behandlung ist, richten sich die Bemühungen zunächst auf die *Korrektur einer arteriellen Hypoxämie*. Da ein p_aO_2 von 60 mmHg bei normaler Lage der Sauerstoffdissoziationskurve immer noch mit einer arteriellen Sauerstoffsättigung von 90% einhergeht, wird er im Allgemeinen als »sicher« angesehen, da er 3,5–10,5 mmHg oberhalb des als »kritisch« angesehenen Wertes von 48 mmHg ($S_aO_2 = 80\%$) liegt.

Während des frühen Verlaufes des ARDS (vorwiegend interstitielles nicht-kardiogenes Lungenödem) beruht die Hypoxämie vor allem auf einer verkleinerten Ventilations-Perfusions-Beziehung ($\dot{V}_A/\dot{Q}_T < 1$) und gestörten Diffusion der Atemgase (funktionell: alveoläre Hypoventilation). Die Erhöhung der F_IO_2 (Sauerstoffnasensonde oder -maske) ist unter diesen Umständen geeignet, den arteriellen Sauerstoffpartialdruck auf Werte >60 mmHg anzuheben.

Bald jedoch ist eine Zunahme des proteinreichen Lungenödems (intraalveolär) festzustellen. Störungen des alveolären Surfactantsystems der Lunge und Granulozyten-Endothel-Interaktionen führen zu Mikroatelektasen. Das Resultat ist eine progressive Hypoxämie, bei der eine alleinige Erhöhung der F_IO_2 erfolglos bleibt.

Da der Sauerstoffbedarf des Gesamtorganismus nicht angemessen eingeschätzt werden kann, müssen Versuche, eine technische Unterstützung der Atmung zu umgehen, spätestens dann aufgegeben werden, wenn im gemischtvenösen Blut (Blutprobe aus zumindest der Region des rechten Vorhofes) ein Sauerstoffpartialdruck von <36 mmHg festgestellt wird (■ Abb. 2.17). Eine regionale alveoläre Hypoventilation hat nicht zwangsläufig eine messbare globale Hyperkapnie (p_aCO_2 >45 mmHg) zur Folge.

Durch einen erhöhten Atemwegsdruck *(»continuous positive airway pressure«, CPAP)* kann bei erhaltener Spontanatmung eine adäquate alveoläre Ventilation erhalten bleiben. Durch CPAP werden alle Lungenvolumina, vor allem die funktionelle Residualkapazität (FRC) erhöht. Kollabierte Alveolen werden wiedereröffnet und auch während der Exspiration offengehalten. Es erfolgt eine Änderung der Druck-Volumen-Beziehung, die ihren Ausdruck in einer Erhöhung der Lungencompliance findet (■ Abb. 2.18). Funktionell erhöht sich die verringerte Ventilations-Perfusions-Beziehung, wodurch die pulmonale Shuntfraktion kleiner wird. Das Resultat ist ein Anstieg des p_aO_2.

Bei CPAP-Atmung muss der Frischgasstrom wesentlich größer sein als das Atemminutenvolumen, um auch bei maximaler Inspiration positive Atemwegsdrucke zu erhalten. Bei der Exspiration atmet der Patient auf einem hohen Niveau der FRC gegen einen einstellbaren erhöhten Widerstand (PEEP-Ventil) aus.

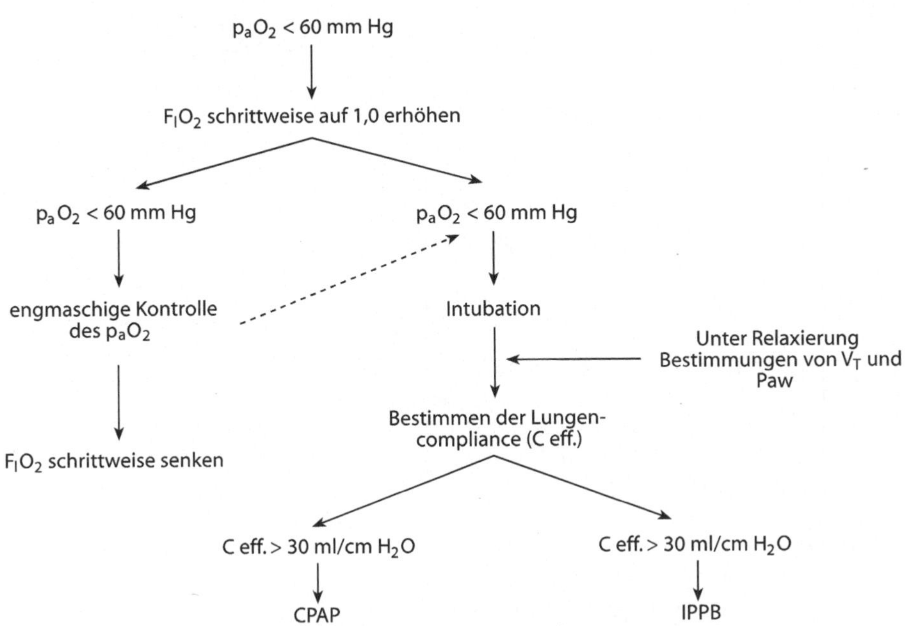

◘ **Abb. 2.17.** Initiale Therapie der Hypoxämie beim ARDS. Bestehen keine zwingenden Gründe (instabiler Thorax) für eine sofortige künstliche Beatmung, so hat sich das schrittweise Vorgehen in der dargestellten Weise bewährt. *p_aO_2* arterieller O_2-Partialdruck, *F_IO_2* inspiratorische Sauerstoffkonzentration, *V_T* Atemzugvolumen, *p_{aw}* Atemwegsdruck, *$C_{eff.}$* effektive Lungencompliance (unter Beatmungsbedingungen am Patienten messbar), *CPAP* »continuous positive airway pressure«, *IPPB* »intermittent positive pressure breathing«

Die *maschinelle Beatmung* sollte stets unter standardisierten Bedingungen begonnen werden (◘ Tabelle 2.2).

Ziel ist es, mit dieser Standardeinstellung eine Ausgangssituation zu beschreiben, von der aus die für den individuellen Patienten geeignete Einstellung des Beatmungsgerätes gefunden werden kann. Nach der ersten Einstellung wird mit einer arteriellen Blutgasanalyse die Ausgangssituation beschrieben und das Gerät ein erstes Mal nachjustiert:

- p_aCO_2 >40 mmHg: AF erhöhen
- p_aO_2 >80 mmHg: F_IO_2 verringern.

Einstellung eines *gewünschten p_aCO_2:*

AF (erforderlich) = AF (eingestellt) × p_aCO_2 (gemessen)/p_aCO_2 (gewünscht),

d. h. bei einer eingestellten Atemfrequenz von zehn Atemzügen pro Minute und einem gemessenen p_aCO_2 von 45 mmHg muss die Atemfrequenz auf 13 Atemzüge erhöht werden, um einen p_aCO_2 von 34 mmHg zu generieren. Die Beziehung der Gleichung hat nur unter der Voraussetzung Gültig-

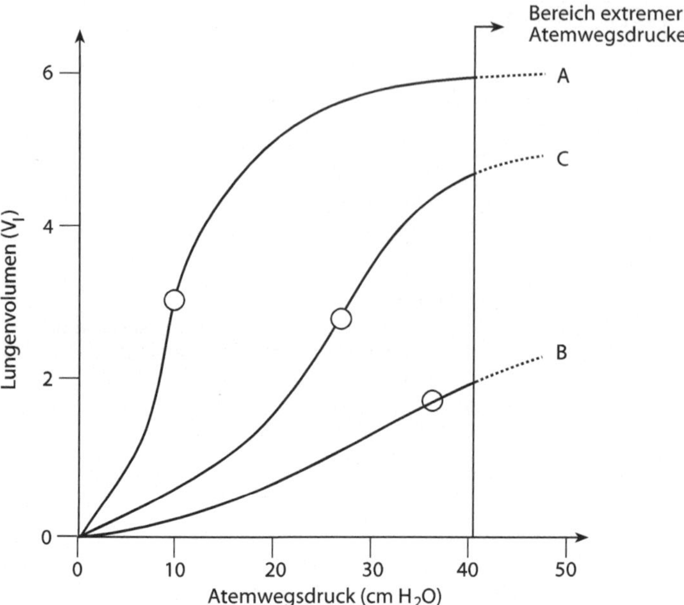

◘ Abb. 2.18. Druck-Volumen-Diagramm bei künstlicher Beatmung: *A* normale Lunge, *B* ARDS-Lunge unter IPPB ohne PEEP, *C* ARDS-Lunge unter IPPB mit PEEP. Auf dem Niveau der funktionellen Residualkapazität (FRC, *offener Kreis in der Abb.*) wird bei einem Atemzugvolumen von 750 ml bei *A* eine inspiratorische Atemwegsdruckänderung von 10 cmH$_2$O gemessen. Bei *B* dagegen kommt es bei gleichem Volumen zu einer Druckänderung von 38 cmH$_2$O. Nach Erhöhung des endexspiratorischen Druckes um 5 cmH$_2$O wird demgegenüber eine Druckänderung von 24 cmH$_2$O ermittelt. Die effektive statische Lungencompliance (VT/Paw$_{plateau}$ − PEEP) beträgt bei: *A* 73,5 ml/cmH$_2$O, *B* 18,8 ml/cmH$_2$O, *C* 32,0 ml/cmH$_2$O

◘ Tabelle 2.2. Grundeinstellung des Beatmungsgerätes bei kontrollierter maschineller Beatmung von ARDS-Patienten

Parameter	Einstellgröße
Hubvolumen, V$_T$ (ml/kgKG)	7–10
Atemfrequenz, AF (1/min)	8–9
Inspiratorische Sauerstoffkonzentration, F$_I$O$_2$	0,8
Arbeitsdruck cm WS	60
Verhältnis Inspirationszeit zu Exspirationszeit, I:E	2:1

keit, dass sich zwischenzeitlich keine Änderungen der metabolischen Rate ergeben.

Bei der kontrollierten Beatmung hat sich vor allem die *druckkontrollierte Beatmung* mit dezelerierendem Gasstrom bewährt. Bei jedem Beginn einer Langzeitbeatmung und während der Beatmung können nichtbelüftete alveoläre Bezirke durch kurzfristige Blähung mit erhöhtem Atemzugvolumen rekrutiert werden (Lachmann 1992). Dieses »open lung concept« trägt den Bedingungen einer durch Surfactantschädigung oder -verlust instabilen Belüftungssituation Rechnung. In der Intensivmedizin werden heute häufig Beatmungstechniken angewendet, die darauf abzielen, eine permanente Barotraumatisierung der terminalen Atemwege zu vermeiden (niedrige Atemzugvolumina: Hickling et al. 1990; Beatmung mit niedrigstmöglichem Beatmungsdruck: Amato et al. 1995).

Um eine initial eröffnete atelektatische Lunge auf einem größtmöglichen FRC-Niveau offen zu halten, ist es notwendig, einen individuell anzupassenden erhöhten endexspiratorischen Druck (PEEP) zu installieren. Dies kann nur nach dem Prinzip des »trial and error« erfolgen, da die Auswirkungen der PEEP-Erhöhung nicht vorhergesagt werden können (◘ Abb. 2.19).

Auskunft über die *Effektivität des PEEP* gibt auch die gemischtvenöse Sauerstoffsättigung und der gemischtvenöse Sauerstoffpartialdruck. Der gemischtvenöse Sauerstoffpartialdruck (P_vO_2) repräsentiert im weitesten Sinne – bei normaler Funktion aller Organsysteme – die Balance zwischen Sauerstoffbereitstellung und Sauerstoffverbrauch. Der P_vO_2 liefert auch Informationen über Änderungen des Herzminutenvolumens infolge PEEP-Beatmung. Jedoch muss bei der Betrachtung der Verhältnisse bei kritisch Kranken stets davon ausgegangen werden, dass bei diesen Patienten im Hinblick

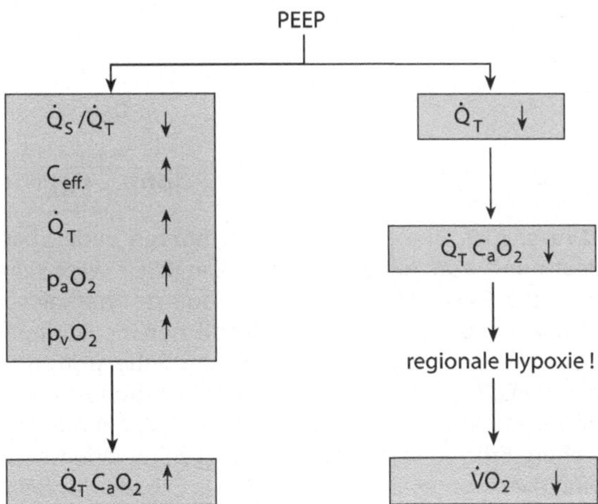

◘ Abb. 2.19. Nicht vorhersehbare Auswirkungen der Erhöhung des endexspiratorischen Druckes (PEEP) beim ARDS. p_aO_2 arterieller O_2-Partialdruck, p_vO_2 gemischtvenöser O_2-Partialdruck, $\dot{Q}_T$ Herzminutenvolumen, $\dot{Q}_S/\dot{Q}_T$ pulmonale Shuntfraktion, $C_{eff.}$ effektive statische Lungencompliance, C_aO_2 arterieller Sauerstoffgehalt, $\dot{Q}_T \times C_aO_2$ Sauerstoffbereitstellung, $\dot{V}O_2$ Sauerstoffverbrauch

auf kardiozirkulatorische Performance und Metabolismus kein Steady state herrscht.

Die Kontrolle der Auswirkungen von PEEP bei der Beatmung hat große Bedeutung, weil selbst geringfügige Änderungen des Herzminutenvolumens großen Einfluss auf die Sauerstoffbereitstellung haben können. Das Vorgehen zur möglichst optimalen Einstellung eines PEEP-Niveaus bei der Beatmung ist in ◘ Abb. 2.20 dargestellt.

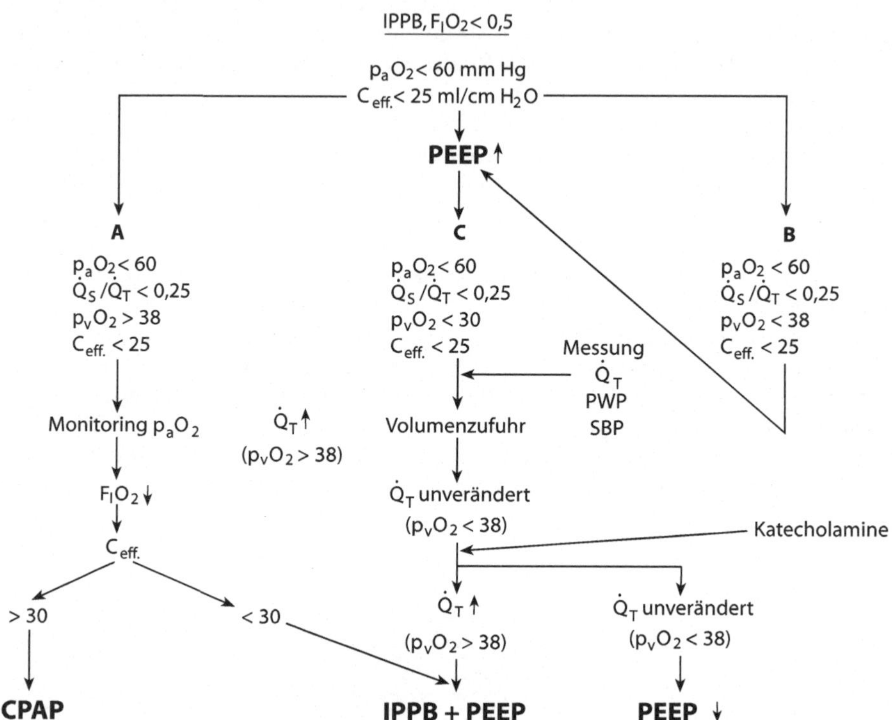

◘ Abb. 2.20. Anwendung eines erhöhten endexspiratorischen Druckes (PEEP) bei der Beatmung von ARDS-Patienten. Der PEEP wird schrittweise erhöht, wenn trotz IPPB bei einer $F_IO_2 > 0{,}5$ der arterielle Sauerstoffpartialdruck (p_aO_2) <60 mmHg liegt. Prinzipiell kann es zu drei unterschiedlichen Reaktionen kommen: *A* prompte Erhöhung des p_aO_2 und des gemischtvenösen Sauerstoffpartialdruckes (p_vO_2) schon bei niedrigem PEEP (3–5 cm H_2O). Eine weitere Erhöhung des PEEP ist nicht erforderlich. *B* Keine Änderung des p_aO_2 bzw. des p_vO_2 nach erster oder mehrfacher Erhöhung des PEEP. Eine weitere Erhöhung des PEEP ist angezeigt. Orientierung: PEEP bei maximaler statischer effektiver Lungencompliance ($C_{eff.}$). *C* Bedeutender Abfall des Herzminutenvolumens ($\dot{Q}_T$) und des mittleren systemischen Blutdruckes (SBP) bei Erhöhung des PEEP. Die pulmonale Shuntfraktion ($\dot{Q}_S/\dot{Q}_T$) sinkt, der p_aO_2 steigt an (Gefahr der Fehlinterpretation bei PEEP-Anwendung). Zur Gewährleistung eines angemessenen Herzminutenvolumens Volumenzufuhr und Katecholamine, gleichzeitig engmaschige Kontrolle des Herzminutenvolumens und der pulmonalarteriellen hämodynamischen Drücke (Pulmonalarterienkatheter)

Literatur

Albert R (1996) Positioning and the patient with acute respiratory distress. Curr Opinion Crit Care 2: 67–72

Amato MBP, Barbas CSV, Medeiros DM, Schettino GDP, Filho GL, Kairalla RA, Deheinzelin D, Morais C, Fernandes ED, Takagaki TY, De Carvaloh CRR (1995) Beneficial effects of the »open lung approach« with low distending pressures in acute respiratory distress syndrome. Am J Respir Crit Care Med 152: 1835–1846

Ashbaugh DG, Biegelow DB, Petty TL, Levine BE (1967) Acute respiratory distress in adults. Lancet ii: 319–323

Bernard GR, Artiga A, Brigham KL, Carlet J, Falke K, Hudson L, Lamy M, Legall JR, Morris A, Spragg R (1994) The American-European Consensus Conference on ARDS (Part 1): Definitions, mechanisms, relevant outcomes, and clinical trial coordination. Am J Respir Crit Care Med 149: 818–824

Bernard GR, Artiga A, Carlet J, Dreyfuss D, Gattinioni L, Hudson L, Lamy M, Marini JJ, Matthay MA, Pinsky MR, Spragg R, Suter PM (1998) The American-European Consensus Conference on ARDS (Part 2): Ventilatory, pharmacologic, supportive therapy, study design strategies and issues related to recovery and remodeling. Intensive Care Med 24: 378–398

Bone RC (1996) The herculean task of treating acute respiratory distress syndrome. Crit Care Med 24: 3

Gattinioni L, Pelosi P, Vitale G, Pesenti A, D'Andrea L, Mascheroni D (1991) Body position changes redistributed lung computed-tomographic density in patients with acute respiratory failure. Anesthesiology 74: 15–23

Guyton AC, Lindsay AW (1959) Effect of elevated left atrial pressure and decreased plasma protein concentration on the development of pulmonary edema. Circulat Res 7: 649–657

Hickling KG, Henderson SJ, Jackson R (1990) Low mortality associated with low volume pressure limited ventilation with permissive hypercapnia in severe adult respiratory distress syndrome. Intensive Care Med 16: 372–377

Krafft P, Fridrich P, Pernerstorfer T, Fitzgerald RD, Koc D, Schneider B, Hammerle AF, Steltzer H (1996) The acute respiratory distress syndrome: definitions, severity, and clinical outcome. Intensive Care Med 22: 519–529

Lachmann B (1992) Open up the lung and keep the lung open. Intensive Care Med 18: 319–321

Lewis JF, Jobe AH (1993) Surfactant and the adult respiratory distress syndrome. Am Rev Respir Dis 147: 218–233

Mead J, Takishima T, Leith D (1970) Stress distribution in the lungs: a model of pulmonary elasticity. J Appl Physiol 28: 596–608

National Heart and Lung Institute. Lung program (1972) Respiratory diseases. Task Force Report on Problems, Research, Approaches and Needs. DHEW Publication No. (NIH) 73: 432

Noble WH (1980) Pulmonary edema. Can Anaesth Soc J 27: 286–302

Nunn JF (1994) Nunn's Applied Respiratory Physiology. Reprinted 4th edn. Butterworth-Heinemann, Oxford

Parker JC, Guyton AC, Taylor AE (1978) Pulmonary interstitial and capillary pressures estimated from intra-alveolar fluid pressures. J Appl Physiol 44: 267–276

Petty TL, Reiss OK, Paul GW, Elkins ND (1977) Characteristics of pulmonary surfactant in adult respiratory distress syndrome associated with trauma and shock. Amer Rev Resp Dis 115: 531–536

Rackow EC, Fein IA, Leppo J (1977) Colloid osmotic pressure as a prognostic indicator of pulmonary edema and mortality in the critically ill. Chest 72: 709–713

Schuster DP (1995) What is acute lung injury? What is ARDS? Chest 107: 1721–1726

Sibbald WJ, Anderson RR, Hollyday RL (1979) Pathogenesis of pulmonary edema associated with the adult respiratory distress syndrome. Can Med Assoc J 120: 445–450

Slonim NB, Hammilton LH (1979) Respiratory physiology. Mosby, St. Louis

Sprung CL, Rackow EC, Fein IA, Isikoff SK (1981) The spectrum of pulmonary edema: differentiation of cardiogenic, intermediate, and noncardiogenic forms of pulmonary edema. Am Rev Resp Dis 124: 718–722

Starling EH (1896) On the absorption of fluids from the connective tissue spaces. J Physiol 19: 312–326

Steltzer H, Krafft P (1997) Prognosis of ARDS patients: light at the end of the tunnel? Intensive Care Med 23: 803–805

Tisi GM (1980) Pulmonary physiology in clinical medicine. Williams & Wilkins, Baltimore

Webb WR (1977) The organ in shock – lung perfusion and oxygen uptake. Proc 2nd Symposion on Research Developments and Current Clinical Practice in Shock. Upjohn, Kalamazoo, pp 16–23

Weil MH, Henning RJ, Puri VK (1979) Colloid-oncotic pressure: clinical significance. Crit Care Med 7: 113–116

West JB (1977) Pulmonary pathophysiology – the essentials. Williams & Wilkins, Baltimore

Zapol WM, Snider MT, Schneider RC, Rie MA (1976) Pulmonary hypertension in severe acute respiratory failure. In: Zapol WH, Qvist J (eds) Artificial lungs for acute respiratory failure: theory and practice. Academic Press, New York, pp 435–454

Weitere Literatur zum Vertiefen

Burchardi H, Larsen R, Schuster P, Suter P (Hrsg) (2001) Intensivmedizin, 8. überarbeitete Aufl. Springer, Berlin Heidelberg New York

Shoemaker WC, Ayres SM, Grenvik A, Holbrook P (eds) (2000) Textbook of Critical Care, 4th edn. Saunders, Philadelphia

Tinker J, Zapol W (eds) (1992) Care of the critically ill patients, 2nd edn. Springer, London Berlin Heidelberg New York Tokio

Übersicht über röntgendichte Materialien

Regine Saßen

Eine der Indikationen für Thoraxaufnahmen auf der Intensivstation ist die Lagekontrolle intensivmedizinischer Materialien. Die ◘ Abbildungen 3.1 bis 3.4 zeigen eine Auswahl von Kathetern, Tuben, Sonden, Elektroden sowie Drainagen im Original *(Abbildungsteil a)* und deren Schattenbild auf Röntgenaufnahmen *(Abbildungsteil b).*

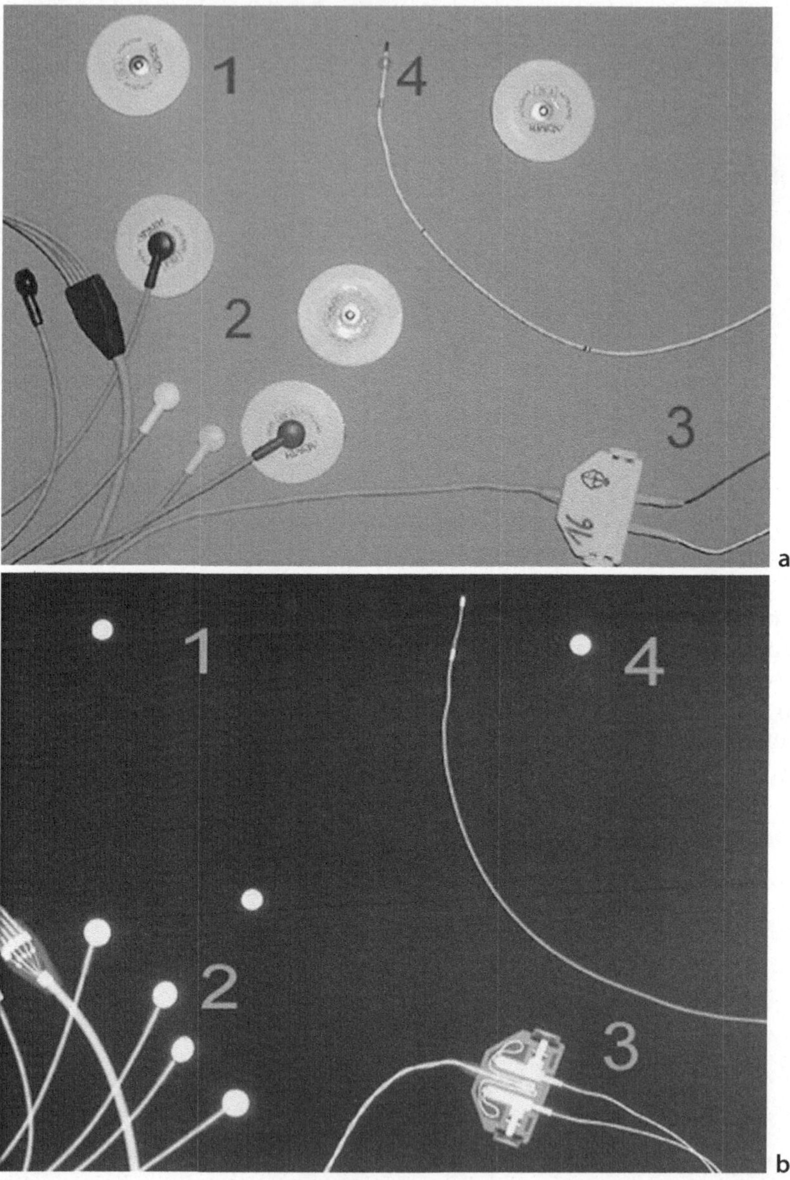

□ Abb. 3.1 a, b. *1, 2* EKG-Klebeelektroden; *3* Verbindungskabel; *4* Hands-off-Ballonkatheter für temporären Schrittmacher

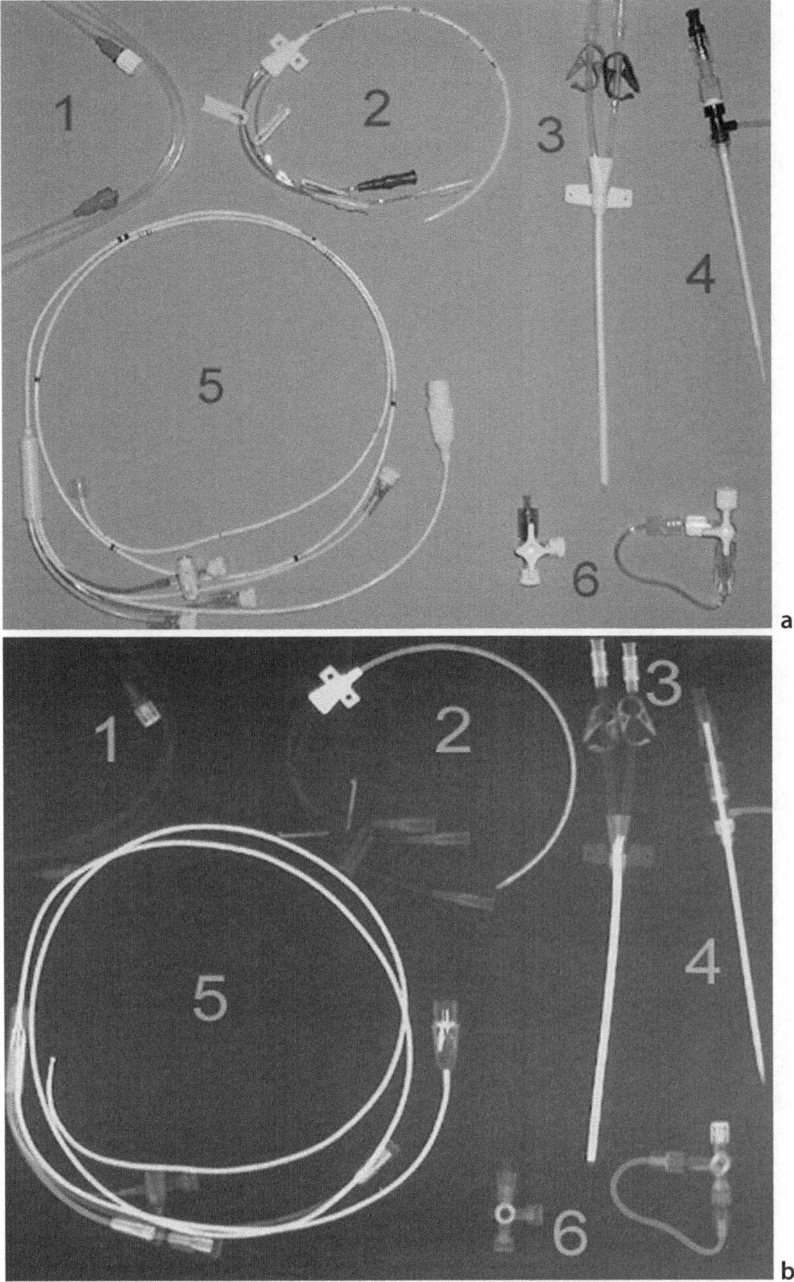

Abb. 3.2 a, b. *1* Verbindungsschlauch; *2* dreilumiger Zentralvenenkatheter; *3* Hämofiltrationskatheter; *4* Einführbesteck (Schleuse); *5* Swan-Ganz-Katheter; *6* Dreiwegehähne

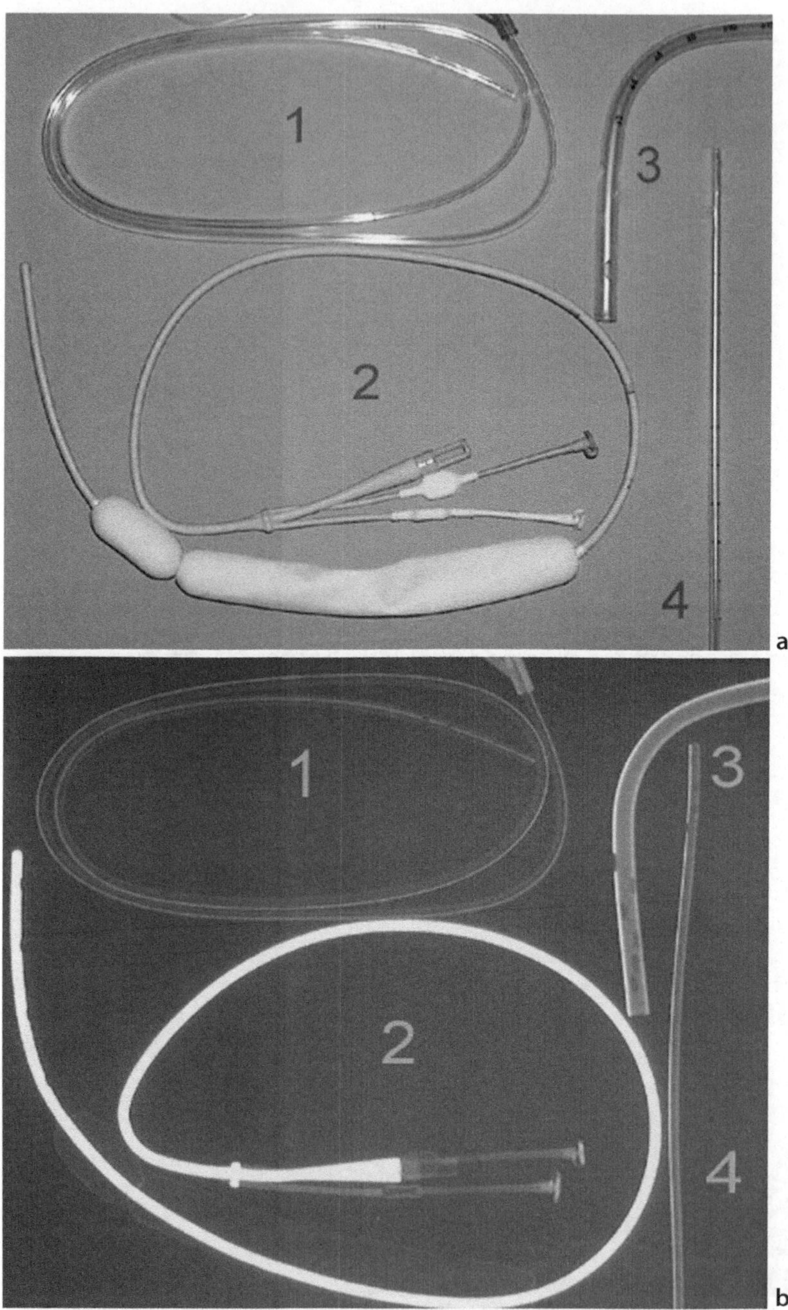

■ Abb. 3.3 a,b. *1* Magensonde; *2* Sengstaken-Blakemore-Sonde; *3* rechtwinklige Thoraxdrainage; *4* Standard-Thoraxdrainage

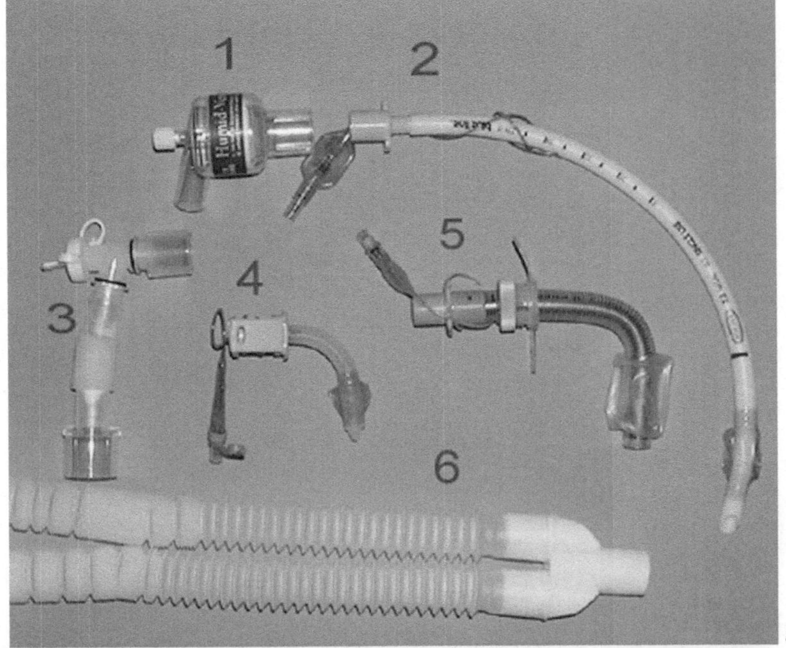

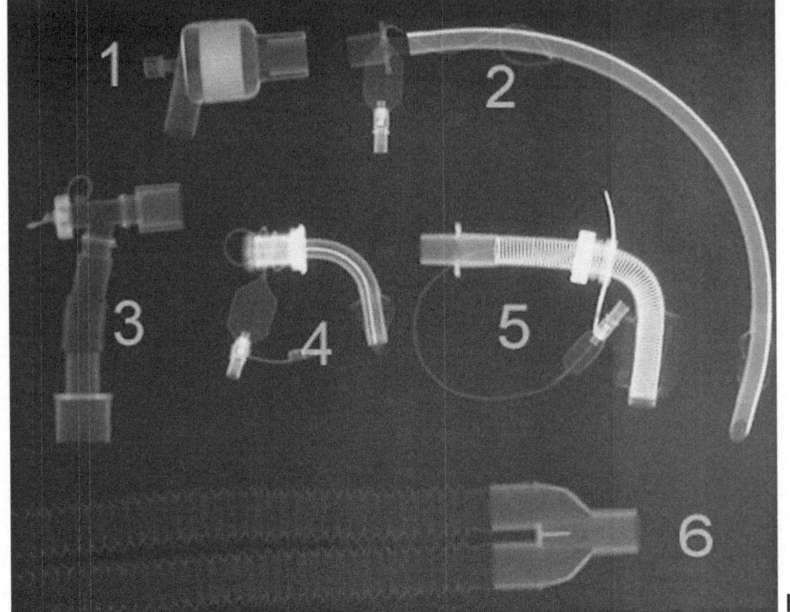

■ Abb. 3.4 a, b. *1* HME-(Heat-moisture-exchange)-Filter; *2* Trachealtubus; *3* Absaugver-bindungsschlauch; *4* Tracheostomiekanüle; *5* Woodbridge-Trachealkanüle; *6* Sauerstoff-verbindungsschlauch

Indikationen

Günter Luska

Die Zahl der im Liegen auf der Intensivstation angefertigten Thoraxaufnahmen ist beträchtlich und wird in der Literatur mit 40–50% angegeben. In der eigenen Klinik werden 30% aller Thoraxaufnahmen als Bettaufnahmen angefertigt (◙ Tabelle 4.1).

◙ Tabelle 4.1. Indikationen für Thoraxkontrollen auf der Intensivstation und für ergänzende CT-Untersuchungen

Zeitpunkt	Indikation	Bemerkung
Thoraxkontrollen auf der Intensivstation		
Täglich	Patienten mit akuten kardiopulmonalen Problemen, Patienten unter mechanischer Beatmung	Zu 65% signifikante unerwartete Befunde
Zu Beginn der Intensivüberwachung, nach Materialwechsel	Patienten ausschließlich unter kardialem Monitoring	

Ergänzende CT-Untersuchungen

Klärung schwer deutbarer Befunde im Röntgenbild
Zuordnung von Verschattungen (intrapulmonal/extrapulmonal)
Entscheidung über Lagerungstherapie (Kompressionsatelektasen)
Kontrolle des therapeutischen Effekts und der Folgen der mechanischen Beatmung (PEEP)
Verlaufkontrolle des ARDS im chronischen und Rückbildungsstadium

> **! Merke**
> Indikationen sind Kontrollen intensivmedizinischer Materialien und Hilfsmittel wie Katheter- und Tubuslage, Lage von Drainagen und Schrittmacherkabeln einerseits und Kontrollen des Krankheitszustandes und Verlaufes andererseits.

Die Notwendigkeit routinemäßiger Kontrollen wird kontrovers diskutiert (Gartenschläger et al. 1996).

> **! Merke**
> Das American College of Radiology empfiehlt tägliche Thoraxkontrollen bei Patienten mit akuten kardiopulmonalen Problemen und Patienten mit mechanischer Beatmung, da bei 65% der täglichen Kontrollen signifikante und/oder unerwartete Befunde festgestellt werden. Lediglich bei stabilen Patienten, die sich zur Überwachung auf der Intensivstation befinden, wird zu Beginn und bei Materialwechsel eine Kontrolle für notwendig erachtet (Heschke 1996).

Die Mehrzeilen-Spiral-CT-Untersuchung (4-16-32 Zeilen) ermöglicht die Untersuchung der Lunge bei schwer kranken Patienten in extrem kurzen Zeiten. Low-dose-Techniken tragen außerdem zu einer deutlichen Verringerung der Strahlenbelastung bei, so dass die Indikation zur CT großzügiger als bisher gestellt werden kann.

Zur Evaluierung des Nutzens der Computertomographie des Thorax haben Dornbeck et al. (2002) 558 CT-Untersuchungen mit Thoraxübersichtsaufnahmen verglichen. 70% enthielten über die Projektionsradiographie hinausgehende Informationen, knapp die Hälfte führten zu therapeutischen Konsequenzen.

Die Angaben über unerwartete Befunde bei routinemäßigen Kontrollen beatmeter Patienten schwanken zwischen 37 und 65%. In Studien über den Nutzen von Thoraxaufnahmen bei intensivpflichtigen Patienten werden in ca. 10% der Fälle schlecht positionierte Beatmungstuben und in einer Häufigkeit von 5–50% Fehllagen von zentralen Venenkathetern gefunden. Nach einer Auswertung von 1354 Thoraxaufnahmen der Intensivstation durch Bakemeyer et al. (1985) waren pathologische Befunde in 169 Fällen (13%) Anlass zu weiterführenden diagnostischen Maßnahmen und in 273 Fällen (21%) zu therapeutischen Maßnahmen. Hall et al. (1991) sprechen sich ebenfalls für die täglichen Kontrollen bei intubierten mechanisch beatmeten Patienten aus. Sie werteten 538 Aufnahmen von 74 Patienten aus und klassifizierten die Ergebnisse nach dem Schweregrad der Befunde in solche, die ein sofortiges Eingreifen erforderten und solche, die ein sofortiges Eingreifen nicht erforderlich machten. 65,8% (354/538) enthielten keinen krankhaften Befund. Bei 163/538 fanden sich Veränderungen, die nicht zu sofortigem Eingreifen zwangen und bei 17,6% der Aufnahmen (13/74 Patienten) waren gravierende Veränderungen dargestellt, die zum sofortigen Handeln zwangen und nur durch die Bettaufnahmen entdeckt werden konnten.

Silverstein et al. (1993) halten tägliche Kontrollen für Patienten einer chirurgischen Intensivstation nicht für erforderlich. Sie werteten 525 täglich angefertigte Röntgenaufnahmen aus. Von 1028 kontrollierten Materialien, die auf diesen Bildern zur Darstellung kamen, waren nur 5,4% in keiner korrekten Position und es mussten nur 1,3% verändert werden. Krankhafte kardiopulmonale Befunde wurden insgesamt 775-mal festgestellt. 12% (89/775) war neu, aber nur 3 von ihnen hatten eine klinische Relevanz, 65% waren unverändert, 14% gebessert und 15% verschlechtert. Diese Arbeitsgruppe kommt zu dem Schluss, dass Röntgenbilder nicht routinemäßig, sondern entsprechend der klinischen Erfordernisse angefertigt werden sollten.

Auch bei Studien über röntgenologische Lagekontrollen von Venen- und Swan-Ganz-Kathetern und Drainagen weichen die Empfehlungen erheblich voneinander ab. Miller et al. (1999) beschreiben in einem Kollektiv von 375 Patienten mit 417 neuen Katheterplatzierungen Fehlpositionierungen von Venenkathetern in 55% (0,4% Pneumothoraces) und Swan-Ganz-Kathetern in 40% (3,5% Pneumothoraces).

Wegen der Häufigkeit von Komplikationen nach legen von zentralen Venenkathetern, die nach 1303 Kanülierungen festgestellt wurden (arterielle Punktionen 5,2%, Arrhythmien 1,6% Herzstillstand 0,1%, Pneumothoraces 0,5%, falsche Lage der Katheterspitze 11,2%) raten Yilmaz et al. (1997) zu Thoraxkontrollaufnahmen.

Nach Wechseln von Venenkathetern über Führungsdrähte kann allerdings auf einen solche verzichtet werden (Frassinelli et al. 1998).

Palesty et al. (2000) verzichten auch auf die Kontrolle nach Ziehen von Pleuradrainagen, nachdem nur 8/73 Patienten einen Pneumothorax entwickelten und nur 2 auf Grund des klinischen Befindens neu drainiert werden mussten.

Literatur

Bakemeyer WB, Crapo RO, Calhoon S, Cannon C, Clayton P (1985) Efficacy of chest radiology in respiratory intensive care unit: a prospective study. Chest 88: 691–696

Dorenbeck U, Bein T, Strotzer M, Geissler A, Feuerbach S (2002) Thoracic computed tomography in intensive care patients – evaluation of clinical usefuness. Anaethesiol Intensivmed Notfallmed Schmerzther 37(5): 273–279

Frassinelli P, Pasquale MD, Cipolle MD, Rohdes M (1998) Utility of chest radiographs after guide wire exchanges of central venous catheters. Crit Care Med 26(3): 611–615

Gartenschläger M, Busch H, Kussmann J, Nafe B, Beyermann K, Klose KJ (1996) Radiologisches Thoraxmonitoring bei beatmeten Intensivpatienten. Fortschr Röntgenstr 164(2): 95–101

Hall JB, SR White, T Karrison (1991) Efficacy of daily routine chest radiographs in intubated, mechanically ventilated patients. Crit Care Med 19(5): 689–693

Heschke CI, Yankelevitz DF, Wand A (1996) Accuracy and efficacy of chest radiography in the intensive care unit. Radiol Clin North Am 34: 21

Miller JA, Singireddy S, Maldjian P, Baker SR (1999) A re-evaluation of the radiographically detectable complications of percutaneous venous access lines inserted by four subcutaneous approaches. Am Surg 65(2): 125–130

Palesty JA, McKelvey AA, Dudrick SJ (2000) The efficacy of X-rays after chest tube removal. Am J Surg 179(1): 13–16

Siverstein DS, Livingston DH, Elcavage J, Kovar L, Kelly KM (1993) The utility of routine daily chest radiography in the surgical intensive care unit. J Trauma 35(4): 643–646
Yilmazlar A, Bilgin H, Korfali G, Eren A, Ozkan U (1997) Complication of 1303 central venous cannulations. JR Soc Med 90(6): 319–321

Anatomie und Physiologie der Thoraxorgane im Liegen

Günter Luska

In liegender Position kommt es zu entscheidenden Änderungen der anatomischen und physiologischen Verhältnisse der Thoraxorgane. Verantwortlich dafür sind:

- Schwerkraft
- Narkose
- maschinelle Beatmung.

Die *Schwerkraftabhängigkeit* der Lungenbelüftung und regionalen Lungendurchblutung kann mit dem Modell eines vaskulären Wasserfalls (West) erklärt werden (◘ Abb. 5.1).

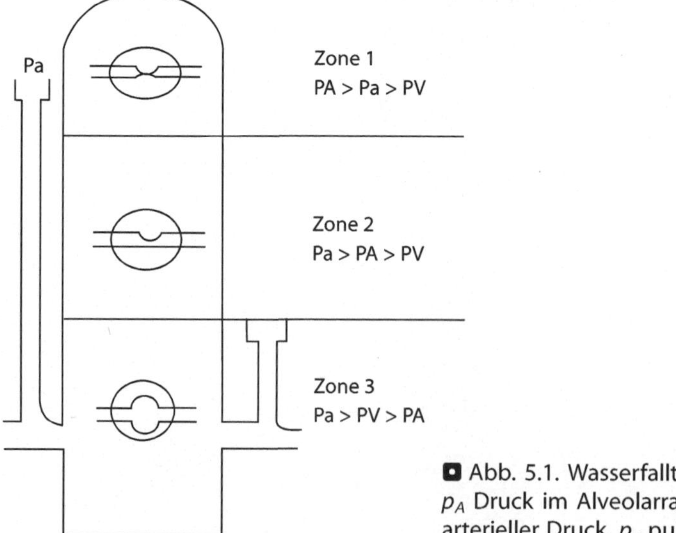

◘ Abb. 5.1. Wasserfalltheorie nach West. p_A Druck im Alveolarraum, p_a pulmonalarterieller Druck, p_v pulmonalvenöser Druck

In aufrechter Körperhaltung nimmt die Durchblutung in kraniokaudaler Richtung zu, da sich alle Kapillaren mit abnehmendem alveolären Druck öffnen. Es gelten folgende Druckverhältnisse (p_A Alveolardruck, p_a pulmonalarterieller Druck, p_v pulmonalvenöser Druck):

- Im oberen Drittel der Lunge – Zone 1, Kollapszone – ist $p_A > p_a > p_v$. Dieser Lungenteil ist schlecht durchblutet.
- Im mittleren Drittel – Zone 2, Wasserfallzone – ist $p_a > p_A > p_v$.
- Im basalen Bereich – Zone 3, Distensionszone – ist $p_a > p_v > p_A$.

Die *regionalen Verteilungsunterschiede von Ventilation und Perfusion* haben eine zunehmende Verbesserung des Ventilations-Perfusions-Verhältnisses ($\dot{V}_A/\dot{Q}$) in kaudokranialer Richtung zur Folge.

- Ist das Verhältnis $\dot{V}_A/\dot{Q}$ niedrig, wie an der Lungenbasis, besteht eine *Shuntsituation*, bei der gemischtvenöses Blut aus dem kleinen in den großen Kreislauf gelangt, ohne mit Sauerstoff in Kontakt zu kommen.
- Lungenkompartimente mit $\dot{V}_A/\dot{Q} < 0{,}8$ wirken sich wie *venöse Beimischung* aus.
- In der Lungenspitze ist dagegen $\dot{V}_A/\dot{Q}$ groß, so dass belüfteter Alveolarraum nicht durchblutet wird. Lungenabschnitte mit $\dot{V}_A/\dot{Q} > 0{,}8$ sind tendenziell mit einer *Totraumventilation* vergleichbar.

Der Unterschied im $\dot{V}_A/\dot{Q}$-Verhältnis zwischen oberen und unteren Lungenabschnitten ist in Rückenlage geringer und wird in Seitenlage minimal. Während im Stehen das Verhältnis der Durchblutung zwischen oberer und unterer Lungenhälfte etwa 1:3 beträgt, nimmt es im Liegen auf 1:1,3 ab.

Entsprechend der Umverteilung der Lungendurchblutung kommt es im Liegen zu einer Erweiterung der kranialen Lungengefäße. Unter dem Einfluss der Schwerkraft, Atemlage, Compliance und Perfusion stellt sich ein *ventrodorsaler Druckgradient* mit folgenden Druckverhältnissen ein (Stender 1988):

- ventral: $p_A > p_a > p_v$
- dorsal: $p_a > p_v > p_A$.

Im CT ist die Perfusionsumverteilung als ventrodorsale Dichtedifferenz messbar (◧ Abb. 5.2).

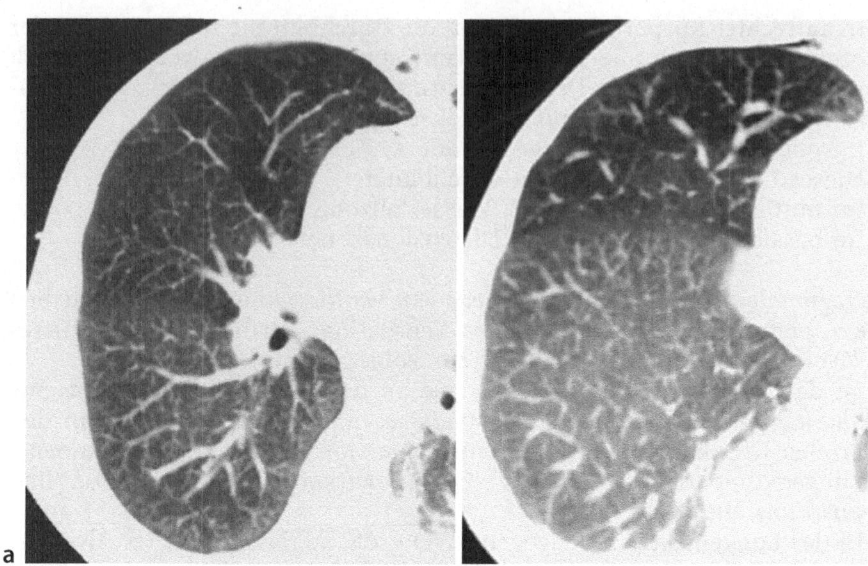

a   b

◘ Abb. 5.2 a, b. Das Gravitationsverhalten des Lungenwassers ist in der Computertomographie erkennbar an der Dichtedifferenz zwischen **a** Oberlappen (in Rückenlage ventral-oben gelegen) und **b** Unterlappen (in Rückenlage dorsal-unten gelegen)

Die in liegender Position unter Einfluss der Schwerkraft, aber auch der Narkose und der maschinellen Beatmung auftretenden Änderungen der Anatomie, Physiologie und Pathologie spiegeln sich auch in den Abbildungsverhältnissen der Thoraxorgane wider und erschweren die Interpretation dieses ungewohnten Bildes.

Literatur zu Unterkapitel 5.1

Stender HSt (1988) Allgemeine Röntgensymptomatologie der Lungenerkrankungen. In: Frommhold W, Diehlmann W, Stender HSt, Thurn P (Hrsg) Radiologische Diagnostik in Klinik und Praxis. Thieme, Stuttgart New York, S 161–242

Günter Luska

Im Liegen haben die Abnahme des intraabdominellen Drucks und die maschinelle Beatmung Einfluss auf den Zwerchfellstand und auf die Zwerchfellbewegung. Durch das höher getretene Zwerchfell werden die Mediastinalorgane gestaucht und basale Lungenabschnitte überlagert und verdeckt. Während sich bei Spontanatmung überwiegend die dorsalen Anteile des Zwerchfells bewegen und die ventralen sich in relativer Ruhe befinden, verhält es sich unter Anästhesiebedingungen bei kontrollierter Beatmung umgekehrt. Die dorsalen Zwerchfellanteile werden signifikant nach kranial verlagert und während der Inspiration geringer bewegt. Infolgedessen ist die Einsehbarkeit basaler Lungenabschnitte auch abhängig von der Beatmungssituation.

Merke
Den wesentlichsten Einfluss auf die Darstellung der basalen, vom Zwerchfell überdeckten Lungenabschnitte hat aber die Aufnahmegeometrie. Unterschiedliche Patientenlagerung wie Orthogonal- oder Schrägprojektion und Änderung des Fokus-Film-Abstandes wirken sich auf den Abbildungsumfang der hinter dem Zwerchfell verborgenen Lungenabschnitte aus.

Erstaunlicherweise sind die Auswirkungen der geänderten Atemphysiologie und Aufnahmegeometrie auf die Zwerchfellposition im Liegen, gemessen im eigenen Krankengut, gegenüber der aufrechten Position gering (◘ Tabelle 5.1).

◻ Tabelle 5.1. Zwerchfellwölbung und -projektion bei im Stehen, im Liegen und unter Beatmung geröntgen Patienten mit überwiegend kardiovaskulären Erkrankungen (n = 52)

	Wölbung	Projektion
Stehend	2,3 cm	11. Rippe ventral
Liegend, nicht beatmet	2,4 cm	11. Rippe ventral
Beatmet, PEEP 5 cm H_2O	2,4 cm	10. Rippe ventral

Beispiel

Bei einem Vergleich von 52 nicht beatmeten Patienten, die sowohl im Stehen als auch im Liegen geröntgt worden waren, fand sich kein verwertbarer Unterschied in der Wölbung des rechten Zwerchfells. Sie betrug 2,3 cm auf der im Stehen gegenüber 2,4 cm auf der im Liegen angefertigten Aufnahme. In beiden Kollektiven projizierte sich die rechte Zwerchfellkuppe auf die ventralen Abschnitte der elften Rippe. Ein geringer Unterschied fand sich nur beim Vergleich von 56 im Stehen und im Liegen geröntgten und mit einem PEEP von 5 cm H_2O beatmeten Patienten. Bei diesen projizierte sich die rechte Zwerchfellkuppe auf den im Stehen angefertigten Aufnahmen im Mittel auf die elfte Rippe rechts ventral, bei den Bettaufnahmen auf die zehnte Rippe rechts ventral.

5.3 Einfluss von Einstell- und Aufnahmetechnik auf die Darstellung der Thoraxorgane

Günter Luska, Regine Saßen

5.3.1 Einstelltechnik

Ein großes Problem ist die *konstante reproduzierbare Einstelltechnik* wegen der variablen Lage der Patienten im Intensivbett sowie der manuellen Positionierung von Röntgenkassette und Röntgenröhre durch die medizinisch-technische Röntgenassistentin. Da sich Röntgenstrahlen von dem punktförmigen Brennfleck der Röhre kegelförmig ausbreiten, ändert sich die Abbildungsgeometrie räumlich ausgedehnter Objekte bei unterschiedlichen Fokus-Objekt-Abständen vom Röntgenfilm. Filmferne Objekte werden vergrößert und filmnahe annähernd maßstabgetreu abgebildet. Dieser Effekt ist umso größer, je geringer der Fokus-Film-Abstand gewählt wurde.

Merke
In der Praxis heißt das: Eine falsche Zentrierung oder Verkippung von Röntgenröhre und/oder Aufnahmekassette führt zu geometrischen Verzeichnungen.

Wichtig ist es, Fehleinstellungen zu erkennen und die damit verbundenen Verzerrungen und Größenänderungen wichtiger Organe richtig zu bewerten, um projektionsbedingte Veränderungen der Thoraxorgane von pathologischen Befunden zu unterscheiden. In ◘ Tabelle 5.2 sind am Phantom nachgestellte normale Einstellungen und in den ◘ Tabellen 5.3 und 5.4 typische Fehleinstellungen sowie Projektionen wichtiger Strukturen auf die filmnahen und damit weitgehend anatomisch abgebildeten dorsalen Rippen wiedergegeben.

Im Idealfall projiziert sich die *Klavikula* bei p.-a.-Aufnahmen am Rasterwandstativ mit einem Fokus-Film-Abstand von 2 m auf den dritten Interkostalraum (ICR) bzw. die vierte Rippe dorsal (◘ Abb. 5.3), bei den im Abstand von 1 m angefertigten a.-p.-Aufnahmen im Liegen dagegen auf den ersten ICR bzw. die zweite Rippe dorsal (◘ Abb. 5.4).

Bei einer Liegendaufnahme mit *Dezentrierung* der Röhre gegenüber dem Objekt um 10 cm nach kranial projiziert sich die Klavikula auf die 1. Rippe dorsal, bei Dezentrierung um 10 cm nach kaudal auf die 3. Rippe dorsal (s. ◘ Tabelle 5.3).

Bei einer *Kippung* der Röhre gegen die Filmebene um 15° nach kaudal projiziert sich die Klavikula auf die fünfte Rippe dorsal, bei Kippung um 15° nach kranial auf die erste Rippe dorsal (◘ Tabelle 5.4). Sind Röhre und Filmebene gegenläufig gekippt, kommt es zu extremen Fehlprojektionen. Ursache für ungewöhnliche, atypische bis entstellende Projektionen

◘ Tabelle 5.2. Typische Projektionen und Maße im Stehen und Liegen (Phantom)

	Rasterwandstativ stehend p.-a.	Bettaufnahme a.-p.
Klavikula	3. ICR/4. Rippe dorsal	1. ICR/2. Rippe dorsal
Thoraxdurchmesser	31,3 cm	32,7 cm
Herzdurchmesser	10,8 cm	12,7 cm
Zwerchfellstand	Zwischen 10. und 11. Rippe ventral	10. Rippe ventral
Neigung 9. Rippe dorsal	64°	62°

◘ Tabelle 5.3. Fehlprojektionen bei Liegendaufnahmen und Dezentrierung (Phantom)

	Röhre zentriert	Röhre dezentriert, 10 cm kranial	Röhre dezentriert, 10 cm kaudal
Klavikula	1. ICR/2. Rippe dorsal	1. Rippe dorsal	3. Rippe dorsal
Linke Zwerchfellkuppe	Zwischen 10. und 11. ICR dorsal	9. ICR dorsal	10. ICR dorsal

◘ Tabelle 5.4. Fehlprojektionen bei Liegendaufnahmen und Verkippung (Phantom)

	Röhre zentriert	Röhre verkippt, 15° kaudal	Röhre verkippt, 15° kranial
Klavikula	1. ICR/2. Rippe dorsal	5. Rippe/5. ICR dorsal	1. Rippe dorsal
Linke Zwerchfellkuppe	Zwischen 10. und 11. ICR dorsal	11./12. Rippe dorsal	9. Rippe dorsal

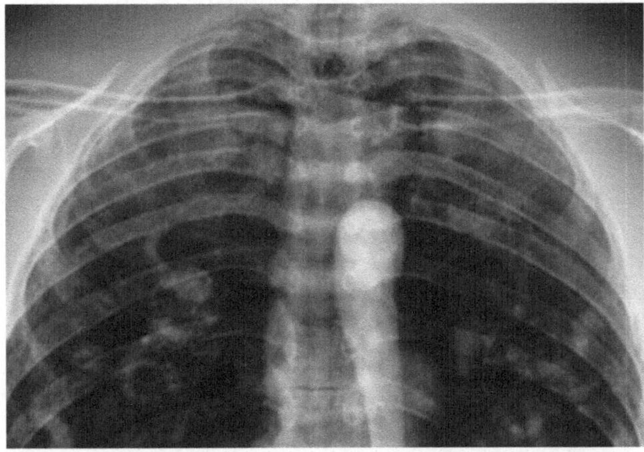

◘ Abb. 5.3. Projektion der Klavikula am Rasterwandstativ (Phantom)

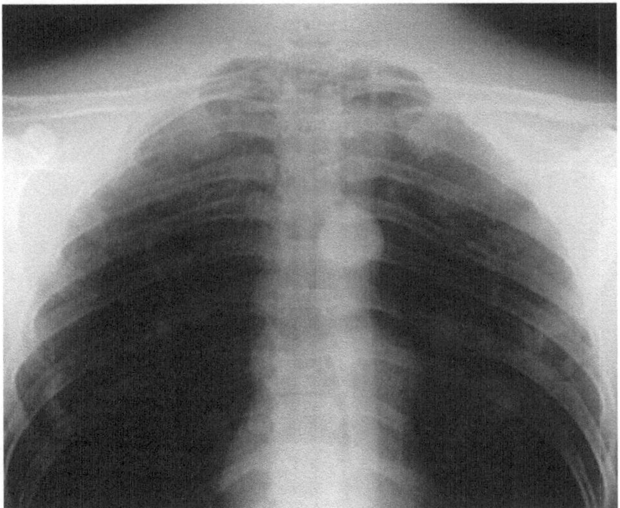

◘ Abb. 5.4. Projektion der Klavikula bei Bettaufnahmen (Phantom)

können aber auch Aufnahmen in Exspiration (◨ Abb. 5.5) oder Aufnahmen bei Thoraxdeformitäten sein (◨ Abb. 5.6).

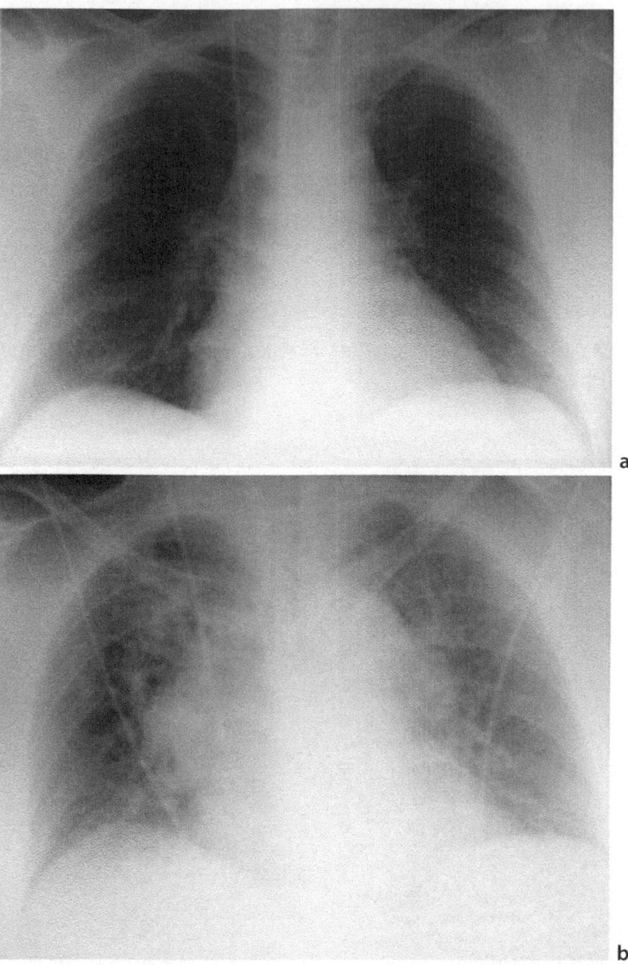

◨ **Abb. 5.5.** Thoraxaufnahme **a** in Inspiration, **b** in Exspiration; die Zwerchfellkuppen stehen hoch, das Mediastinum ist gestaucht, die Lungengefäße sind komprimiert und scheinen vermehrt gefüllt. Der selbe Patient, das selbe Aufnahmedatum

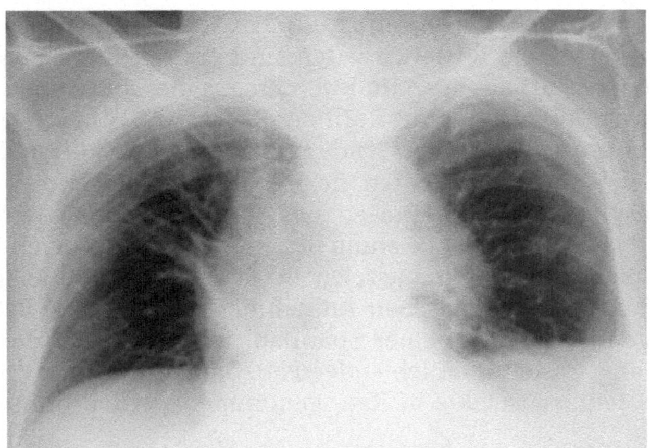

◻ Abb. 5.6. Thoraxdeformität (starke BWS-Kyphose). Durch die Brustkyphose ist der sagittale Thoraxdurchmesser verlängert und der koronale verkürzt. Die apikalen Lungenabschnitte sind durch die oberen Rippen und die basalen durch die Zwerchfellkuppen verdeckt

5.3.2 Aufnahmetechnik

Ein gravierender Mangel der Röntgeneinrichtung auf der Intensivstation war bisher das Fehlen einer Belichtungsautomatik. Erst seit kurzer Zeit ist diese in Form eines »Paddels« mit zwei Messkammern verfügbar, das hinter der Röntgenkassette zu positionieren ist.

❶ CAVE
Durch falsche Einschätzung der Patientenmaße kann es bei freier Belichtung oder falscher Positionierung der Messkammern der Belichtungsautomatik zu *Fehlbelichtungen* kommen, da die Belichtungsparameter und die Kammerposition nach dem optischen Patienteneindruck gewählt werden müssen.

Solche bedienungsbedingte Fehler können durch die digitale Nachverarbeitung bei Speicherfolienaufnahmen ausgeglichen werden.

Fehlbelichtungen treten bei freier Belichtung auch dann auf, wenn der Fokus-Film-Abstand falsch oder bei Wiederholungsaufnahmen unterschiedlich gewählt wird. Ein zu geringer Abstand (normal 1 m) hat eine Überbelichtung, ein vergrößerter Abstand eine Unterbelichtung zur Folge (◻ Tabelle 5.5).

◻ Tabelle 5.5. Abhängigkeit von Abstand und Schwärzung (optische Dichte)

Abstand [cm]	Schwärzung (D)
70	2,7
100	2,1
120	1,9

Mangelhafter Kontrast infolge Streustrahlung ist durch Rasterprobleme zu erklären. Rasterkassetten sind schwer, nur mit Mühe zu platzieren und damit zu zentrieren und werden aus diesem Grunde nur in sehr beschränktem Umfang eingesetzt. In der Regel wird gänzlich auf ein Raster verzichtet. Eine qualitätsverbessernde Streustrahlenreduktion lässt sich mit Hilfe eines leichter handhabbaren flexiblen Lochrasters in Kombination mit einem asymmetrischen Film-Foliensystem (Fa. Kodak) erreichen.

Die limitierte Leistung des Röntgengenerators bedingt eine weitere Qualitätseinbuße. Um ausreichend kontrastreiche Bilder zu erhalten, muss ein Kompromiss zwischen Aufnahmespannung und Belichtungszeit eingegangen werden. Bei einer Spannung von 80 kV ist die Belichtungszeit relativ lang, so dass bei fehlender Patientenkooperation (Beatmung, Unruhe) Bewegungsartefakte in Kauf genommen werden müssen.

5.3.3 Kooperation des Patienten

Nicht zu beeinflussen ist die fehlende Kooperation des Patienten. Bei beatmeten Patienten ist nur durch Mithilfe des Intensivpersonals eine Aufnahme in Inspiration und in Atemstillstand durch Unterbrechung der maschinellen Beatmung möglich. Auf Aufforderung ist eine maximale Inspiration nicht beatmeter Patienten kaum zu erreichen, ebenso wie eine unwillkürliche motorische Unruhe nicht zu vermeiden ist.

5.4 Maße der Thoraxorgane im Vergleich zur Standardaufnahme

Günter Luska, Regine Saßen

Im Vergleich zur gewohnten stehenden Position ändern sich im Liegen nicht nur unter dem Einfluss der Schwerkraft die anatomischen und physiologischen Verhältnisse der Thoraxorgane. Durch Abnahme des intraabdominellen Druckes werden die Mediastinalorgane gestaucht und verbreitert. Die veränderte Projektion des Zwerchfells verdeckt basale Lungenabschnitte. Da die Aufnahmen in a.-p.-Projektion und nicht, wie im Stehen erstellte Aufnahmen, in p.-a.-Projektion angefertigt werden, kommt es zu einer geometrisch bedingten Vergrößerung der abzubildenden Objekte. Durch Abweichungen von Standardprojektionen, bedingt durch Lagerungsprobleme, können Verzerrungen auftreten. Gravitationsabhängig tritt weiterhin eine Umverteilung der Lungenperfusion von den basalen Lungenabschnitten in die Obergeschosse auf, so dass sich die kranialen Lungengefäße verbreitert darstellen. Schließlich beeinflusst die Art der maschinellen Beatmung die Darstellung der Thoraxorgane.

Aufgrund dieser vielfältigen Einflüsse lassen sich nur Anhaltswerte für die Grenzen der normalen Organmaße im Vergleich zwischen im Stehen und Liegen angefertigten Aufnahmen desselben Patienten ableiten.

5.4.1 Nicht beatmete Patienten

Bei 52 nicht beatmeten Patienten mit im Stehen und Liegen angefertigten Aufnahmen wurden der maximale Durchmesser des Herzens sowie der Durchmesser des Mediastinums in Höhe der Karina miteinander verglichen. Zur Kontrolle der Einstellgenauigkeit und zum Ausschluss grober Fehleinstellungen wurde die Projektion der Klavikeln auf die dorsalen Rippen herangezogen. Der *Herzdurchmesser* nahm von 15,3 cm im Stehen auf 17,5 cm im Liegen zu. In diesem Kollektiv betrug der Korrelationskoeffizient 0,75. Der *mediastinale Durchmesser* vergrößerte sich von 8,4 cm auf

10,2 cm bei einem Korrelationskoeffizienten von 0,63. Allerdings lag bei den im Liegen angefertigten Aufnahmen häufig keine orthogonale Projektion vor (◘ Tabelle 5.6).

◘ Tabelle 5.6. Typische Projektionen und Maße von 53 im Stehen und Liegen geröntgten, nicht beatmeten Patienten

	Stehend	Liegend	Korrelations-koeffizient
Klavikula	4. Rippe dorsal	Zwischen 3. und 4. Rippe dorsal	
Mediastinaldurch-messer	8,4 cm	10,2 cm	0,63
Herzdurchmesser	15,3 cm	17,5 cm	0,75
Rechte Zwerch-fellkuppe	11. Rippe ventral	Zwischen 10. und 11. Rippe ventral	

5.4.2 Maschinell beatmete Patienten

Auch die Wahl der *Beatmungsform* hat Einfluss auf die Darstellung der Thoraxorgane. Bei der Beatmung mit positivem endexspiratorischen Druck (PEEP) wird die Exspiration nach der Inspirationsphase auf einem vorgegebenen Druck gestoppt. Von dieser angehobenen Grundlinie aus erfolgt die weitere Ventilation. Hierdurch wird der Erhöhung des intraabdominellen Druckes entgegengewirkt. Infolgedessen steht das Zwerchfell tiefer als beim nicht beatmeten Patienten, und das Mediastinum erscheint gestreckt.

Einem nicht messbaren, aber optisch erfassbaren Effekt von *PEEP* ist die Erhöhung der funktionellen Residualkapazität zuzuschreiben. Diese ist häufig mit unerwünschten Nebenwirkungen verbunden, wie Abfall des Herzzeitvolumens, Überblähung ventilierter Lungenareale sowie Änderungen der regionalen Lungendurchblutung durch Perfusionsminderung in gut ventilierten Arealen wegen der Erhöhung des alveolären Innendruckes.

Bei maschinell beatmeten Patienten sind andere *Grenzwerte* des Normalen anzusetzen als bei nicht beatmeten, im Liegen geröntgten Patienten. Der Herzdurchmesser von 60 mit einem PEEP von 5 cm H_2O beatmeten Patienten betrug im Liegen 17,4 cm und im Stehen 16,1 cm bei einem Korrelationskoeffizienten von 0,53. Bei denselben Patienten hat die Breite des mittleren Mediastinums von 8,7 cm im Stehen auf 10,2 cm im Liegen zugenommen. Der Korrelationskoeffizient betrug 0,75 (◘ Tabelle 5.7).

■ Tabelle 5.7. Typische Projektionen und Maße von 60 im Stehen und Liegen geröntgten beatmeten Patienten

	Stehend	Liegend beatmet	Korrelations-koeffizient
Klavikula	4. Rippe dorsal	Zwischen 3. und 4. Rippe dorsal	
Mediastinal-durchmesser	8,7 cm	10,2 cm	0,75
Herzdurchmesser	16,1 cm	17,4 cm	0,53
Rechte Zwerch-fellkuppe	11. Rippe ventral	Zwischen 10. und 11. Rippe ventral	

Allgemeine Röntgensymptomatik

Günter Luska

Die Einordnung von akuten und chronischen Lungenparenchymveränderungen ist wegen aufnahmetechnischer Probleme, schwankender Abbildungsgeometrie, Gravitationseinflüssen und Summationseffekten von Prozessen der Lunge, der Pleura und des extrapleuralen Raumes gegenüber den im Stehen angefertigten Aufnahmen erheblich erschwert. Sie orientiert sich an Erscheinungsformen von Lungenerkrankungen und wird durch die Berücksichtigung von Verteilungsmustern in anatomische Regionen unterstützt (Stender 1988).

> **Merke**
> Zur Einordnung der Beobachtungen werden Verschattungen von Aufhellungen unterschieden. Verschattungen werden unterteilt in
> - Flächenschatten >1 cm
> - Rundschatten >1 cm
> - Fleckschatten <1 cm
> - Streifenschatten.

6.1   Flächenschatten

6.1.1   Flächenschatten, bei denen eine Volumenzunahme überwiegt

Flächenschatten können sich an anatomische Grenzen halten oder ohne anatomische Zuordnung ausgebildet sein. Ihre Dichte, homogen oder aufgelockert, hängt von ihrer Tiefenausdehnung und Summationseffekten ab. Bei flächenhaften Verschattungen, bei denen die Grenzen von Bronchien und Gefäßen noch abgrenzbar sind, spricht man von milchglasartiger Trübung. Diese Prozesse sind überwiegend auf das Interstitium beschränkt. Sind die Ränder bronchovaskulärer Strukturen nicht mehr erkennbar und tritt ein positives Bronchopneumogramm in Erscheinung liegt eher eine alveoläre Anschoppung zu Grunde. Halten sich Flächenschatten an vorgegebene anatomische Einheiten wie Segmente oder Lappen und reichen an die interlobäre Pleura heran, sind sie scharf begrenzt. (Ausnahme Parenchymbrücken durch Kohnsche Poren.) Mit Hilfe von Auslöschphänomenen (Siluettenzeichen) kann ihre Zuordnung gelingen. Wenn die Parenchymverdichtungen an Organe gleicher Dichte angrenzen wie z. B. Mittellappen und linker Herzrand sind bei einer Mittellappenpneumonie die Grenzen in der Kontaktzone ausgelöscht.

Wichtige Erscheinungsformen und Ursachen. Beidseitig homogen oder inhomogen:
- Lungenödem
- ARDS
- Lungenblutung (Goodpasture-Syndrom)
- CMV-, Pneumozystis-carinii-, Mykoplasmen-Pneumonie,
- massive Aspiration, Medelson-Syndrom, Fast-Ertrinken
- akute allergische Alveolitis
- bakterielle Pneumonie (Staphylokokken, Streptokokken, gramnegative Bakterien)
- Mykosen, Infarkte.

Vorwiegend einseitig ausgedehnt:
- bakterielle Pneumonien
- Obturationspneumonien
- Virus-, Mykoplasmeninfektionen
- Lungenkontusion
- Aspiration
- Tuberkulose
- Pneumomykose
- Strahlenpneumonitis.

Segmental und subsegmental:
- bakterielle Pneumonien
- Pneumonie durch Viren, Mykoplasmen, Pilze
- Lungeninfarkt

— Obturationspneumonie, Mukoidimpaktation
— Lungenkontusion.

Kleiner als ein Subsegment:
— Herdpneumonie
— Tuberkulose
— benigner/maligner Tumor
— Atelektase
— Blutung
— Infarkt
— Gefäßanomalie.

6.1.2 Flächenschatten bei denen eine Volumenabnahme überwiegt (Atelektasen und schrumpfende Prozesse)

Bei Atelektasen fehlt die Luftfüllung des Alveolarraumes infolge Bronchusverschluss durch Obstruktion oder externe Kompression. Es kommt zu flächenhaften Verschattungen ohne Luftbronchogramm und je nach Grad der Retraktion zu einer Volumenminderung der nicht belüfteten Lungenareale. Ausnahmen bestehen bei Kollateralventilation über Kohnsche Poren. Die Retraktion erfolgt Richtung Mediastinum mit Hilus als Drehpunkt (◘ Abb. 7.31 c). Der rechte Oberlappen schrumpft an das obere Mediastinum heran, der linke Oberlappen konzentrisch auf den Hilus zu. Der Mittellappen schrumpft in mediastinohilär. Die Unterlappen retrahieren sich in das hintere Mediastinum und können im Mediastinalschatten völlig verschwinden. Die Volumenabnahme führt zu einer Transparenzvermehrung der gesunden Seite, Mediastinal-, Tracheal-, Herzverlagerung zur kranken Seite. Zwerchfellhochstand und eventuell Engstellung der Interkostalräume.

Atelektasen von Segmenten und Subsegmenten führen zu keilförmigen Verdichtungen deren Spitze zum Hilus gerichtet ist. Lobuläre Atelektasen bilden plattenförmige Verschattungen und sind in den schlecht belüfteten basalen Lungenpartien liegender Patienten mit höher stehenden Zwerchfellen durch den stärkeren intraabdominellen Druck praktisch immer ausgebildet (basale Plattenatelektasen).

Eine Sonderform stellen Lappenrand- oder Rundatelektasen dar. Durch einen Erguss wird der dorsobasale Lungenrand nach cranial umgeschlagen. Bleibt die Lunge nach Rückbildung des Ergusses in dieser Position fixiert, bilden sich dreieckförmige Atelektasen aus.

6.2   Rundschatten

Sie spielen bei der Analyse von Röntgenbildern der Intensivstation eine untergeordnete Rolle. Gutartige oder bösartige Tumore sind in der Regel aus Voruntersuchungen bekannt. Treten solitäre oder multiple Herde unter Intensivtherapie auf, ist an die Entwicklung von Abszessen oder septische

Embolien zu denken. Auch Thoraxtraumen können zu rundlichen Hämatomen oder Kontusionsherden führen.

6.3 Fleckschatten

Bei Fleckschatten werden kleine rundliche und unregelmäßig gestaltete unterschieden. Unter guten Bedingungen sind sie erst ab einer Größe von 4–6 mm sichtbar und unter den eingeschränkten Aufnahmebedingungen der Bettaufnahme als Einzelstruktur kaum erkennbar. Abhängig von Konzentration und Superposition können sie retikulonodulären Charakter annehmen. Bei großer Dichte können sie zu diffusen Trübungen im Röntgenbild führen, in denen die Lungengefäße nicht mehr abgrenzbar sind. Das röntgenologische Bild ermöglicht keine pathologisch anatomische Zuordnung. Histopathologische Korrelationen zeigen aber, dass vornehmlich interstitielle Prozesse zu Grunde liegen. Beachtet man die morphologischen Erscheinungsformen und die regionäre Verteilung der Veränderungen, sind sie mit einer gewissen Wahrscheinlichkeit den zu Grunde liegenden Entitäten zuzuordnen.

Wichtige Erscheinungsformen und Ursachen:

Noduläre Verschattungen:
- Miliartuberkulose
- Sarkoidose
- Aspergillose
- Zytomegalie, Pneumocystis carinii
- Alveolitis
- Sjögren-Syndrom
- idiopathische Hämosiderose
- Histiozytose X
- Silikose, andere Pneumokoniosen
- bronchioloalveoläres Karzinom.

Retikulonoduläre Verschattungen:
- Sarkoidose
- Miliartuberkulose
- Alveolitis
- Histiozytose X
- Pneumokoniosen durch seltene Erden
- interstitielle Pneumonie
- Lymphangiosis carcinomatosa.

6.4 Streifenschatten

Streifenschatten sind fein wie interlobuläre Septumlinien oder grob wie kleine Platten- oder Segmentatelektasen.

Im Gefolge von Lungenerkrankungen können normale anatomische Strukturen Änderungen erfahren und streifigen Charakter annehmen. Ödeme und Entzündung können zu einer Verdickung des peribronchialen perivaskulären Gewebes führen und als lineare und rundliche Strukturen hervortreten (Cuff). Lymphbahninfiltrationen können zu unregelmäßigen streifigen Verdichtungen führen. Verdickte peribronchiale Lymphbahnen verlaufen bei entzündlichen Prozessen oder Lymphangiosis carzinomatosa Richtung Hilus. Bei interstitiellen Ödemen kommt es nicht nur zur Ausbildung der bekannten Kerley-Linien, sondern auch durch Flüssigkeitsansammlung im lockeren subpleuralen Interstitium zu streifigen Verdichtungen um die Lappenspalte in Form von Streifenschatten.

Kommt es durch Kompression oder Sekretretention zum Verschluss kleiner Bronchien treten Plattenatelektasen unter dem Bild von Streifenschatten auf.

Schließlich findet man Streifenschatten in der Rückbildungsphase von entzündlichen Lungenerkrankungen und bei Vernarbungen und Fibrosen.

6.5 Aufhellungen

Verminderung des Gefäßbesatzes und Vermehrung des Gasgehaltes führt zu generalisierten Aufhellungen (Asthmaanfall, expiratorische Ventilstenose der Trachea, atrophische Alterslunge, primäres Lungenemphysem), einseitigen Aufhellungen (hypogenetisches Lungensyndrom, Swayer-James-Syndrom, großblasiges Emphysem) oder umschriebenen Aufhellungen (subpleurales Mantelemphysem, Spitzennarbenemphysem, bronchogene Zysten, tuberkulöse Kaverne, Tumorzerfallshöhle, Abszess, Pneumatocele bei exspiratorischer Ventilstenose). Einseitige Aufhellungen und umschriebene Aufhellungen werden auf der Intensivstation häufig mit einem Pneumothorax verwechselt und mit Pleuradrainagen versehen.

6.6 Praktische Hinweise zur Bildanalyse

Bei der Bildanalyse bewährt es sich, neben der oben dargestellten Röntgenmorphologie (Flächen-, Rund-, Fleckschatten, Aufhellungen) (◘ Abb. 6.1) auch das Verteilungsmuster (mit anatomischer Zuordnung wie Lungenkern, Lungenmantel, Lungenbasis, oder ohne anatomische Zuordnung) (◘ Abb. 6.2) in die differentialdiagnostischen Überlegungen einzubeziehen.

Mit einer gewissen Wahrscheinlichkeit lassen sich bestimmte Muster den zu Grunde liegenden Affektionen zuordnen (◘ Schemata 6.1–6.10).

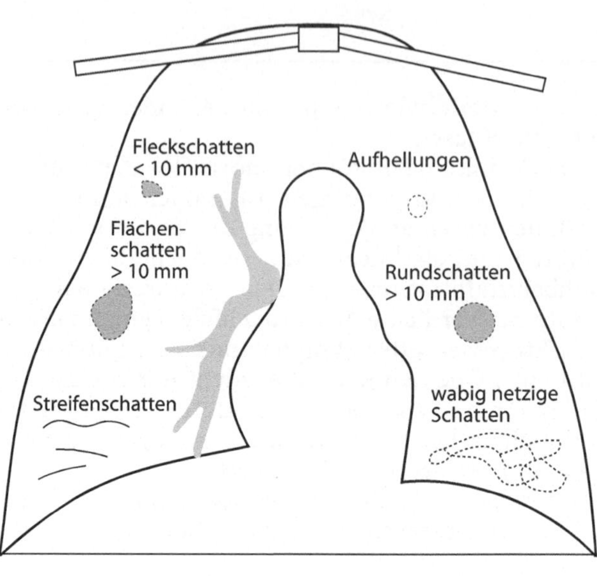

◘ Abb. 6.1.
Röntgenmorphologie

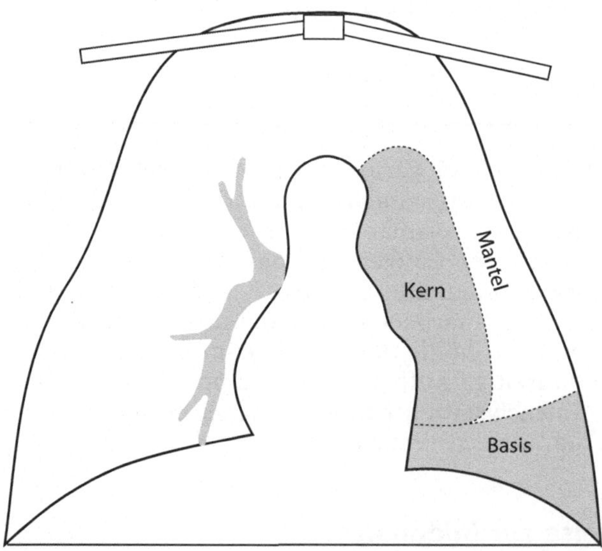

◘ Abb. 6.2.
Verteilungsmuster

Inspiration (PEEP). Auf der in Inspiration angefertigten Aufnahme stehen die Zwerchfellkuppen hoch, die Lunge ist gestreckt, die Gefäße sind gut distanziert, das Mediastinum ist schlank (◘ Abb. 6.3).

Exspiration. Auf der in Exspiration angefertigten Aufnahme sind Lunge und Mediastinum gestaucht. Das Herz ist scheinbar verbreitert, die Gefäßfüllung scheint vermehrt, es kommt zur Ausbildung lobulärer Plattenatelektasen (◘ Abb. 6.4).

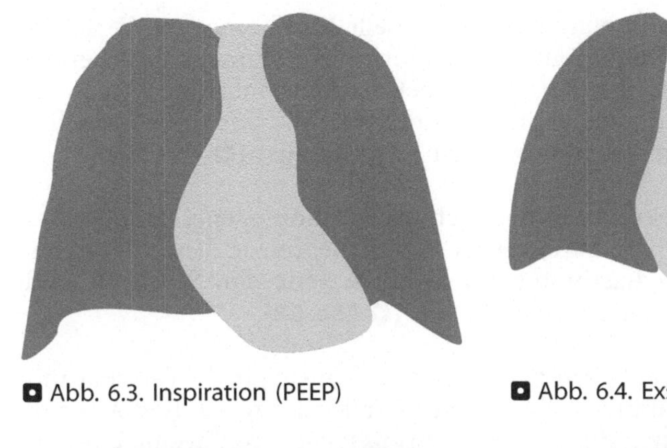

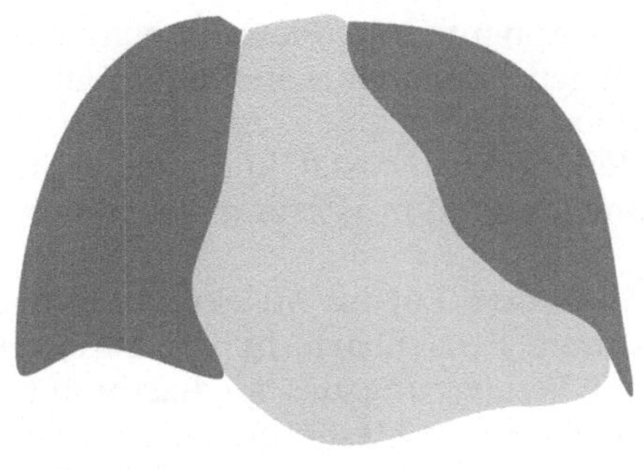

■ Abb. 6.3. Inspiration (PEEP)

■ Abb. 6.4. Exspiration

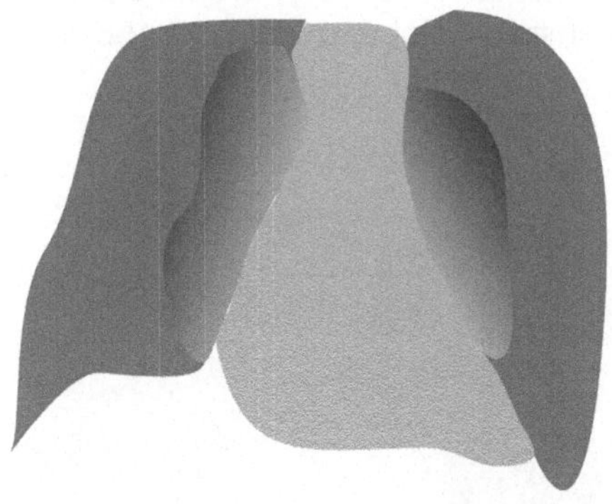

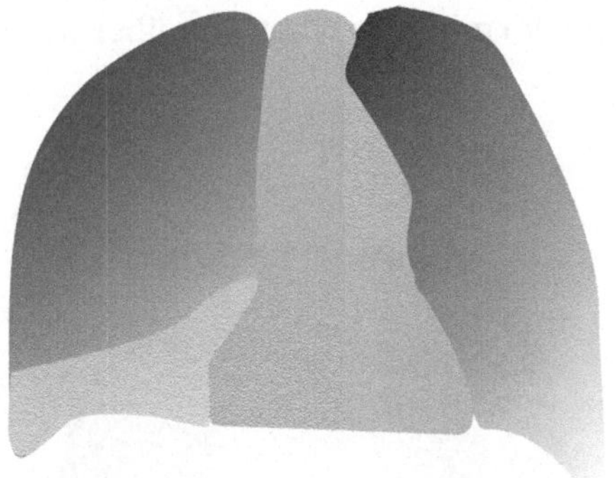

■ Abb. 6.5. Interstitielles olveoläres Ödem

■ Abb. 6.6. Hypostatisch pneumonische Veränderungen

Interstitielles alveoläres Ödem. Im Regelfall finden sich schmetterlingsförmig angeordnete milchglasartige bis homogene perihiläre Verschattungen. Die Gefäße sind unscharf begrenzt oder vollkommen maskiert (■ Abb. 6.5).

Hypostatisch pneumonische Veränderungen (häufig). Es finden sich unilaterale oder bilaterale basale Verschattungen, meist von kostal nach mediastinal ansteigend, dem Schrumpfungsverhalten der minderbelüfteten Unterlappen entsprechend. Die Zwerchfellkuppe ist als Doppelkontur meist abgrenzbar (■ Abb. 6.6).

Lobärpneumonie (Pleuropneumonie). Dargestellt sind homogene Verschattungen in anatomischen Grenzen mit Zunahme des Volumens vom betroffenen Lungenlappen. Auf den Bettaufnahmen ist die Kontur oft wegen Begleitergüssen costal und mediastinal ansteigend. Ein positives Bronchopneumogramm ist auf den Bettaufnahmen nicht obligat (■ Abb. 6.7).

Atelektase. Lobäre Atelektasen stellen sich als fast homogene, dem Mediastinum benachbarte hilusradiäre, relativ scharf begrenzte Verschattungen mit Verlagerung des Mediastinums zur kranken Seite dar. Segment- und lobuläre Atelektasen bilden Streifenschatten (■ Abb. 6.8).

Erguss. Es bestehen kostal, geringer mediastinal ansteigende Verschattungen. Die Transparenz nimmt in kraniokaudaler Richtung ab. Das Ausmaß wird immer unterschätzt. Ein massiver Erguss liegt vor, wenn eine sichelförmige Verschattung über der Lungenspitze sichtbar wird (■ Abb. 6.9).

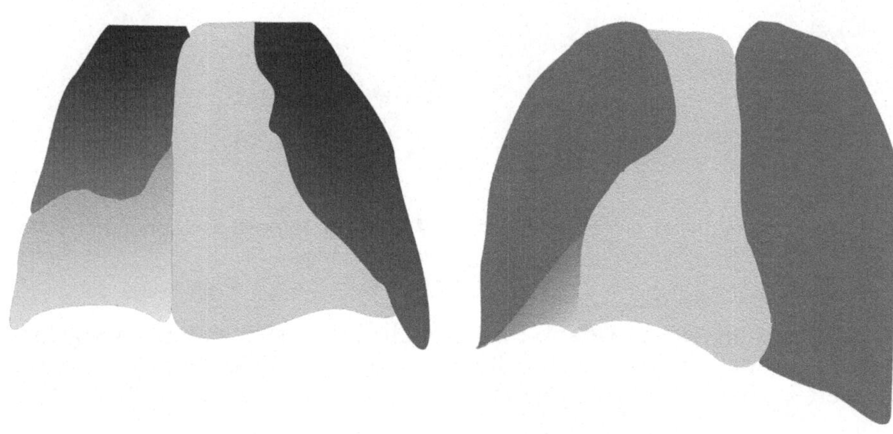

■ Abb. 6.7. Lobärpneumonie   ■ Abb. 6.8. Atelektase

■ Abb. 6.9. Erguss

Silhouettenzeichen. Das Silhouettenzeichen ist ein wichtiges differential-diagnostisches Hilfsmittel und trägt entscheidend zur Differenzierung z. B. zwischen einem Unter- oder Mittellappeninfiltrat bei. Bei einer Infiltration des Mittellappens ist die Grenzlinie in der Kontaktzone zum Mediastinum ausgelöscht (■ Abb. 6.10 a), bei einer Unterlappenpneumonie dagegen erhalten (■ Abb. 6.10 b).

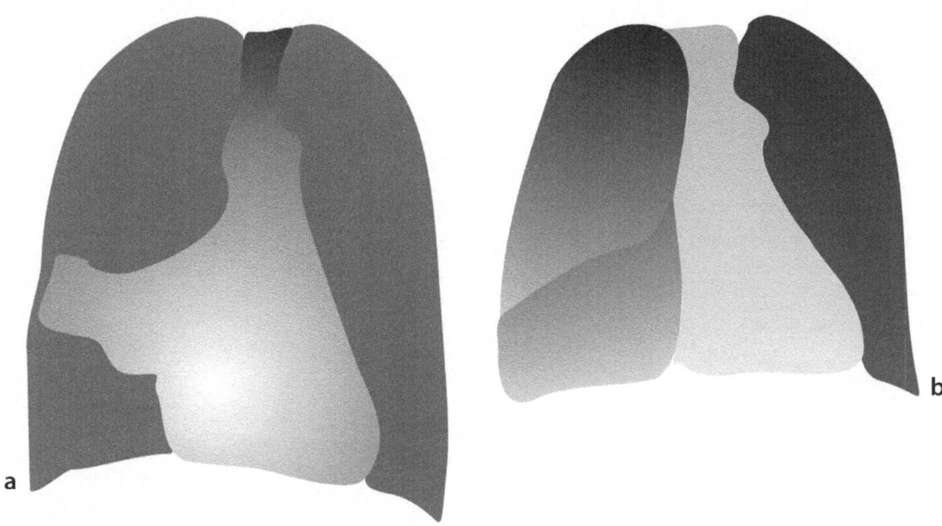

■ Abb. 6.10 a, b. Silhouettenzeichen

Bei Vergleichsuntersuchungen von mehreren hundert Röntgenbildern des eigenen Krankengutes, bei denen zeitgleich CT-Untersuchungen stattgefunden hatten, waren basal gelegene kostal ansteigende flächenhafte Verschattungen überwiegend dem Pleuraraum zuzuordnende Veränderungen (Pleuraerguss, Hämatothorax, Pleuraempyem, begleitet von Atelektasen).

Verschattungen im Lungenmantel waren ebenfalls in der Mehrzahl pleuralen Ursprungs, seltener durch pneumonische Infiltrate hervorgerufen.

Bei flächenhaft konfluierenden Verschattungen ohne anatomische Zuordnung handelte es sich in erster Linie um pneumonische Infiltrate, Atelektasen oder Kontusionsblutungen.

Ursachen von Streifenschatten waren schrumpfende Parenchymverdichtungen.

Diese vergleichende Auswertung hat auch gezeigt, dass über 50% relevante Befunde im Thoraxübersichtsbild nicht erkannt werden. Im Wesentlichen handelt es sich um basale Kompressionsatelektasen und Ergüsse. Ausgelaufene Ergüsse können über 1/3 des Thoraxraumes ausfüllen und da sie nur zur vermehrten Streustrahlung und damit Verschlechterung der Bildqualität beitragen, dem Nachweis entgehen.

Literaturverzeichnis

1. Stender HSt (1988) Allgemeine Röntgensymptomatologie der Lungenerkrankungen. In: Frommhold W, Diehlmann W, Stender HSt, Thurn P. Radiologische Diagnostik in Klinik und Praxis. Thieme, Stuttgart New York, S 161–242

Spezielle Röntgensymptomatik

Regine Saßen

Auf der Intensivstation werden viele verschiedene Kathetermaterialien zum Monitoring oder zur Unterstützung des Patienten verwendet. Fehllagen dieses Fremdmaterials können zu lebensbedrohlichen Situationen führen. Deshalb spielt die Thoraxaufnahme direkt nach Einbringen des Fremdmaterials eine essentielle Rolle, und der Kliniker sollte mit der radiologischen Darstellung der richtigen Lage und von Fehllagen des Fremdmaterials vertraut sein (s. ◨ Abb. 3.1–3.4), um ggf. eine zügige Korrektur vornehmen zu können (◨ Tabelle 7.1; Zarshenas et al. 1994).

◘ Tabelle 7.1. Korrekte Lage und Komplikationen intensivmedizinischer Materialien

Fremdmaterial	Lage	Komplikationen
Endotrachealtubus	5–7 cm oberhalb der Karina	Schleimhautschäden, Atelektase, Pneumothorax, Stimmbandschäden
Tracheostomietubus	Zwei Drittel der Distanz zwischen Stoma und Karina	
ZVK	V. cava superior in Höhe Mündung der V. azygos	Arrhythmien, Perikardtamponade, Thrombose, Gefäßverletzung, Pneumothorax, Infektionen
Pulmonalarterienkatheter	Höchstens 2 cm distal im rechten oder linken Pulmonalarterienhauptstamm	Wie ZVK, plus Ruptur Pulmonalarterie, Pulmonalarterieninfarkt
Intraaortale Ballonpumpe	Aortenbogen, distal A. subclavia	Gefäßokklusion mit Ischämie, Gasembolie bei Ruptur
Ernährungssonden	Distal Hiatus oesophagei	Reflux, Aspirationspneumonie, Ösophagusperforation, Mediastinitis
Pleurale Drainagen	Pneumothorax: nahe Lungenspitze, anteriore Axillarlinie anteriosuperior gerichtet, bei Erguss: zwischen 6. und 8. Rippe posterioinferior gerichtet	Weichteilemphysem, Funktionsdefizit, Bauchorganverletzung, Hämatome, Lungenlazeration, Infektionen
Schrittmacher	Ventrikelkabel Boden des rechten Ventrikel in Trabekel (links der Mittellinie, leichte Krümmung)	Fehlfunktion, Myokardperforation, Embolien, Gefäßperforation durch Kabelbruch, Infektion

7.1.1 Endotracheal- und Tracheostomietubus

Beatmungstuben gehören zu den häufigsten Materialien auf der Intensivstation. Ihre Lage sollte direkt nach der Intubation sowie später in regelmäßigen Abständen kontrolliert werden, um die korrekte Lage zu sichern (Heim et al. 1998).

Der übliche Tubus zeigt im Röntgenbild eine linienförmige dichte Markierung bis an die Tubusspitze (◘ Abb. 7.1). Bei neutraler Kopfposition sollte diese 5–7 cm kranial der Karina liegen, bei Flexion oder Extension des Kopfes gleitet sie bis zu 3 cm tiefer oder höher. Die Kenntnis der Kopfposition ist also für die Beurteilung der Tubuslage sehr wichtig. Eine Flexionshal-

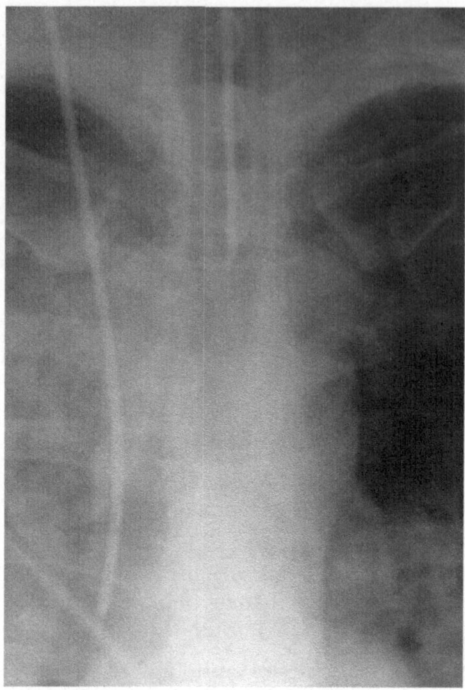

❒ **Abb. 7.1.** Korrekte Tubuslage 5–7 cm kranial der Karina

tung liegt vor, wenn die Kinnspitze sichtbar wird (❒ Abb. 7.2; Conrardy et al. 1976).

Der optimale Durchmesser des Tubus beträgt die Hälfte oder zwei Drittel der Trachealweite.

❶ CAVE

Der insufflierte Cuff sollte auf keinen Fall den Tubusdurchmesser um mehr als das Doppelte überschreiten, da ein überblähter Cuff schon nach wenigen Minuten Durchblutungsstörung verursacht und damit zu irreparablen Schleimhautschäden führen kann. Längerfristiges Überblähen kann eine Trachealruptur zur Folge haben.

Fehllagen des Tubus können lebensbedrohlich sein. Bei zu tiefer Intubation gelangt der Tubus meist in den rechten Hauptbronchus. Durch Überblähung der intubierten Seite droht das Auftreten eines Pneumothorax und auf der kontralateralen Seite die Ausbildung einer Totalatelektase (❒ Abb. 7.3). Liegt der Tubus andererseits zu weit kranial, kann der Cuff die Stimmbänder schädigen.

Ein *Tracheostomietubus* sollte mit der Spitze auf halber bis Zweidritteldistanz zwischen Stoma und Karina liegen und nicht der Trachea anliegen.

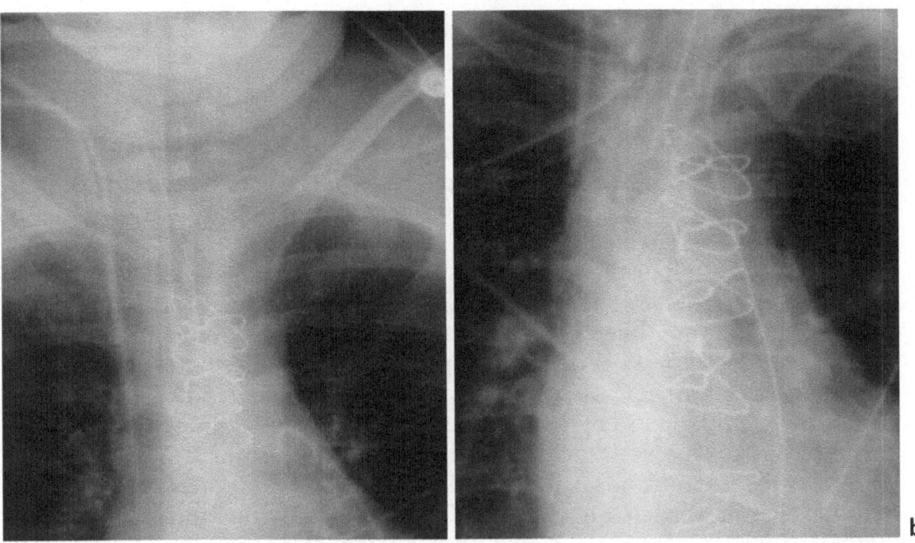

a   b

◘ Abb. 7.2a,b. Wanderung des Tubus **a** bei Flexionshaltung, **b** bei Extensionshaltung des Kopfes. Die Flexionshaltung zeigt sich an der Darstellung der Kinnspitze

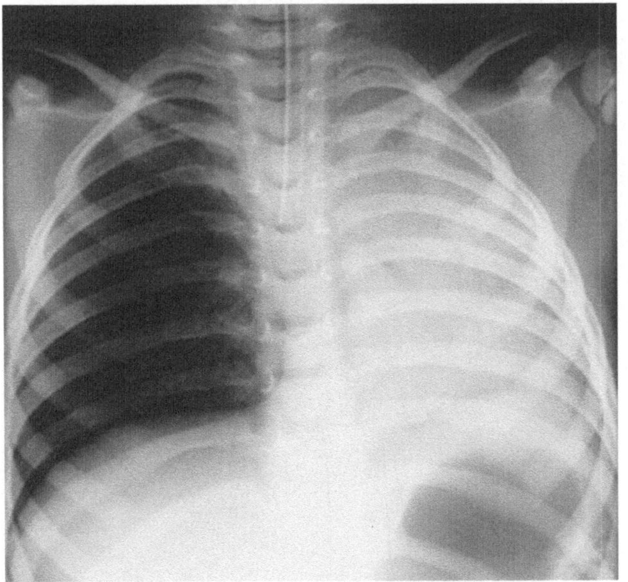

◘ Abb. 7.3. Tubusspitze im rechten Hauptbronchus. Totalatelektase der linken Lungenhälfte, Überblähung der rechten Seite

7.1.2 Intravaskuläre Zugänge

Zentralvenöse Katheter

Zentralvenöse Katheter (ZVK) werden in der Intensivmedizin häufig verwendet, um den zentralvenösen Druck zu kontrollieren oder Infusionen zu verabreichen. Auf dem Röntgenbild lassen sie sich als dünne, mäßig röntgendichte Katheter abgrenzen.

Die bevorzugt über die V. jugularis interna beziehungsweise V. subclavia eingeführten Katheter sollten mit der Spitze in der V. cava superior, in Höhe der Azygosmündung liegen (auf dem a.-p.-Bild in Projektion auf die sternalen Ansätze der ersten bis dritten Rippe rechts). Auf diese Weise wird gesichert, dass der Katheter proximal des rechten Vorhofes und distal der proximalen Venenklappen liegt. Die Lage distal der Venenklappen ist für eine korrekte zentralvenöse Druckbestimmung von Bedeutung.

Fehllagen zentralvenöser Katheter sind häufig und können auf dem Thoraxbild erkannt werden. So kann die Katheterspitze in der kontralateralen V. jugularis interna oder V. subclavia, in der V. brachiocephalica, V. azygos, V. cava inferior oder gar in den Lebervenen zu liegen kommen. Fehllagen im rechten Vorhof und Ventrikel kommen ebenfalls häufig vor (◘ Abb. 7.4).

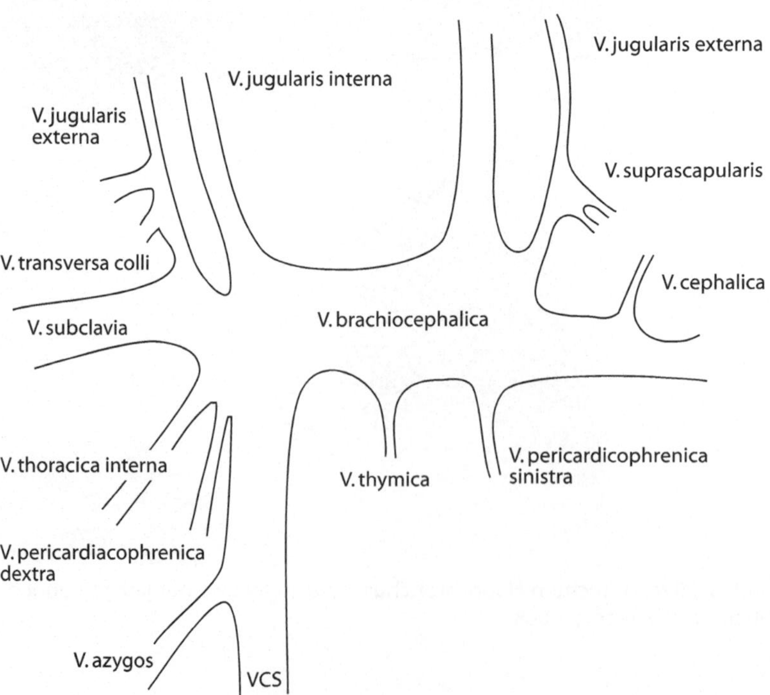

◘ Abb. 7.4. Venenzuflüsse der V. cava superior (VCS). Möglichkeiten für Katheterfehllagen

Beispiel

In einer Studie von 500 über die V. subclavia eingeführten Kathetern lagen 68% korrekt, 21,4% im rechten Vorhof und 0,4% im rechten Ventrikel. Die Fehllagen waren häufiger, wenn der Zugang von rechts gewählt wurde (Conces et al. 1984).

Komplikationen dieser Fehllagen sind u. a. Arrhythmien, Verletzungen des Endokards und das Risiko einer Perikardtamponade durch Perforation. Häufig schlagen Katheter auch in den Venen um, es besteht dann die Gefahr einer Verknotung, und das Risiko einer Thrombose oder Gefäßverletzung ist deutlich erhöht (◘ Abb. 7.5).

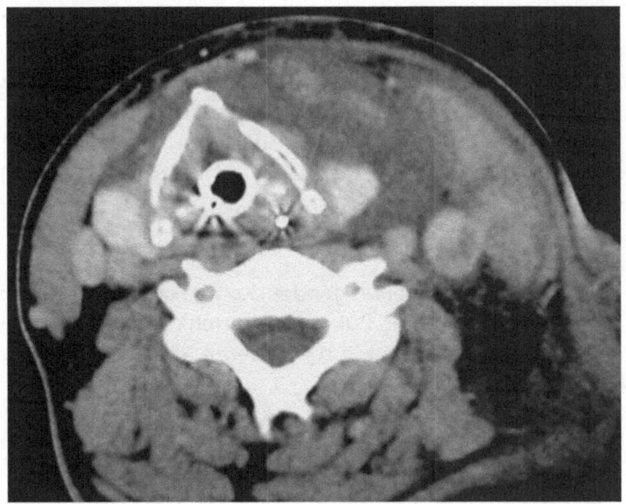

◘ Abb. 7.5. Jugularvenenthrombose nach Perforation eines Venenkatheters und Infusion in die Halsweichteile

❶ CAVE

Ein abnorm medialer oder links paravertebraler Verlauf des Katheters sollte an eine arterielle Lage denken lassen, die allerdings, wenn der Patient nicht hypoxisch ist, meist schon bei der Punktion erkannt wird.

Eine sehr häufige Komplikation durch Verletzung der Pleura ist der *Pneumothorax*, der meist auf der Kontrollaufnahme sofort nach Punktion erkannt werden kann, manchmal aber auch erst Stunden bis Tage später, so dass weitere Kontrollaufnahmen im Verlauf notwendig sind (Plaus 1990).

Ektopische Infusionen in den Pleuraraum oder das Mediastinum sind weitere Komplikationen, die häufiger bei Subklaviakathetern vorkommen. Auf dem Röntgenbild kann diese Flüssigkeit einen Hämatothorax vortäuschen (Goodman et al. 1992). Bei lang verweilenden Kathetern bilden Infektionen bis hin zur Mediastinitis eine Gefahr.

Pulmonalarterielle Katheter

Ein weiterer häufig verwendeter Katheter ist der Swan-Ganz- oder Pulmonalarterienkatheter. Dieser besitzt ein zentrales Lumen zur Druckbestimmung und ein weiteres zur Insufflation des Ballons an der Katheterspitze. Die Katheterspitze soll bei deflatiertem Ballon im rechten oder linken Pulmonalarterienhauptstamm liegen. Bei Insufflation zur Bestimmung des »wedge pressure« rutscht er etwas weiter nach distal. Der Katheter ist als dünner röntgendichter Schlauch auf der Thoraxaufnahme zu erkennen, ein insufflierter Ballon erscheint als eine runde, ca. 1 cm messende Verdichtung an der Katheterspitze.

Wie beim ZVK sind auch beim Swan-Ganz-Katheter Pneumothorax, Blutung oder lokale Infektionen häufige Komplikationen, ebenso Vorhof- oder Ventrikelarrhythmien durch Schleifenbildung im Herzen. Eine spezifische Komplikation dieses Katheters ist der *Pulmonalarterieninfarkt* durch eine zu lange Okklusion der Arterie durch den insufflierten Ballon. Die Katheterspitze soll nicht weiter als 2 cm distal des Hilus liegen, da sonst Verletzungen bis hin zur Ruptur der Pulmonalarterie möglich sind (Zarshenas et al. 1994).

❗ Merke

Wegen der schwerwiegenden Komplikationen sollte bei Unsicherheiten bezüglich der Lage eines Pulmonalarterienkatheters nicht gezögert werden, auch die Computertomographie zur weiteren Abklärung einzusetzen (Bankier et al. 1996).

Intraaortale Ballonpumpe

Die intraaortale Ballonpumpe fand 1962 ihren ersten Einsatz und wurde seitdem immer häufiger auf den Intensivstationen genutzt (Hyson et al. 1977). Sie besteht aus einem 26–28 mm messenden insufflierbaren Ballon, der an einem Katheter angebracht ist. Dieser kann über die Femoralarterie oder operativ direkt in die thorakale Aorta eingeführt werden. Eine Thoraxröntgenkontrolle zur Lagekontrolle ist obligat. Die Lage kann sich um bis zu 4,5 cm ändern, wenn der Patient in eine aufrechte Position gebracht wird.

Die Katheterspitze besitzt eine röntgendichte Markierung und sollte im a.-p.-Bild genau distal der linken A. subclavia, exakt unterhalb der Rundung des Aortenbogens, liegen (❑ Abb. 7.6).

Eine *zu proximale Lage* kann zur Okklusion der A. subclavia oder carotis communis mit nachfolgender Ischämie führen. Beschrieben sind auch Dissektionen, die auf dem Röntgenbild als Verlust der scharfen Kontur der Aorta descendens zu erkennen sind. Bei *zu distaler Lage*, die bei ausgeprägten arteriosklerotischen Veränderungen mit Elongation der Aorta häufig ist, besteht einerseits die Gefahr eines Funktionsdefizits der Pumpe und andererseits der Verlegung abdomineller Arterien. Eine sehr seltene Komplikation ist die *Ballonruptur*, die bei luftgefülltem Ballon zur Gasembolie führen kann.

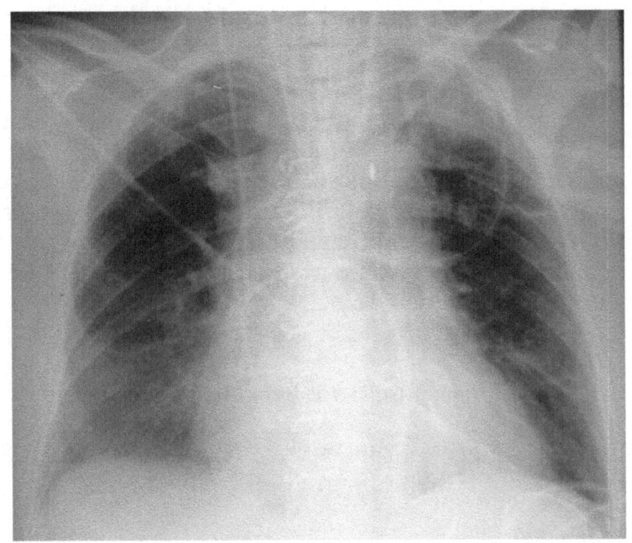

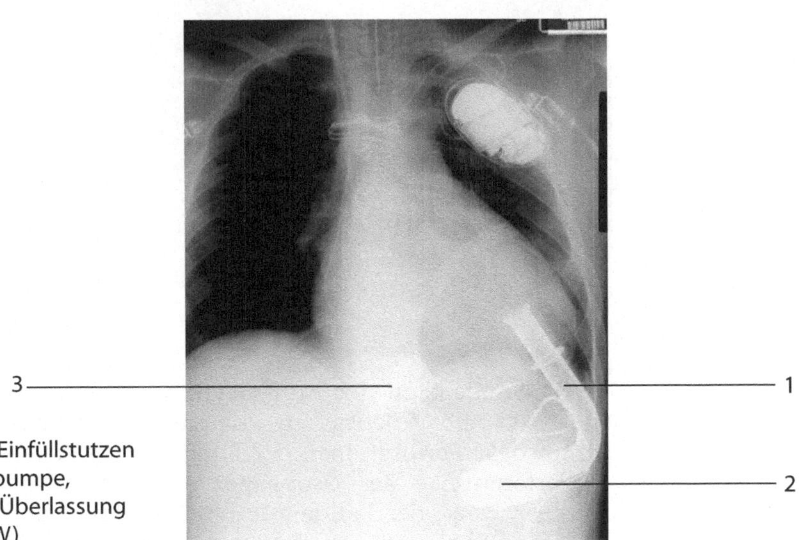

■ Abb. 7.6. Korrekte Lage einer intraaortalen Ballonpumpe unterhalb der Rundung des Aortenbogens

Kunstherz

Patient mit linksventrikulär implantiertem Unterstützungssystem (■ Abb. 7.7).

■ Abb. 7.7. »Kunstherz«. *1* Einfüllstutzen im linken Ventrikel, *2* Axialpumpe, *3* Flusssensor. (Mit freundl. Überlassung von Prof. Hammel, ZKH-LdW)

7.1.3 Nasogastrale und enterale Ernährungssonden

Ernährungssonden lassen sich entweder an einer röntgendichten Spitze oder an einem dünnen Streifen entlang der gesamten Sonde erkennen. Die meisten Sonden weisen Seitperforationen bis 10 cm vor Sondenspitze auf. Deshalb sollten Spitze und Seitlöcher einer Magensonde sowie die Spitze einer Ernährungssonde wegen der Gefahr des Refluxes und der Aspirationspneumonie unterhalb des Hiatus oesophagei liegen. Die Spitze einer Ernährungssonde sollte wegen des möglichen Refluxes idealerweise im Duodenum platziert sein.

> **Merke**
> Eine Röntgenkontrolle vor Beginn einer Ernährung ist obligat.

In einer Studie von 340 Patienten mit nasogastraler Sonde wiesen 4,4% eine Fehllage auf (Ghahremani et al. 1986; ◘ Abb. 7.8).

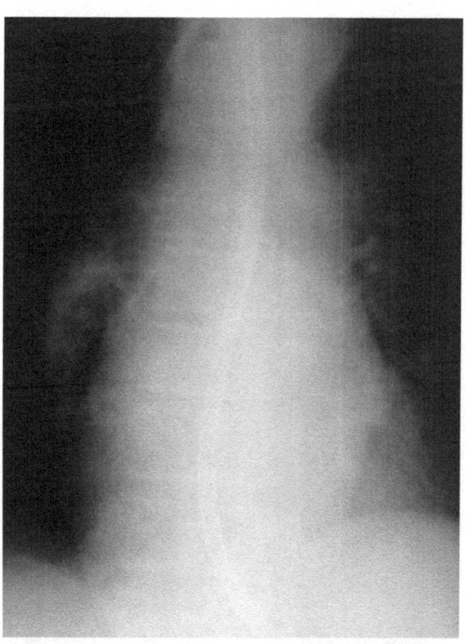

◘ Abb. 7.8. Inkorrekte Lage einer Magensonde. Perforationen oberhalb und unterhalb der Kardia ermöglichen einen gastroösophagealen Reflux mit der Gefahr der Aspirationspneumonie

Die Sonde kann sich im Pharynx verschlingen oder im Bronchialsystem enden (◘ Abb. 7.9), was zu Pneumonien bis zum Lungenabszess führen kann, sogar Perforationen der Lunge kommen vor.

Perforationen des Ösophagus sind bei *Sengstaken-Blakemore-Sonden* häufiger, wenn der Ballon zur Blockung der Sonde nicht im Magen, sondern im Ösophagus entfaltet wird. Im Röntgenbild zeigt sich eine Perforation durch pleurale Flüssigkeit, ein Pneumomediastinum, Verbreiterung des Mediastinums oder ein Luft-Flüssigkeits-Spiegel im Mediastinum.

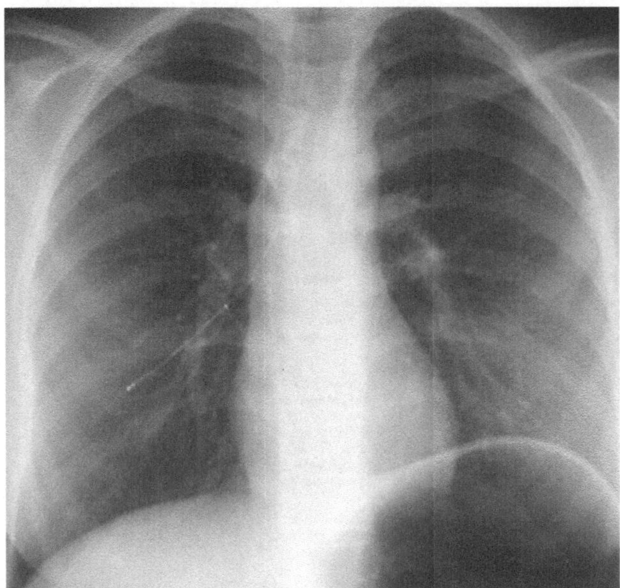

7.1.4 Pleurale Drainagen

Pleuradrainagen werden regelmäßig verwendet, um Luft oder Flüssigkeit aus dem Pleuraraum abzusaugen. Die Drainage besteht aus einem klaren Plastikschlauch mit mehreren Seitperforationen am Ende und einem röntgendichten Streifen, der im Bereich der proximal gelegenen Perforation eine kurze Unterbrechung aufweist.

Die *korrekte Lage* der Drainagen hängt von der zu drainierenden Substanz ab. Zur Behandlung eines *Pneumothorax* sollte die Drainage nahe der Lungenspitze auf Höhe der anterioren Axillarlinie eingebracht und nach anterior superior gerichtet sein (Abb. 7.11). Um *pleurale Flüssigkeit* zu drainieren, sollte sie durch den 6.–8. Interkostalraum von posterior-inferior positioniert werden und in Höhe der mittleren Axillarlinie verlaufen. Die proximale Seitperforation sollte sich immer medial der Rippen im Pleuraraum befinden.

Komplikationen, die während der Einbringung von Pleuradrainagen auftreten, sind Blutungen bei Verletzung der Interkostalarterien (zu vermeiden durch die Punktion oberhalb der Rippen), Milz-, Leber- und Magenverletzungen sowie mediastinale und Lungenparenchymverletzungen. Letztere können zu Hämatomen, bronchopulmonalen Fisteln und Lungenlazerationen führen. Besonders häufig sind diese Komplikationen bei Patienten mit pleuralen Adhäsionen und eingeschränkter Lungencompliance (Abb. 7.10).

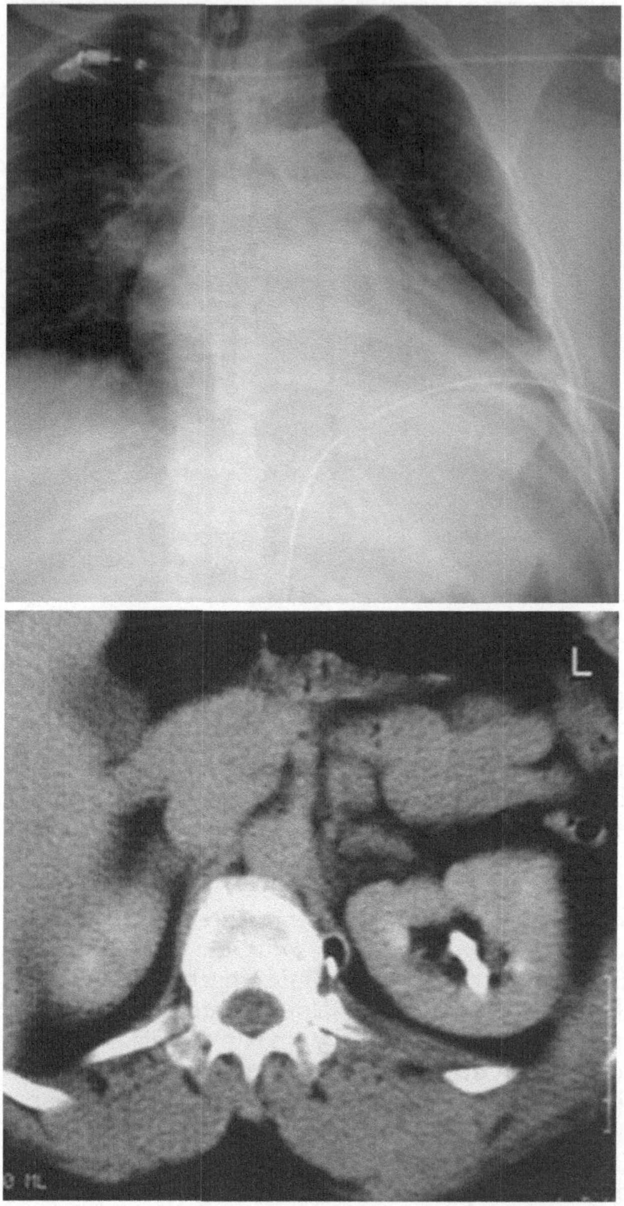

■ Abb. 7.10. Pleuradrainage retroperitoneal **a** im a.-p.-Thoraxübersichtsbild, **b** im Computertomogramm zwischen WS und linker Niere abgrenzbar, orthograd angeschnitten

Wenn die Drainage nicht innerhalb weniger Stunden fördert, muss an eine Fehllage gedacht werden. Dann wird ggf., falls nicht schon erfolgt, eine Übersichts- und eine seitliche Aufnahme des Thorax oder eine auf wenige Schichten beschränkte CT-Untersuchung zur Diagnose benötigt (Merriam et al. 1987).

Häufige Fehllagen sind die extrapleurale Position, die zu einem Weichteilemphysem führt, sowie die Lage innerhalb der Fissuren, die eine schlechte Förderung oder Verstopfung der Drainage verursacht. Meistens liegt die Drainage dann im großen Lappenspalt, was oft auf dem a.-p.-Bild nicht erkannt wird. Erst das Seitbild zeigt den schrägen Verlauf entlang des Lappenspaltes. Fehllagen im kleinen Lappenspalt sind selten (◘ Abb. 7.12, 7.13 a–d).

Die Komplikation eines *Reperfusionsödems* durch zu schnelle Entlastung z. B. eines Pneumothorax wird im Unterkapitel Ödeme (7.5) näher erläutert.

Wenn auf dem Röntgenbild die plötzliche Entwicklung infiltrativer Veränderungen um die Drainagenspitze beobachtet wird, muss an einen *Lungeninfarkt* durch Ansaugen von Lungengewebe gedacht werden. Dieser kann schon bei geringem Sog auftreten.

Nach Entfernen der Drainagen kann eine tubuläre Höhle persistieren, die Luft oder Flüssigkeit enthält. Eine lokale Entzündungsreaktion und pleurale Verdickung verhindern die Kommunikation des Drainagebettes mit dem Pleuraraum. Hierdurch kann ein Pneumothorax oder – bei Ausfüllung mit Fibrin – ein Abszess simuliert werden. Meistens verschwinden diese Veränderungen innerhalb weniger Tage. Durch die Kenntnis der ehemaligen Drainagenlage kann man diese Veränderungen besser einschätzen.

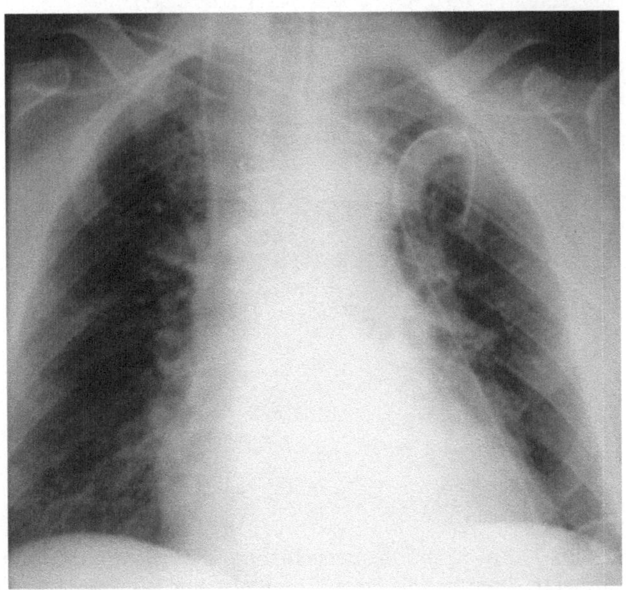

◘ Abb. 7.11. Hohe Lage des Thoraxdrains, um einen Pneumothorax zu drainieren

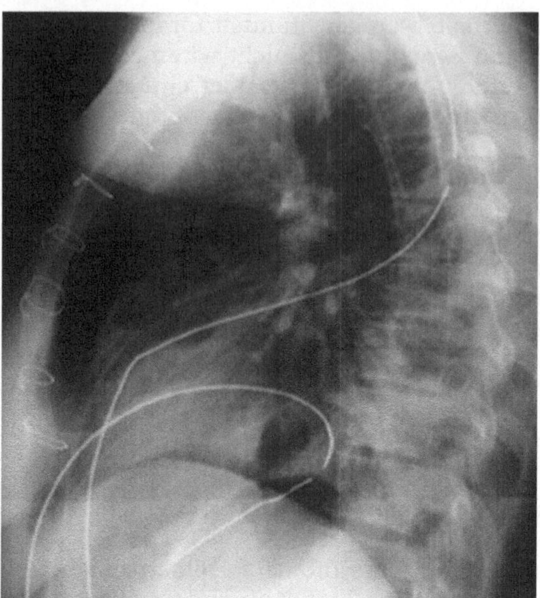

■ Abb. 7.12. Fehllage der oberen Pleuradrainage, die in den großen Lappenspalt geraten ist

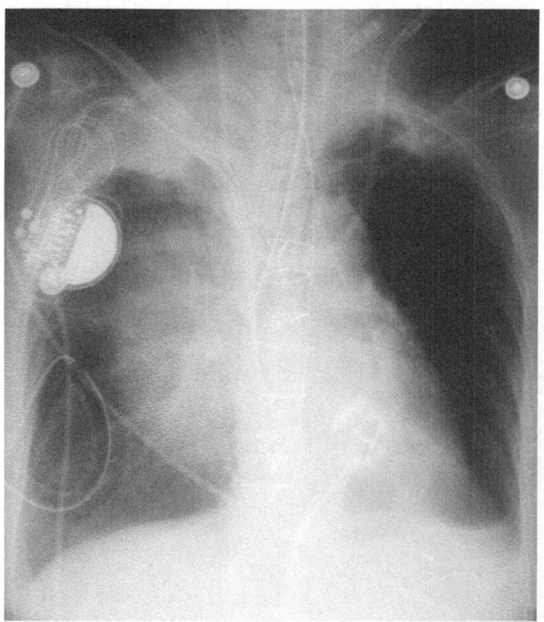

a

■ Abb. 7.13 a–d. Thoraxübersichtsbild. a Der Beatmungstubus endet im rechten Hauptbronchus. Der über die linke V. jugularis eingeführte Hämophiltrationskatheter ist in die linke V. subclavia abgewichen

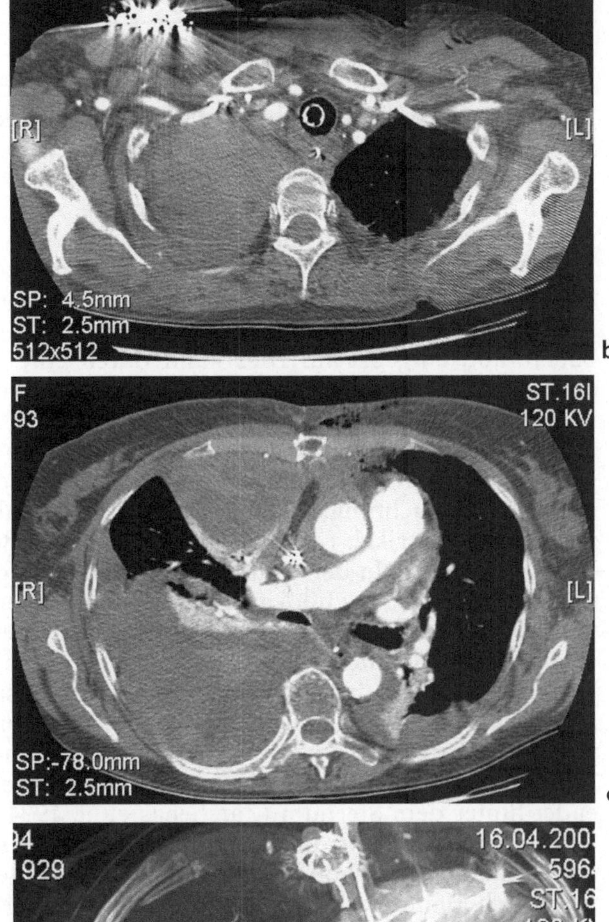

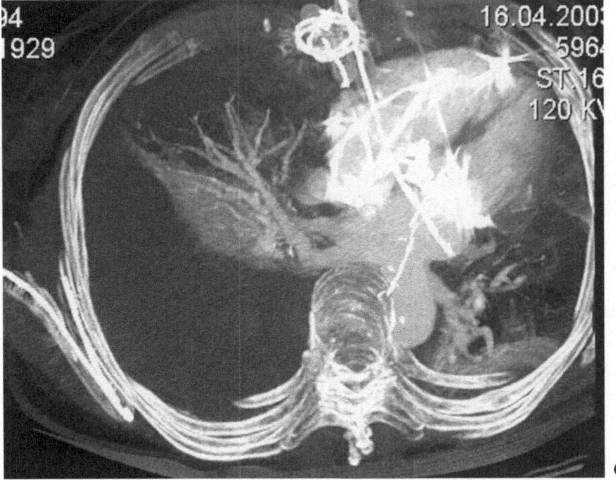

■ Abb. 7.13 b–c. **b** CT in Höhe der Oberfelder, **c** CT in Höhe des Hauptstamms der Pulmonalarterie und **d** »Maximum intensity projection« (MIP). Iatrogene Blutung in den extrapleuralen Raum unter die parietale Pleura und in das Mediastinum nach Fehlpunktion der rechten V. jugularis zur Einführung eines Hämofiltrationskatheters. Kompressionsatelektase der rechten Lunge. Zusätzliche Probleme im Rahmen der nachfolgenden Notfallmaßnahmen. **d** Die rechts eingeführte Pleuradrainage liegt extrathorakal und erreicht nicht den Pleuraraum

7.1.5 Kardiale Schrittmacher

Schrittmacher werden zur Behandlung von Bradyarrhythmien sowie unterschiedlichen Stadien des Schenkelblockes verwendet. Sie bestehen aus Pulsgenerator, Vorhof- und/oder Ventrikelsonden und terminalen Elektroden. Die Aggregate sind metalldicht und variieren je nach Hersteller in Form und Größe. Die Sonden zeigen sich im Röntgenbild als dünne röntgendichte Linien mit kleinen Elektroden an der Spitze. Am häufigsten wird der rechtsventrikuläre Schrittmacher verwendet.

Zwei Methoden zur Schrittmacherimplantation werden eingesetzt. Bei der *epikardialen* Platzierung wird die Elektrode operativ direkt in der anterioren rechten Ventrikelwand implantiert. Das Aggregat wird dann in die Bauchwand eingebracht. Dies kann durch eine Thorakotomie geschehen oder durch eine subxiphoidale Platzierung der Elektrode in der zwerchfellnahen Ventrikeloberfläche.

Viel gebräuchlicher ist das *transvenöse* Einbringen der Sonden. Das Aggregat wird in einer Hauttasche in der Brustwand platziert und die Sonde unter Durchleuchtungskontrolle durch die V. subclavia oder V. jugularis im rechten Ventrikel. Korrekt verläuft sie am Boden des rechten Ventrikels unter den Trabekeln der Ventrikelspitze. Diese Lage sorgt für Stabilität und nahen Kontakt zum Endokard. Innerhalb weniger Tage nach Implantation verklebt die Sondenspitze durch Fibrinausschwitzung, so dass eine Dislokation unwahrscheinlicher wird.

Auf der a.-p.-Aufnahme sollte die Elektrodenspitze sich etwas links der Mittellinie über die Ventrikelspitze projizieren. Eine kleine Krümmung kurz vor der Katheterspitze weist auf die Platzierung innerhalb der Trabekel hin. Auf dem Seitbild projiziert sich die Sonde anterior-inferior, und die Spitze endet hinter dem Sternum (Zarshenas et al. 1994).

Fehllagen der Elektroden bei Einbringung oder später kommen bei 3–14% der Patienten vor. Schon leichte Veränderungen der Elektrodenlage, wie sie z. B. durch Manipulation am Aggregat durch den Patienten gesehen werden, können zu Fehlfunktionen führen. Häufigere auf dem Röntgenbild zu erkennende *Fehllagen* der rechtsventrikulären Elektrode betreffen den rechten Vorhof, die Ausflussbahn der Pulmonalarterie, die V. cava inferior oder den Koronarsinus. Letztere kann auf dem a.-p.-Bild korrekt aussehen, und erst auf dem Seitbild kann die weit posterior gelegene Sonde sichtbar werden.

Wenn die Sonde die Herzkontur überragt, muss an eine *Myokardperforation* gedacht werden, die immerhin bei 5–7% der Patienten vorkommt. Ein Hämoperikard oder eine Perikardtamponade zeigt sich durch eine progressive Zunahme der Perikardsilhouette.

Eine weitere Komplikation ist der *Kabelbruch*, der in 2–3% vorkommt. Scharfe Winkel im Kabel sowie Fixierungen des Kabels selbst vergrößern das Risiko. Die Kabelbrüche entstehen meist an der Sondenspitze, nahe dem Aggregat, oder am Übertritt in die Vene und sind manchmal so fein, dass sie nur auf zusätzlichen Aufnahmen oder unter Durchleuchtung erkannt werden können. Ein Kabelbruch führt zur Funktionslosigkeit des Schrittmachers, Kabelfragmente können aber auch zu Embolien oder Gefäßperforationen führen.

Wie jeder Fremdkörper kann auch ein Schrittmacher zu *Infektionen* führen, die sich röntgenologisch in einer Weichteilschwellung, Gasansammlung oder einem Luft-Flüssigkeits-Spiegel zusätzlich zu den klinischen Zeichen darstellen.

Literatur zu Unterkapitel 7.1

Bankier AA, Fleischmann, Aram L et al (1996) Bildgebung in der Intensivmedizin. Anaesthesist 8: 786

Conces DJ, Holden RW (1984) Aberrant locations and complications in initial placement of subclavian vein catheters. Arch Surg 119: 293–295

Conrardy PA, Goodman LR, Lainge R et al (1976) Alteration of endotracheal tube position: Flexion and extension of the neck. Crit Care Med 4: 7

Ghahremani GG, Gould RJ (1986) Nasoenteric feeding tubes: Radiographic detection of complications. Dig Dis Sci 31: 574–585

Goodman LR, Putman CE (1992) Critical Care Imaging, 3rd edn. Saunders, Philadelphia

Heim P, Maas R, Tesch C, Bucheler E (1998) Pleural drainage in acute thoracic trauma. Comparison of the radiologic image and computer tomography. Aktuelle Radiologie 92: 663–667

Hyson EA, Ravin CE, Kelley MJ et al (1977) Intraaortic counterpulsation balloon: radiographic considerations. Am J Roentgenol 128: 915–918

Merriam MA, Cronan JJ, Dorfman GS et al (1988) Radiographically guided percutaneous catheter drainage of pleural fluid collections. Am J Roentgenol 154: 1113–1116

Miller KS, Sahn SA (1987) Chest tubes: indications, technique, management and complications. Chest 91: 258–264

Plaus WJ (1990) Delayed pneumothorax after subclavian catheterization. J Parent Entr Nutri 14: 414–415

Zarshenas Z, Sparschu RA (1994) Catheter placement and misplacement. Crit Care Clinics 10: 417–436

7.2 Pneumothorax

Günter Luska

Ein *erhöhtes Risiko*, auf der Intensivstation einen Pneumothorax zu entwickeln, besteht nach Anlage von zentralen Venenkathetern, chirurgischen Eingriffen im Thorax, Hals oder Abdomen, nach Thoraxtraumata, bei Pneumonien, unter mechanischer Beatmung und beim ARDS. Einer besonderen Aufmerksamkeit bedarf es nach Wechsel und Entfernen von Pleuradrainagen. Nach einer prospektiven Studie, die Pizano et al. (2002) mit der Frage durchgeführt haben, zu welchem Zeitpunkt eine Kontrollaufnahme nach Ziehen von Pleuradrainagen zum Pneumothoraxausschluss erfolgen soll, wird als optimaler Zeitpunkt eine Kontrolle nach 3 h empfohlen.

Abhängig von Schwerkraft und Lungencompliance verteilt sich ein Pneumothorax im Liegen am häufigsten anteromedial und subpulmonal, dagegen seltener lateral und apikal, wie man es von im Stehen angefertigten Aufnahmen gewohnt ist.

Der Umfang eines Pneumothorax lässt sich auf Bettaufnahmen schwer abschätzen. Sind über 35% des Lungenvolumens betroffen, ist eine Saugdrainage erforderlich. Kleinere Pneumothoraces können beobachtet werden. Gewöhnlich wird die Indikation zur Drainage von dem klinischen Zustand des Patienten und dem optischen Eindruck des Röntgenbildes abhängig gemacht.

Choi et al. (1998) haben eine Formel zur näherungsweisen *Abschätzung des Volumens* beschrieben. Hiernach wird ein Mittelwert des Pneuspaltes gebildet, indem über der Lungenspitze *(a)*, oberer lateraler *(b)* und unterer lateraler Thoraxhälfte *(c)* die Distanz zwischen viszeraler und parietaler Pleura gemessen wird. Es ergibt sich (◼ Abb. 7.14):

$$[(a+b+c)/3 \times 10] + 9 = \text{prozentualer Pneuanteil}$$

Merke
Bei intensivmedizinisch behandelten Patienten ist zur Diagnostik eines Pneumothorax die Kenntnis pleuromediastinaler Linien und Räume erforderlich (◼ Abb. 7.15).

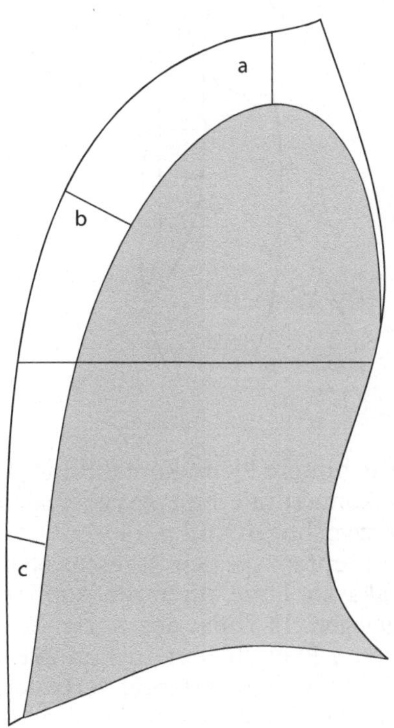

◼ Abb. 7.14. Schema zur Kalkulation eines Pneumothoraxvolumens

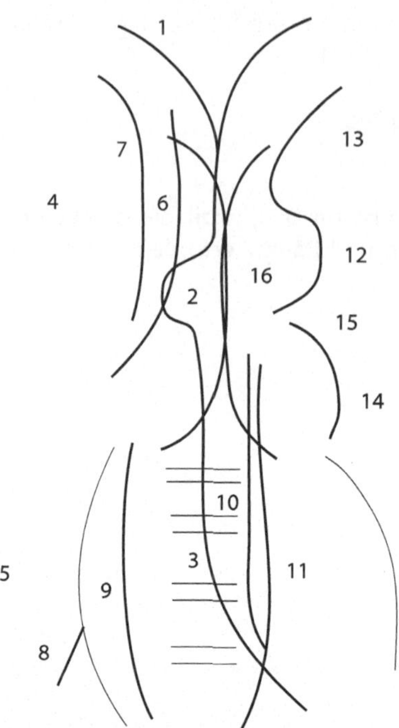

⬥ **Abb. 7.15.** Pleuromediastinale Linien und Räume (nach Neufang u. Beyer 1980): *1* hintere Pleurakontaktlinie, *2* Azygosbogen, *3* rechte paraösophageale Linie, *4* supraazygealer Rezessus, *5* azygoösophagealer Rezessus, *6* rechte paratracheale Linie, *7* obere parakavale Linie, *8* untere parakavale Linie, *9* rechte paravertebrale Linie, *10* linke paravertebrale Linie, *11* und *12* paraaortale Linie, *13* linke Subklavialinie, *14* Pulmonalissegment, *15* aortopulmonales Fenster, *16* vordere Pleurakontaktlinie

Die hintere Pleurakontaktlinie geht in den Azygosbogen über. Hintere Pleurakontaktlinie und Azygosbogen begrenzen den supraazygealen Rezessus, Azygosbogen und paraösophageale Linie den azygoösophagealen Rezessus. Im supraazygealen Rezessus ist die rechte paratracheale Linie und obere parakavale Linie, im azygoösophagealen Rezessus die untere parakavale Linie gelegen. In Höhe des Aortenknopfes und des Azygosbogen treten die vorderen Pleurablätter in Kontakt und bilden die vordere Pleurakontaktlinie. Beidseits paravertebral verlaufen die entsprechenden paravertebralen Linien. Am linken Mediastinalrand geht die linke Subklavialinie in die paraaortale Linie und diese in das Pulmonalissegment über.

Besondere Aufmerksamkeit sind dem drohenden Pneumothorax unter maschineller Beatmung zu schenken, da Barotraumen bei 50% der Patienten auftreten (Desai u. Hansell 1997). Die Ansicht, dass Barotraumen mit einer hohen Letalität belastet sind, wird durch Weg et al. (1998) allerdings infrage gestellt. Sie konnten in einer prospektiven Studie über ein synthetisches Surfactantaerosol an 725 Patienten keinen signifikanten Letalitätsanstieg bei Patienten feststellen, die einen Pneumothorax entwickelt hatten.

> **Merke**
> Das Risiko eines Barotraumas steigt signifikant, wenn die Zwerchfellkuppe tiefer steht als die 6. Rippe ventral oder die kraniokaudale Ausdehnung einer Lungenhälfte 25 cm überschreitet (Johnson et al. 1998).

Als Pathomechanismus ist die Ausbildung eines interstitiellen Emphysems anzusehen. Nach Ruptur marginaler Alveolen kommt es zu Übertritt von Luft in das bronchovaskuläre Bindegewebe. Von hier aus kann sich die Luft einerseits über den Hilus in das Mediastinum, den Peritonealraum und unter die Kutis ausbreiten, andererseits auch weiter im Interstitium der Lunge bis unter das lockere subpleurale Bindegewebe. Zum Pneumothorax kommt es, wenn zusätzlich die Pleura rupturiert.

7.2.1 Anteromedialer Pneumothorax

Der anteromediale Pneumothorax ist nur selten an dem Sichtbarwerden der viszeralen Pleura erkennbar, es sind vielmehr *indirekte Zeichen*, die den Verdacht nahe legen.

> **Merke**
> Die scharfe Begrenzung der V. cava superior, die gut erkennbare Einmündung der V. cava inferior in den rechten Vorhof, die Erkennbarkeit der über die Lungenspitze ziehenden linken A. subclavia (◻ Abb. 7.16), die scharfe Begrenzung und eventuelle Verlagerung der vorderen Pleurakontaktlinie zur Gegenseite, möglicherweise auch eine Transparenzminderung im Seitenvergleich, sollten den Verdacht auf einen Pneumothorax wecken.

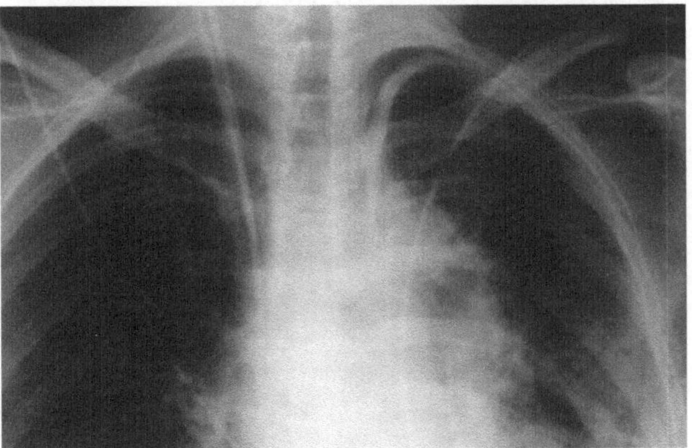

◻ Abb. 7.16. Anteromedialer Pneumothorax, native Darstellung der linken V. subclavia

Das »fallen lung sign« weist auf eine Bronchusruptur hin, da die Anheftung der Lunge an das Mediastinum abreißt und die kollabierte Lunge zur Seite fällt.

7.2.2 Subpulmonaler Pneumothorax

Auf einen subpulmonalen Pneumothorax weisen meist ebenfalls indirekte Röntgenzeichen hin.

Merke
Ein tiefer kostophrenischer Winkel, ein scharf gezeichnetes Hemidiaphragma trotz basaler Lungenparenchymveränderungen und/oder auffällige Strahlentransparenz des Oberbauches mit gut abgrenzbarer Zwerchfelloberfläche sind Folge eines subpulmonalen Pneumothorax (tiefer Rezessus) (◘ Abb. 7.17 a, b).

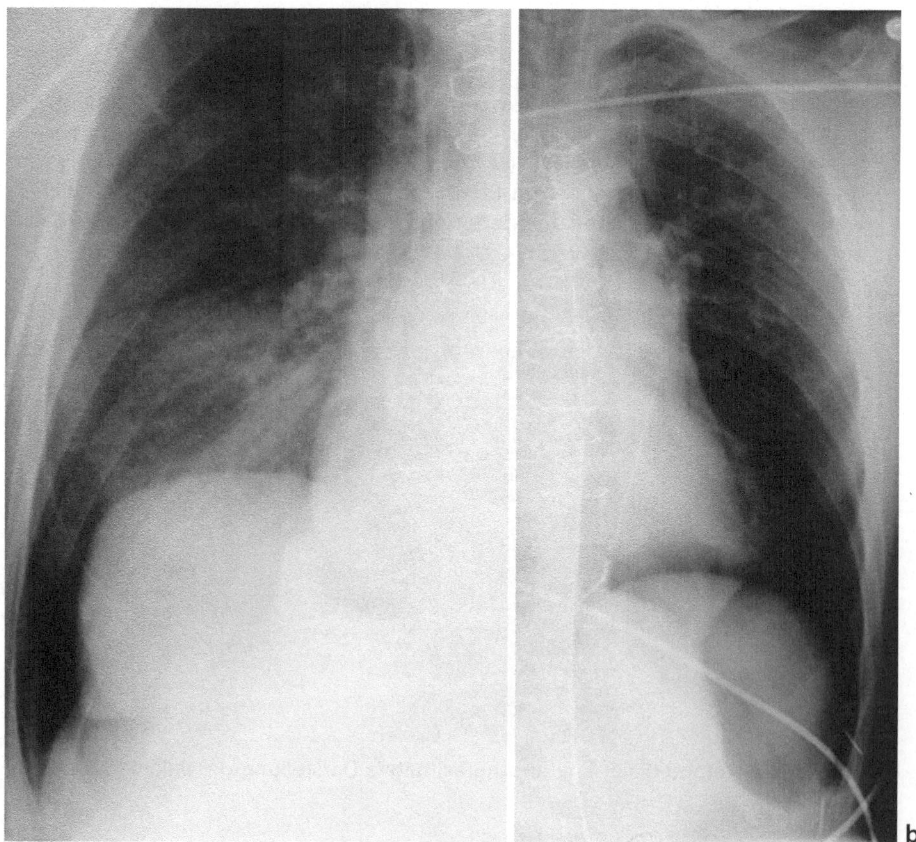

◘ Abb. 7.17 a, b. Subpulmonaler Pneumothorax, tiefer Rezessus: **a** rechts, **b** links

Bei mit PEEP beatmeten Patienten kann das Zeichen des »tiefen Rezessus« allerdings trügerisch sein, da der linke Sinus phrenicocostalis wegen des fehlenden Gegengewichts durch die Leber generell tiefer steht und erweitert ist.

7.2.3 Apikolateraler Pneumothorax

Auch der apikolaterale Pneumothorax wird nur im Idealfall durch Darstellung der viszeralen Pleura, an der die Lungenstruktur endet, sichtbar. Oftmals wird der Befund von anderen Veränderungen überdeckt, z.B. einem Hautemphysem oder Lungenabschnitten mit größerer Compliance, hinter denen kollabierte Lungenabschnitte gelegen sind.

Merke
Ein sehr zuverlässiges Zeichen des apikolateralen Pneumothorax ist der fehlende Kontakt des kleinen Lappenspaltes mit der Brustwand (◘ Abb. 7.18).

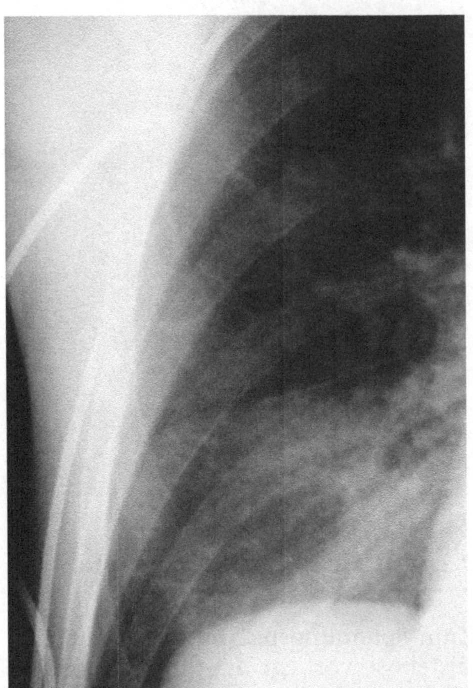

◘ Abb. 7.18. Apikolateraler Pneumothorax, fehlender Kontakt des kleinen Lappenspaltes mit der Brustwand

Häufig täuschen *Hautfalten* (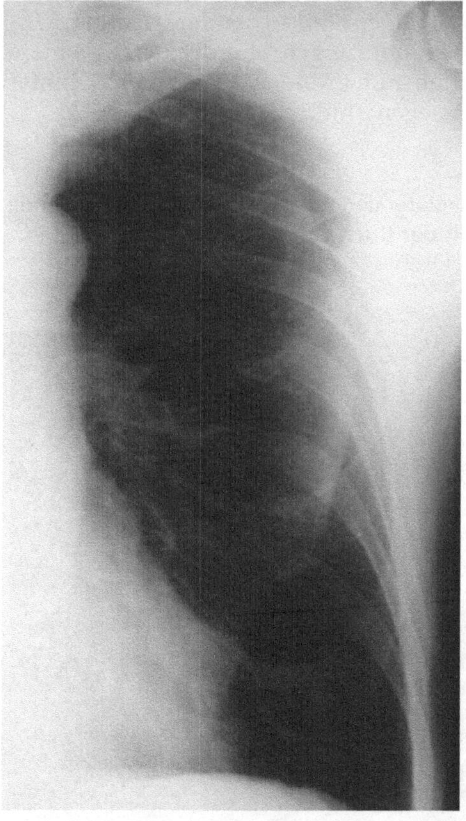 Abb. 7.19), die sich beim Unterschieben der Röntgenkassette insbesondere bei dünnen abgemagerten Patienten bilden können, einen Pneumothorax vor und veranlassen unerfahrene Intensivmediziner zum Einlegen einer Saugdrainage. Ähnlich häufig werden subpleurale Emphysemblasen fälschlicherweise mit einer Pleuradrainage versehen. Daher sollten jeweils – soweit vorhanden – im Stehen angefertigte Aufnahmen zum Vergleich herangezogen werden.

Abb. 7.19. Hautfalten, die einen Pneumothorax vortäuschen können

7.2.4 Spannungspneumothorax

Zum Spannungspneumothorax kommt es, wenn eine exspiratorische Ventilstenose vorliegt. Er führt zu einem Totalkollaps einer Lungenhälfte mit Mediastinalverlagerung zur gesunden Seite und Abflachung des Zwerchfells. Unter maschineller Beatmung und bei zunehmender Steifigkeit der Lunge im Rahmen eines ARDS kommen diese Symptome aber selten in gewohnter Weise zur Abbildung.

> **Merke**
> Die Abflachung der Herzkontur, eine konkave anstelle einer konvexen Zwerchfellwölbung, Verlagerung pleuromediastinaler Linien, insbesondere des azygoösophagealen Rezessus, sind verlässliche, auf einen Spannungspneumothorax verweisende Zeichen (◘ Abb. 7.20).

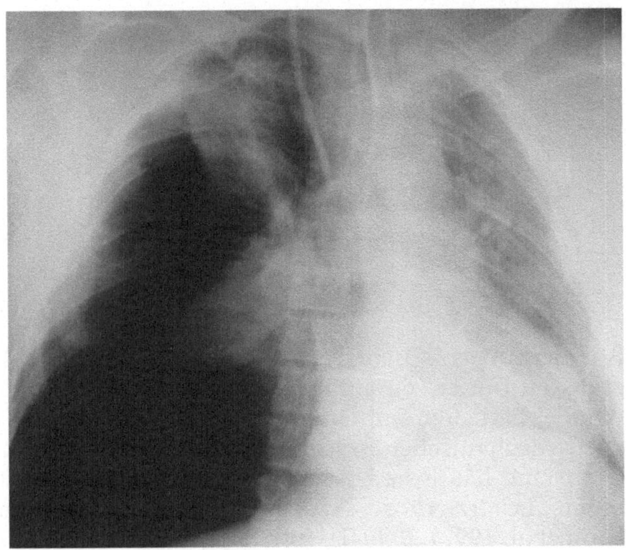

◘ Abb. 7.20. Spannungspneumothorax rechts

Literatur zu Unterkapitel 7.2

Choi BG, Park SH, Yun EH, Chae KO, Shinn KS (1998) Pneumothorax size: Correlation of supine anteroposterior with erect posterior chest radiographs. Radiology 209: 567–569

Desai SR, Hansell DM (1997) Lung imaging in the adult respiratory distress syndrom: current practice and new insights. Intensive Care Med 23: 7–15

Johnson MM, Ely EW, Chiles C, Bowton DL, Friemanas RI, Choplin RH, Haponkin EF (1998) Radiographic assessment of hyperinflation: correlation with objective chest radiographic measurements and mechanical ventilator parameters. Chest 113: 1698–1704

Pizano LR, Houghton DE, Cohn SM, Frisch MS, Grogan RH (2002) When schould a chest radiograph be obtained after chest tube removal in mechanically ventilated patients? J Trauma 53(6): 1073–1077

Weg JG, Anzueto A, Balk RA, Wiedemann HP, Pattishall EN, Schork MA, Wagner LA (1998) The relation of pneumothorax and other air leaks to mortality in the acute respiratory distress syndrom. N Engl J Med 338: 341–346

7.3 Pleuraergüsse

Günter Luska

Auf der internistischen Intensivstation wird die Häufigkeit von Pleuraergüssen mit ca. 60% angegeben. Sie werden vornehmlich bei älteren Patienten, Patienten mit längerem Aufenthalt auf der Intensivstation und längerer mechanischer Beatmung gefunden. Im internistischen Patientenkollektiv sind häufigste Ursachen von Pleuraergüssen, Herzinsuffizienz, Pneumonie, Leberzirrhose, Hypalbuminämie und maligne Erkrankungen (Mattison et al. 1997). Bei HIV infizierten Patienten sind Pleuraergüsse überwiegend infektiöser Genese (160/599; 14,6%), der nicht infektiöse Anteil ist gering.

Im chirurgischen Krankengut sind sie als Hämato- oder Chylothorax Folge stumpfer oder spitzer Thoraxtraumen oder einer Aortendissektion, als Serothorax Folge thoraxchirurgischer Eingriffe oder abdomineller Operationen mit sympathischer Reaktion. Seltene Ursachen sind u.a. die Ösophagusruptur.

7.3.1 Physiologie

Viszerale und parietale Pleura sind von einer dünnen, proteinarmen Flüssigkeitsschicht benetzt. Zirka 2–20 ml pro Pleurahöhle werden als normal angesehen. Die Pleuraflüssigkeit wird von den Kapillaren der parietalen Pleura filtriert und den Kapillaren und Lymphgefäßen der viszeralen Pleura resorbiert. Transsudation und Resorption unterliegen den Starlingschen Gestzen. Dabei resultiert aus den Summen des hydrostatischen und kolloidosmotischen Druckes an der parietalen und viszeralen Pleura ein Flüssigkeitsstrom, der von der parietalen Pleura zur viszeralen Pleura gerichtet ist. Beim Anstieg der Proteinkonzentration in der Pleuraflüssigkeit verringert sich der kolloidosmotische Druck in den Kapillaren der viszeralen Pleura, so dass die Resorption vorwiegend von den Lymphgefäßen der parietalen

Pleura übernommen werden muss. Die Resorption wird durch die Bewegung des Zwerchfells und der Thoraxwand gefördert.

Im Pleuraspalt herrscht ein negativer Druck von –5 cm H_2O, der sich aus der Differenz der elastischen Kräfte der Thoraxwand und der Lungen ergibt. Bei aufrecht stehenden Patienten nimmt der Druck in kraniokaudaler Richtung ab. In liegender Position ist der Druck weitgehend ausgeglichen.

7.3.2 Röntgenmorphologie

7.3.2.1 Freie Pleuraergüsse

Freie Pleuraergüsse verteilen sich schwerkraftabhängig. Im Stehen werden Flüssigkeitsmengen erst ab 250–300 ml sichtbar. Beim liegenden Patienten entgehen kleinere frei ausgelaufene Ergüsse dem Nachweis im Röntgenbild. Ausgelaufene Ergüsse können insbesondere bei adipösen Patienten übersehen werden, da sie durch Vermehrung der Streustrahlung die Bildqualität verschlechtern. Ein Vergleich mit CT-Untersuchungen hat gezeigt, dass im Einzelfall bis zu 1/3 des Thoraxvolumens unerkannt mit Erguss ausgefüllt sein kann (Luska 1988).

Schmidt et al. (2000) haben einenVergleich anhand des drainierten Volumens zwischen radiographisch sowie sonographisch geschätzten Erguss vorgenommen. Ergussvolumina unter 600 ml stimmten besser mit den geschätzten Werten überein als Ergussvolumina über 600 ml. Radiographisch wurde in 62% und sonographisch in 69% der Untersuchungen das Volumen richtig bestimmt.

> **Merke**
> Einseitige Ergüsse sind an einer Transparenzminderung einer Lungenhälfte im Seitenvergleich an einer unscharfen oder fehlenden Darstellung der Zwerchfellkuppe einer Verschattung des Sinus phrenicocostalis zu erkennen.

Der große freie Erguss füllt zunächst den dorsobasalen Pleuraraum aus, mit zunehmendem Volumen dringt er in den kostalen Pleuraraum ein und umfließt schließlich die Lungenspitze. Eine sichelförmige Verschattung über der Lungenspitze ist daher ein sicheres Zeichen für einen großen ausgelaufenen Pleuraerguss.

— Mit zunehmendem Volumen bildet sich eine zur Brustwand hin langsam ansteigende Verschattung aus, die in der Regel von basalen Kompressionsatelektasen begleitet ist (◘ Abb. 7.21, ◘ Abb. 7.22 a, b, c).

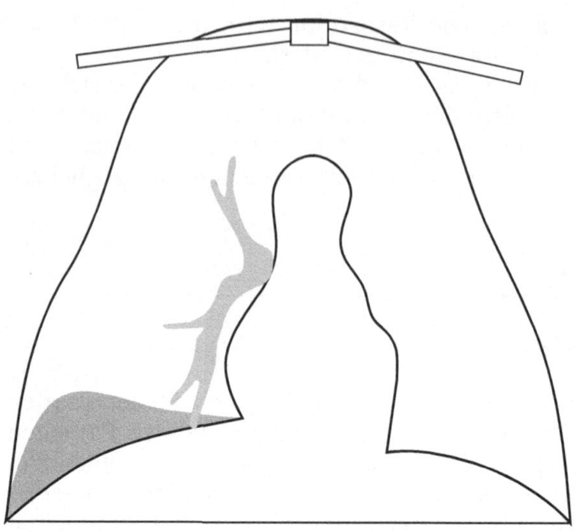

◘ Abb. 7.21. Freier Pleuraerguss infrapulmonal

— Große freie Ergüsse strahlen in die Lappenspalte ein.
— Ergüsse im kleinen Lappenspalt führen zu einer keilförmigen Verschattung im rechten Mittelfeld, deren Basis zur kostalen Pleura gerichtet ist (◘ Abb. 7.23 a, b).
— Kleine freie Interlobärergüsse rufen nur eine Betonung der Lappenspalte hervor und dürfen nicht mit einem stauungsbedingten subpleuralen Ödem verwechselt werden.
— In den großen Lappenspalt ausgelaufene Ergüsse sind an einer charakteristischen bogenförmigen Verschattung zu erkennen, deren Dichte in kraniokaudaler Richtung zu – und mediolateraler Richtung abnimmt (◘ Abb. 7.23 a, b).
— Eine vollkommene Verschattung einer Lungenhälfte durch Erguss ist von einer totalen Atelektase zu differenzieren. Für einen Erguss sprechen die Volumenzunahme des Hemithorax mit Verlagerung des Mediastinums zur Gegenseite und ev. eine Erweiterung der basalen Intercostalräume.

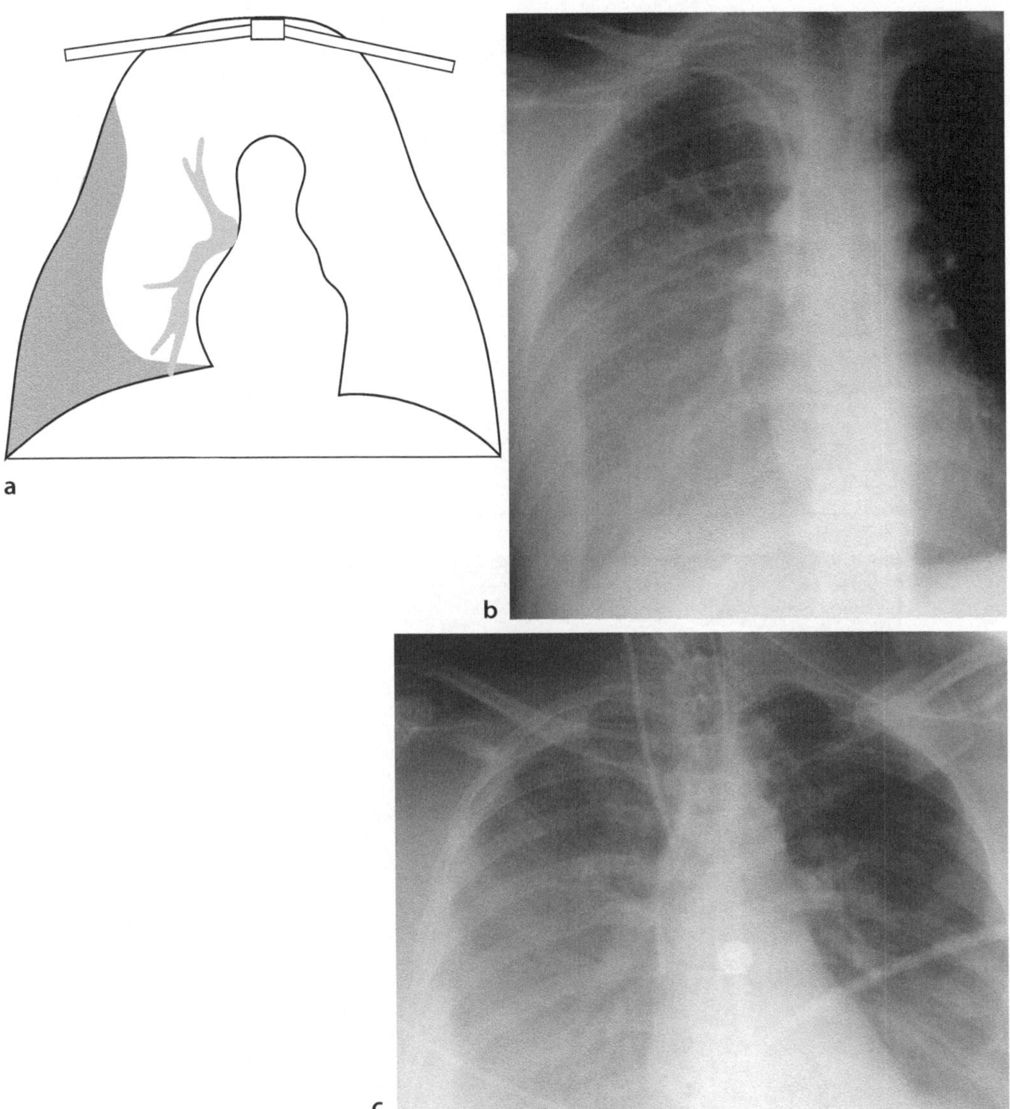

■ Abb. 7.22 a–c. a Freier Pleuraerguss, kostal ausgelaufen, schematisch; b Freier Pleuraerguss, kostal ausgelaufen; c Über der Lungenspitze ausgelaufen

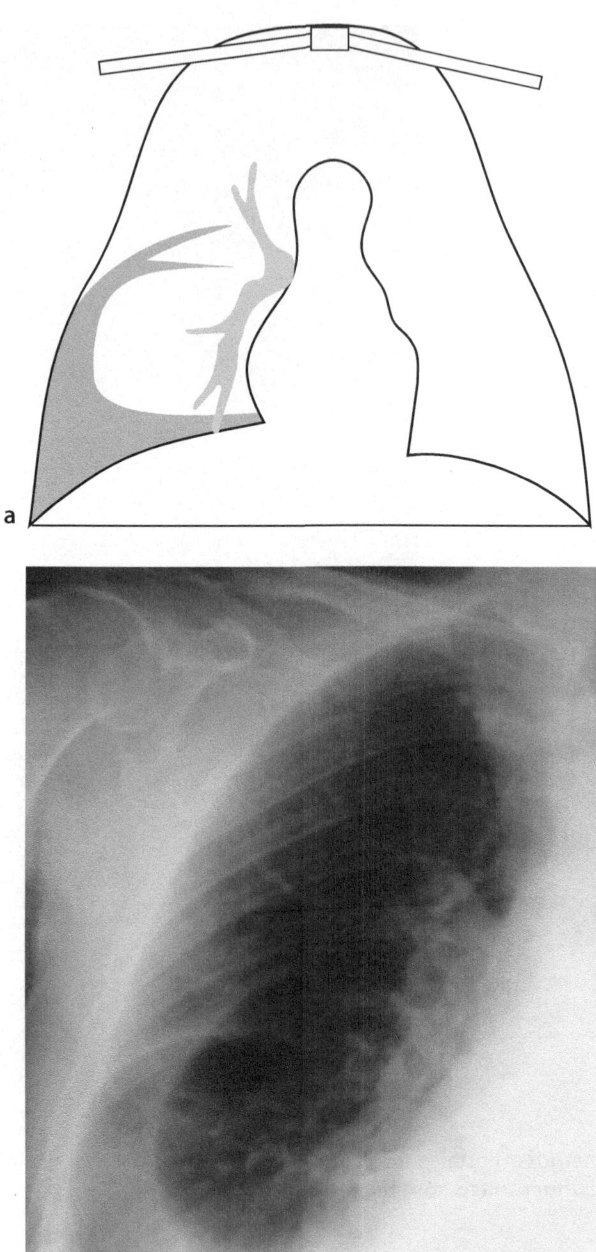

◻ Abb. 7.23 a, b. Freier Pleuraerguss, in den kleinen und großen Lappenspalt einstrahlend

7.3.2.2 Abgekapselte Ergüsse.

Veränderungen der Lungenretraktilität durch Infiltration oder Atelektase, Adhäsionen, zwischen benachbarten Pleurablättern nach Pleuritis, Pyo – oder Hämatothorax verhindern die freie Verteilung der Flüssigkeit im Pleuraraum. Wird ein umschriebener Erguss im Vergleich zur Grundfläche zu groß, nimmt er eine Kugelform an und wölbt sich halboval zur Lunge vor. Interlobär abgekapselte Ergüsse im großen und kleinen Lappenspalt können wegen ihrer rundlichen Konfiguration einen Lungentumor (Pseudotumor) vortäuschen (◘ Abb. 7.24, 7.25, 7.26, 7.27).

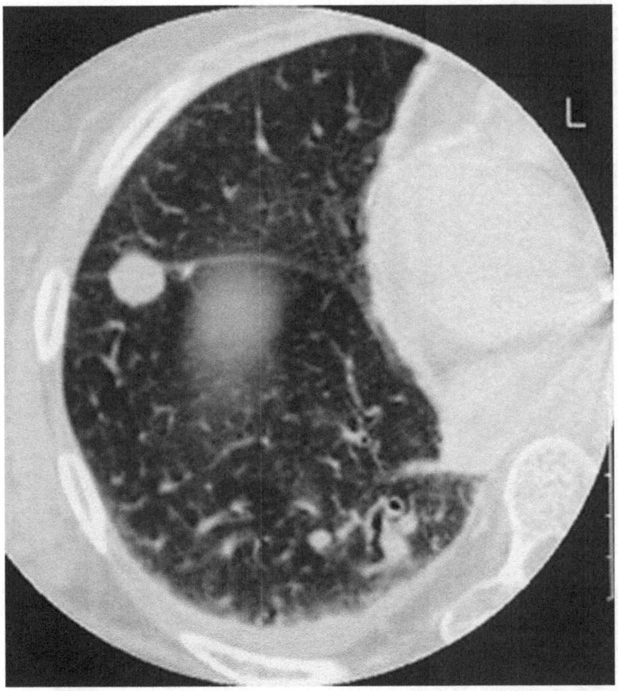

◘ Abb. 7.24. CT interlobär abgekapselter Erguss (Pseudotumor)

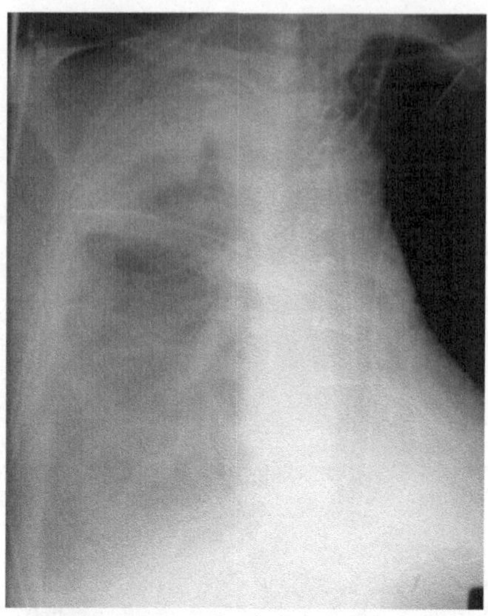

◘ Abb. 7.25. Ausgelaufener, über der Lungenspitze abgekapselter Erguss

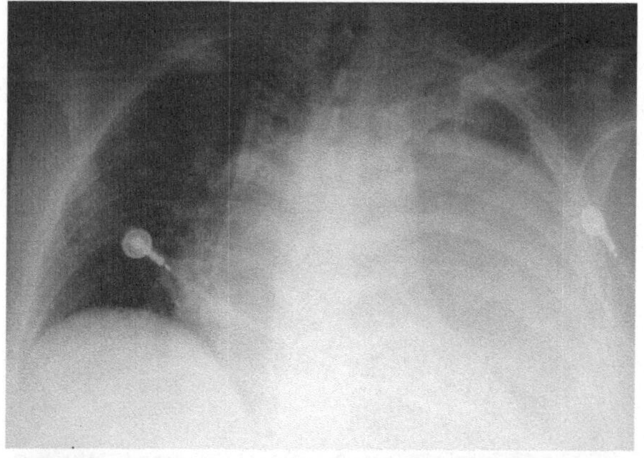

a

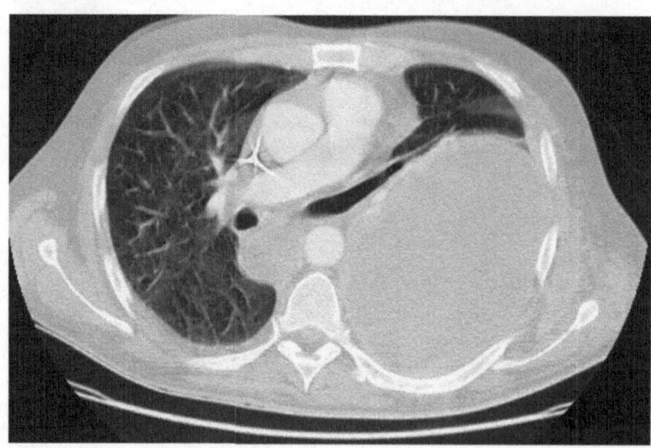

b

◘ Abb. 7.26. **a** Thoraxübersichtsaufnahme, **b** CT: Großer abgekapselter Erguss. Die sichtbare Kontaktlinie zum Mediastinum (Silouettenzeichen) ist ein Zeichen für die dorsale Lage

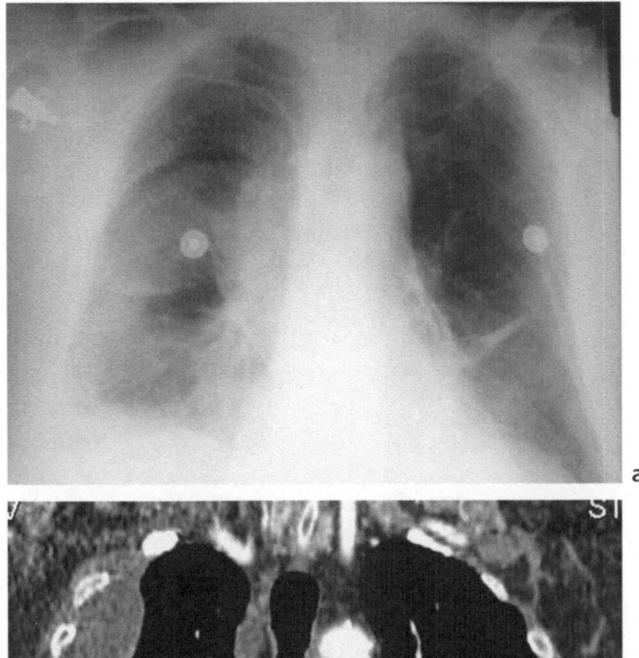

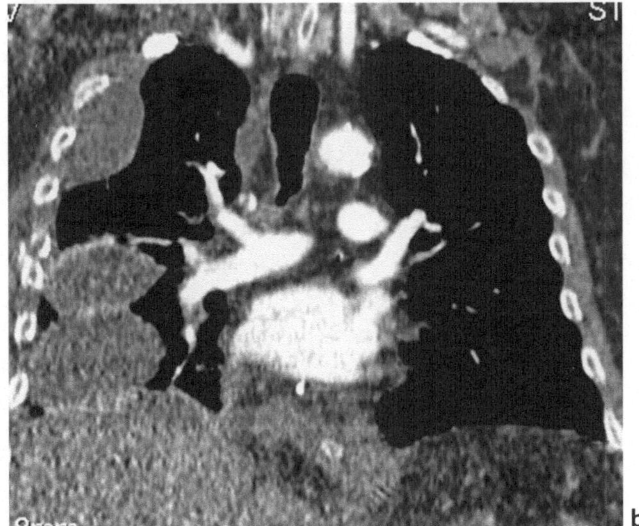

⬛ Abb. 7.27. a Thoraxübersichtsaufnahme. Polizyklisch begrenzte Verschattung an der linken kostalen Pleura und elliptische Verschattung im linkel Mittelfeld. **b** CT: In der MIP zeigt sich ein interlobär und kostal abgekapselter Erguss

7.3.3 Ursachen der häufigsten Pleuraergüsse

Flüssigkeit im Pleuraraum wird entsprechend ihrer Beschaffenheit in eiweißarme Transsudate, eiweißreiche Exsudate, hämorrhagische, eitrige und fetthaltige Flüssigkeit unterteilt (Tabelle 7.2).

◘ Tabelle 7.2. Charakteristische Laborbefunde und Ursachen verschiedener Arten von Pleuraergüssen

Ergussart	Labordiagnostik	Ursachen
Transsudat	Spezifisches Gewicht <1016	Druckerhöhung in der venösen Strombahn
	Gesamteiweiß <30 g/l	Links-/Rechtsherzinsuffizienz
		Kardiomyopathie
		Pericardits constrictiva
		Obstruktion der V. cava superior/ V. azygos
		Hypalbuminämien
		Nephrotisches Syndrom
		Leberzirrhose
		Meigs-Syndrom
		Myxödem
		M. Waldenström
Exsudat	Spezifisches Gewicht >1016	Pleuritis exsudativa tuberculosa
	Gesamteiweiß >30 g/l	Pneumonische Begleitpleuritis
		Parasitäre Erkrankungen
		Immunologische Erkrankungen
		Erkrankungen des Abdominal-/Retroperitonealraumes
		Medikamente
Eitriger Erguss (Pleura-empyem)	Gesamteiweiß >40 g/l Leukozyten >25 000/mm^3	Para-/metapneumonisch Exogen (traumatisch, postoperativ) Subphrenischer Abszess
Hämorrhagi-scher Erguss	Hb >2,0 g/l	Maligne Tumoren Thromboembolien Thoraxtraumen
Fetthaltiger Erguss		*chylös:* Verletzung des Ductus thoracicus Obstruktion des Ductus thoracicus *pseudochylös:* rheumatoide Arthritis Tuberkulose

7.3.3.1 Pleuratranssudate

Die häufigsten Pleuraergüsse sind Transsudate. Erhöhter hydrostatischer Druck im pulmonal-venösen System oder der systemischen venösen Zirkulation, eine verstärkte Kapillarpermeabilität und eine überforderte Lymphdrainage werden für die Entstehung verantwortlich gemacht.

Eine atypische Anordnung von Transsudaten wird bei Herzinsuffizienz beobachtet. Die Besonderheit dieser Ergüsse ist ihre vielfach interlobäre Lage im kleinen Lappenspalt, ohne dass eine Verklebung von Pleurablättern besteht.

Hypalbuminämien

Beim nephrotischen Syndrom entwickelt sich in 20% und bei der Leberzirrhose in ca. 5% der Erkrankungen ein Pleuratranssudat infolge Hypoproteinämie. Bei Leberzirrhose kann sich außerdem Ascites über transdiaphragmale Lymphwege in den Pleuraraum ausbreiten.

Meigs-Syndrom

Ovarielle oder extraovarielle Tumoren des kleinen Beckens können von massivem Ascites und Pleuraergüssen begleitet sein. Wegen besonderer Drainageverhältnisse des Bauchraumes treten sie gehäuft rechts auf.

7.3.3.2 Pleuraexsudate und Pleuraempyem

Exsudative Pleuraergüsse sind meist entzündlicher Genese. Die Ansammlung von Flüssigkeit im Pleuraraum wird begünstigt, wenn Fibrinbeläge und Schwielen die Resorption behindern.

Bei entzündlichen Ursachen bestehen fließende Übergänge zwischen parapneumonischen eitrigen Exsudaten, die sich noch spontan resorbieren, und Empyemen, die drainiert werden müssen (◻ Abb. 7.28).

Von Empyemen wird gesprochen, wenn die Lekozytenzahl über $25\,000/mm^3$ angestiegen ist und der pH-Wert unter 7,3 liegt.

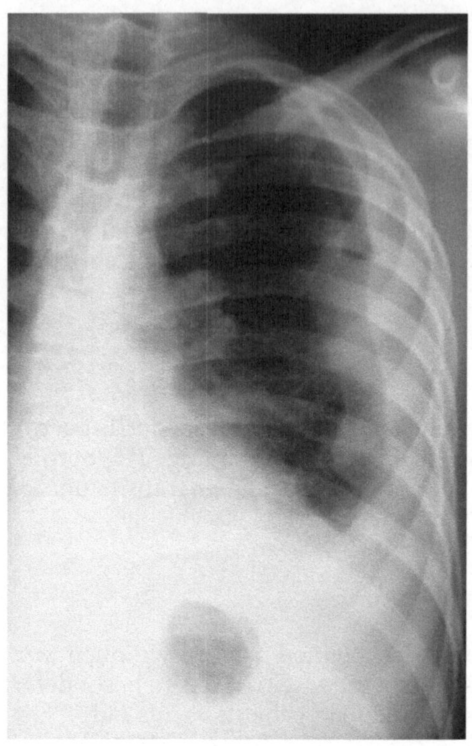

Pleuraergüsse durch bakterielle Pneumonien

Die Charakteristika parapneumonischer Ergüsse sind erregerabhängig und reichen von serös bis purulent. Erreger, die vornehmlich seröse Ergüsse hervorrufen sind Streptokokkus pneumoniae, Yersinia pestis und Franzisella tularensis. Beim Mycobakterium tuberculosae, Staphylococcus aureus, Streptococcus pyogenes können sie sowohl serös als auch eitrig sein. Zu vorwiegend purulenten Ergüssen führen die häufig einschmelzenden Pneumonien der Klebsiella-Enterobakter-Serratia-Gruppe und die rasch abszedierenden Pneumonien durch Staphylococcus aureus. Auch die abszedierenden Pneumonien durch Streptococcus pyogenes neigen zu purulenten Pleuraergüssen.

Bei resistenzgeminderten Patienten (z.B. Alkoholiker) können sich als Komplikationen von Pneumonien durch die Erreger Pseudomonas aeruginosa, Escherischia coli, Salmonellenspezies, Haemophilus influenzae und Anaerobier Pleuraempyeme ausbilden.

Auch im Gefolge von Pneumonien durch Actinomyceten und Nocardiaarten kommt es nach Abszedierung des Lungenparenchyms und Invasion in den Pleuraraum zur Ausbildung von Empyemen. Die Ausbreitungsfähigkeit des Parenchymprozesses über anatomische Grenzen wird der proteolytischen Aktivität der Erreger zugeschrieben. Der Prozess kann die parietale Pleura überschreiten, so dass sich subkutane Abszesse und osteomyelytische Rippendestruktionen entwickeln.

Zu einem Pyopneumothorax kommt es, wenn eingeschmolzene Lungenabszesse in den Pleuraraum perforieren und über bronchopleurale Fisteln Luft in den Pleuraspalt eindringt.

7.3.3.3 Pleuraergüsse bei parasitären Erkrankungen

Erreger der parasitären Pleuraerkrankungen sind Entamoeba histolytica, Paragonismus westermani, Echinococcus westermani und Echinococcus granularis. Die pleurale Beteiligung bei der Amöben- und Paragonismusinfektion tritt sekundär nach Leberabszessen auf. Die Infektion des Thoraxraumes erfolgt über diaphragmale Lymphgefäße, direkten Zwerchfelldurchbruch oder hämatogen. Es entwickelt sich ein Pleuraerguss und bei Sekundärinfektion ein Empyem.

7.3.3.4 Pleuraexsudate bei Erkrankungen im Abdominal- und Retroperitonealraum

Die wichtigsten Ursachen von Pleuraexsudaten bei abdominellen und retroperitonealen Erkrankungen und Eingriffen sind subphrenischer Abszess, paranephritischer Abszess, Milzabszess, Pankreatitis und Hydronephrose. Transdiaphragmale Lymphdrainage und Zwerchfelllücken ermöglichen die Kommunikation zwischen Pleuraspalt und Peritoneal- bzw. Retroperitonealraum.

Nach abdominellen Eingriffen sind kleine Pleuraergüsse keine Seltenheit. Kommt es nach Operationen im Bauch- oder Retroperitonealraum zum Zwerchfellhochstand, Ausbildung von basalen Plattenatelektasen und kleinen Ergüssen, weisen diese Zeichen auf einen subphrenischen Abszess hin. Eine ähnliche Situation besteht beim paranephritischen und Milzabszess.

Bei der akuten oder chronischen Pankreatitis können sich massive, in der Regel linksseitige, aber auch bilaterale oder rechtsseitige Ergüsse ausbilden. Der hohe Amylasegehalt im Punktat sichert die Diagnose. Darüber hinaus breiten sich große Pankreasnekrosen auch in das Mediastinum oder den Pleuraraum aus.

7.3.3.5 Hämorrhagische Pleuraergüsse

Hämorrhagische Ergüsse liegen vor, wenn der Hb-Gehalt mindestens 2g/l beträgt und sanguinolente Ergüsse bei geringerem Hb-Gehalt. Der weitaus größte Anteil nicht traumatisch bedingter hämorrhagischer Ergüsse ist malignen Ursprungs.

Pleuraexsudate bei malignen Tumoren

Bei älteren Patienten sind diese in der Regel serosanguinös, bedingt durch Tumorobstruktion mediastinaler Lymphknoten, Tumordissemination in viszeraler und parietaler Pleura, Obstruktionspneumonie.

Pleuraexsudate durch Thromboembolie

Die kleinen sanguinösen Ergüsse sind auf Liegendaufnahmen in der Regel nicht zu erkennen. Zwerchfellhochstand und Plattenatelektasen können indirekte Zeichen sein.

Traumatischer Hämatothorax

Bei stumpfen oder perforierenden Thoraxtraumen kommen Einrisse im Mediastinum, in der Lunge, im Zwerchfell, der parietalen oder viszeralen Pleura als Blutungsquelle in Betracht. Ist der hämorrhagische Erguss linksseitig ausgebildet, darf eine traumatische Aortenruptur nicht übersehen werden. Iatrogene Blutungen können nach Subklaviapunktion und Perforation zentraler Venenkatheter auftreten.

Das Verhalten von Blutungen pulmonalen Ursprungs und anderer Lokalisationen ist unterschiedlich. Während Blutungen aus pulmonalen Gefäßen rasch zum Stillstand kommen, da der Hämatothorax die Lunge komprimiert, sind Blutungen bei anderer Lokalisation dauerhafter.

Meist gerinnt das in den Pleuraraum eingedrungene Blut schnell, kann aber auch defibrinieren, so dass sich die Flüssigkeit röntgenologisch wie ein Erguss anderer Genese verhält.

Da die Gefahr besteht, dass sich durch Organisation des Blutes ein Fibrothorax ausbildet, ist eine sorgfältige Drainage erforderlich. Diese wird erschwert durch die Neigung des blutigen Ergusses, sich abzukapseln oder die Drainage durch Blutkoagel zu verlegen. Als Komplikation ist eine Infektion mit nachfolgendem Pleuraempyem zu fürchten.

7.3.3.6   Fetthaltige Pleuraergüsse

Es werden chylöse und pseudochylöse Ergüsse unterschieden. Die chylösen Ergüsse haben ein milchartiges Aussehen und hohen Lipidgehalt. Der Fettgehalt ist abhängig von der alimentären Zufuhr und kann zwischen 0,4 und 5 g% schwanken. Häufigste Ursachen sind stumpfe Thoraxtraumen und Verletzung des Ductus thoracicus bei thoraxchirurgischen Eingriffen. Zweithäufigste Ursache ist die Obstruktion des Ductus thoracicus durch maligne Tumoren (Bronchialkarzinom, maligne Tumore).

Pseudochylöse Ergüsse sind durch einen hohen Cholesteringehalt gekennzeichnet. Sie sind äußerst selten und treten bei rheumatischer Arthritis und Tuberkulose auf.

Literatur zu Unterkapitel 7.3

Luska G (1988) Allgemeine Röntgensymptomatologie der Lungenerkrankungen. In: Frommhold W, Diehlmann W, Stender HS, Thurn P: Radiologische Diagnostik in Klinik und Praxis. Thieme, Stuttgart New York, S 929–974
Schmidt O, Simon S, Schmitt R, Bremer F, Hohenberger W, Haupt W (2000) Volumetry of peural effusion in multi-morbidity, postoperative patients of a surgical intensive care unit. Comparison of ultrasound diagnosis and thoracic bedside image. Zentralbl Chir 125(4): 375–379

7.4 Atelektasen

Luska Günter

Zu unterscheiden sind
- lobuläre Plattenatelektasen (Subsegmentbronchus)
- Segmentatelektasen (Segmentbronchus)
- lobäre Atelektasen (Lappenbronchus)
- Lappenrand- oder Rundatelektasen (fixierte Lunge).

Atelektasen sind nach Ergüssen die zweithäufigsten Befunde, die bei einer täglichen Auswertung von insgesamt 313 Thoraxaufnahmen unserer kardiochirurgisch dominierten Intensivstation gefunden wurden.

Lobuläre Plattenatelektasen und Segmentatelektasen werden in der Regel durch Kompression basaler Lungenabschnitte durch Ergüsse, Zwerchfellhochstand bei subphrenischen Prozessen, herabgesetzte Ventilation infolge Operationstraumen, mangelnde aktive oder passive Bronchialtoilette hervorgerufen (◘ Abb. 7.29 a, b, ◘ Abb. 7.30 a, b).

Im Liegen wird die Entwicklung von Atelektasen zusätzlich zu den erwähnten Ursachen durch einige lagerungsbedingte Faktoren begünstigt. Die wesentlichsten Einflüsse werden
- dem Kompressionseffekt konsolidierter Lungenareale
- der direkten Übertragung des Gewichtes des Abdominalinhaltes auf die dorsale Lunge
- der Übertragung des Gewichtes des Herzens auf benachbarte Lungenareale

zugeschrieben.

Zum Verständnis des Kompressionseffektes des Herzens auf die Lunge in Rückenlage und der Entlastung in Bauchlage haben aufwendige CT-Untersuchungen beigetragen (Albert et al. 2000, Malbouisson et al. 2000). Links liegt etwa 90% mehr Herzmasse auf der Lunge als rechts. Lagerungsmaßnahmen mit Wechsel von Rücken- in Bauchlage heben die Kompressioneffekte des Herzens auf die dorsale Lungenregion auf. Diese Lagerungsmaßnahmen

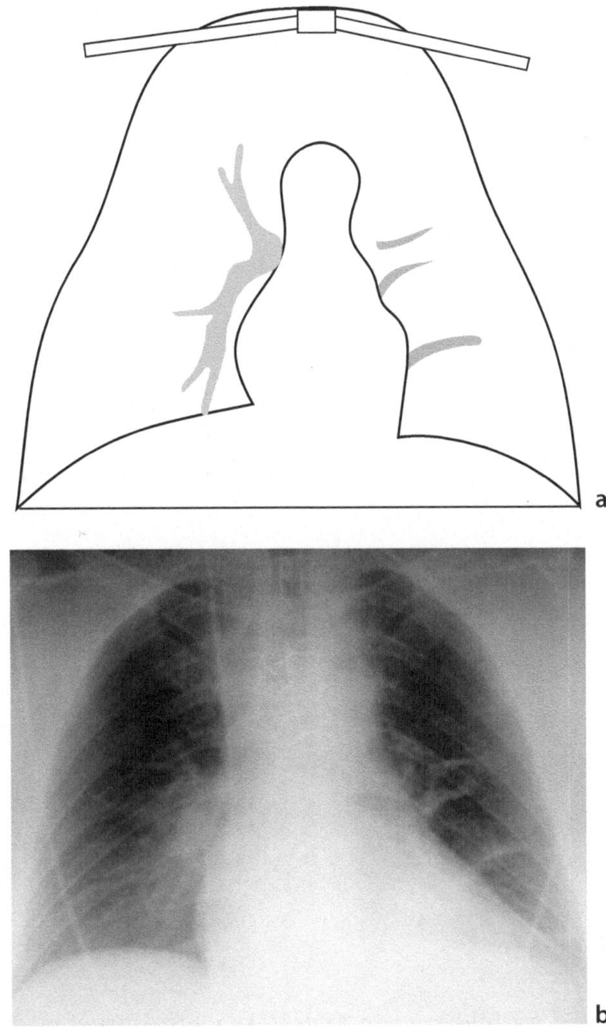

■ Abb. 7.29 a, b. Lobuläre Plattenatelektasen: **a** schematisch, **b** im Thoraxübersichtsbild

- erleichtern die Öffnung der Atemwege
- verringern den endexspiratorischen Druck mit der Folge einer maximalen Gasaustauschkapazität
- vermindern den zyklischen Wechsel von Belüftung und Kollaps.

Die Ausbildung von Atelektasen unter Narkose wird mit 90% angegeben. Sie lassen sich verhindern durch PEEP Beatmung, Rekrutierungsmanöver, Minimierung der pulmonalen Gasresorption (F_IO_2 0,3–0,4%), Erhöhung des Tonus der Atemmuskulatur. Da die dorsalen Zwerchfellabschnitte während der Anästhesie signifikant nach kranial verlagert und respiratorisch geringer bewegt werden, ist die Ausbildung von Atelektasen die Folge (Reber et al. 1998). Postoperativ wirkt sich eine adäquate Analgesie auf

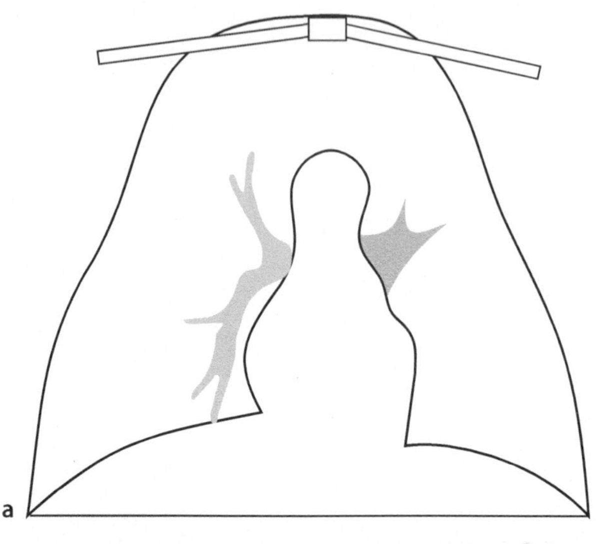

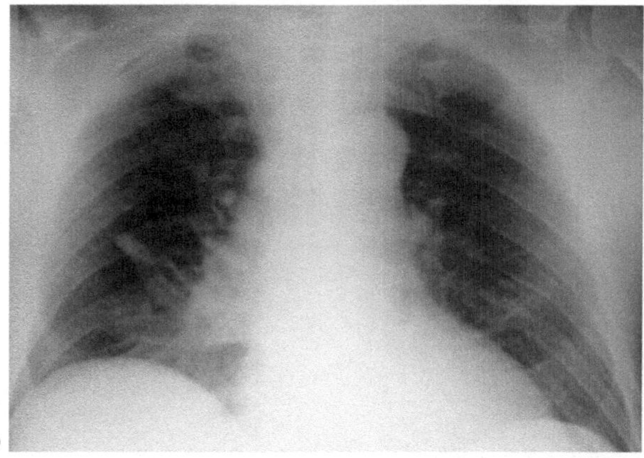

Abb.7.30 a, b. Segmentatelektasen. **a** schematisch, **b** im Thoraxübersichtsbild. Segmentalelektase im rechten Mittelfeld

die Ausbildung von Atelektasen aus. Gust et al. (1999) berichten anhand einer randomisierten Studie über 120 an einem ACVB operierten Patienten über eine signifikante Reduzierung von Atelektasen nach kontrollierter Analgesie anstelle einer standardisierten Analgesie.

> **Merke**
> Wichtig ist, dass bei Patienten mit Thromboseverdacht ein Zwerchfellhochstand begleitet von Plattenatelektasen ein wichtiges indirektes Zeichen einer Lungenembolie sein kann.

7.4.1 Direkte Röntgenzeichen

Atelektasen sind unbelüftete Lungenareale infolge Bronchusobstruktion, die einen Lappen, ein Segment oder ein Subsegment betreffen können. Sie werden durch zwei voneinander untrennbare Merkmale charakterisiert.

Diese sind die Abnahme des Lungenvolumens und als Folge die Zunahme der Dichte des betroffenen Lungenabschnitts.

Durch die Retraktion kommt es aus anatomischen Gründen zu charakteristischen Verschattungsfiguren. Der rechte Oberlappen wandert mit Fixpunkt Hilus an das obere Mediastinum heran. Der linke Oberlappen retrahiert sich dagegen, wegen des fehlenden Lappenspates zwischen Oberlappen und Lingula, zum Hilus hin.

Beide Unterlappen rücken an das untere Mediastinum heran, auch sie bleiben am Hilus fixiert. Bei totaler Schrumpfung verschwinden sie, insbesondere der Linke, vollkommen im Herzschatten.

Eine Mittellappenatelektase ist keilförmig. Ihre Spitze zeigt auf den Hilus und ihre Basis weist an die laterale Thoraxwand (◘ Abb. 7.31 a, b, c, ◘ Abb. 7.32).

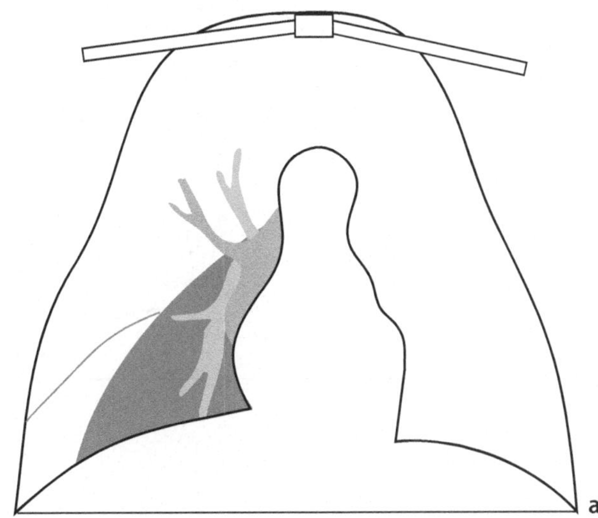

◘ Abb. 7.31 a–c. Lobäre Atelektasen: a schematisch, b Thoraxübersichtsbild, c röntgenanatomische Zuordnung (b + c ▶ S. 132)

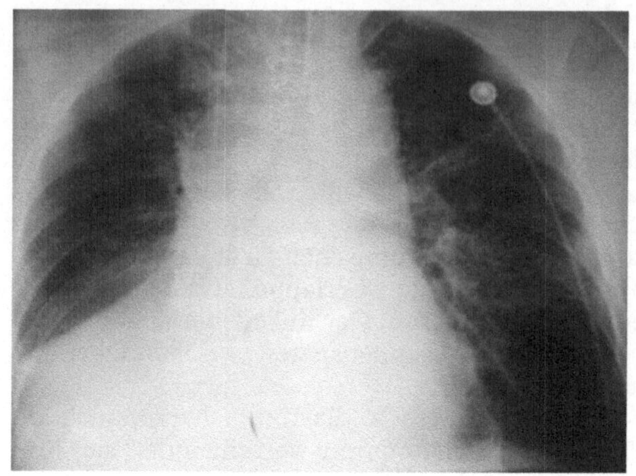

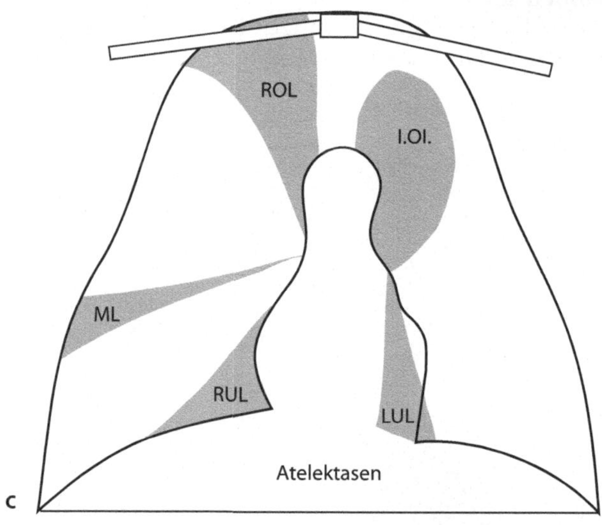

■ Abb. 7.31 b, c.
(Legende s. S. 131)

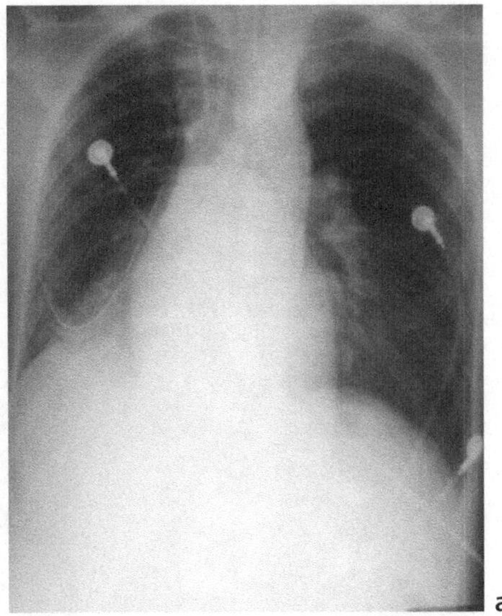

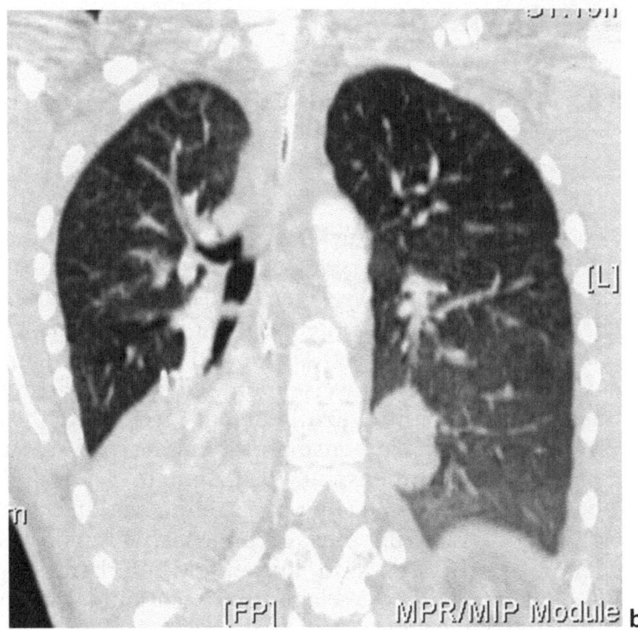

Abb. 7.32 a–c. Atelektase des rechten Unterlappens. **a** Thoraxübersichtsaufnahme, **b** axiales CT, **c** koronale MIP. Verschattung des rechten Herzzwerchfellwinkels, Herzrand auf der Übersichtsaufnahme erkennbar (Silhouettenzeichen), kein positives Bronchopneumogramm, Mediastinalverlagerung nach rechts

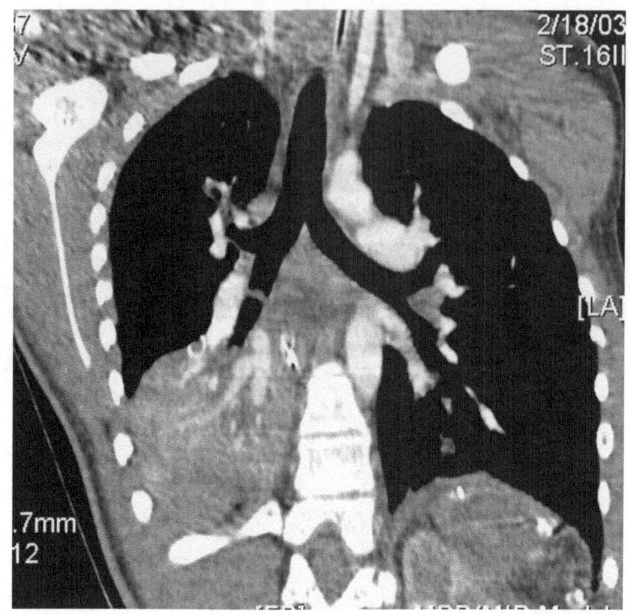

c

◘ Abb. 7.32 c.
(Legende s. S. 133)

7.4.2 Indirekte Röntgenzeichen

7.4.2.1 Lappenspalte

Lobär- und Segment-Atelektasen sind auf Bettaufnahmen weniger an einer Abnahme der Transparenz der Lunge durch den Kollaps von Lungengewebe als vielmehr an einer Verlagerung der Lappenspalte durch die Volumenminderung der Lunge zu erkennen. Da die Lappenspalte häufig durch begleitende Ergüsse markiert sind, wird die Wahrnehmung dieses indirekten auf eine Atelektase hinweisenden Zeichens erleichtert. Um sich dieses diagnostischen Hilfsmittels zu bedienen, ist die Kenntnis der physiologischen Projektionen der Lappenspalte Voraussetzung (◘ Abb. 7.33).

Der kleine Lappenspalt, der Segment 3 und Teile von S 2 des rechten Oberlappens vom Mittellappen trennt, verläuft horizontal vom Hilus zur 6. Rippe lateral. Eine Verlagerung nach kranial weist, wenn andere Ursachen ausgeschlossen sind, auf eine Minderbelüftung des Oberlappens hin. Bei einer moderaten Verlagerung nach kaudal kann eine Mittel- und/oder Unterlappenatelektase vorliegen.

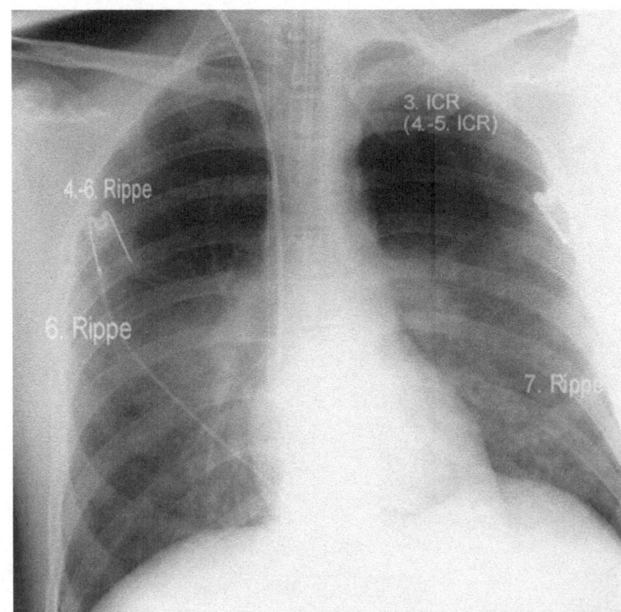

◘ Abb. 7.33. Projektion der Lappenspalte. Kleiner Lappenspalt verläuft von der *6. Rippe* axillär rechts zum Hilus. Großer Lappenspalt rechts beginnt *4.–6. Rippe*, verläuft zur *6. Rippe* axillär endet vor dem Herzzwerchfellwinkel. Großer Lappenspalt links beginnt *3. ICR* verläuft zur *7. Rippe* vorn endet im Herzzwerchfellwinkel

Die großen Lappenspalten sind propellerförmig angeordnet. Der rechte verläuft vom 4. ICR (Schwankungsbreite 4.–6. Rippe) dorsal entlang dem 5. ICR oder der 6. Rippe und endet an den ventralen Anteilen des Zwerchfells einige Zentimeter vor dem Herz-Zwerchfell-Winkel. Am Auffälligsten ist die Verlagerung der großen Lappenspalte nach kaudal und medial bei Ausbildung einer Unter- (und Mittel-)lappenatelektase.

Links beginnt der große Lappenspalt in Höhe des 3. ICR. Lateral zieht er von der 3. Rippe hinten zur 7. Rippe vorn und endet vor dem Zwerchfell-Rippen-Winkel. Auch hier ist das Tiefertreten der kranialen Konvexität und die Verlagerung mediokaudal ein Hinweis auf eine Unterlappenatelektase.

7.4.2.2　Gefäßverlauf

Bei Abweichungen der Lappenspalte von den physiologischen Projektionen sollte eine sorgfältige Analyse der großen Gefäße erfolgen. Verschwindet die Basalarterie im Mediastinalschatten, was rechts leichter zu erkennen ist als links, ist eine Unterlappenatelektase wahrscheinlich (◘ Abb. 7.34). Umgekehrt verlaufen die Basalarterien auffällig gespreizt und nach mediokranial rotiert, wenn Oberlappenatelektasen ausgebildet sind (◘ Abb. 7.35).

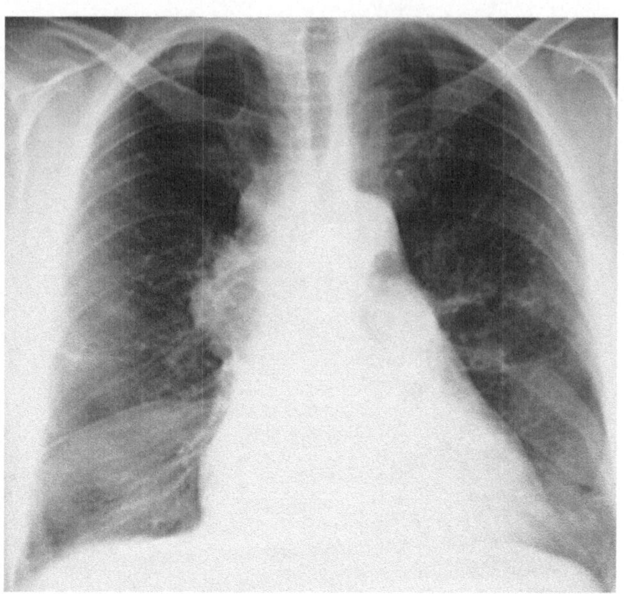

◘ **Abb.7.34.** Entwicklung Unterlappenatelektase, Basalarterie verschwindet im Mediastinum

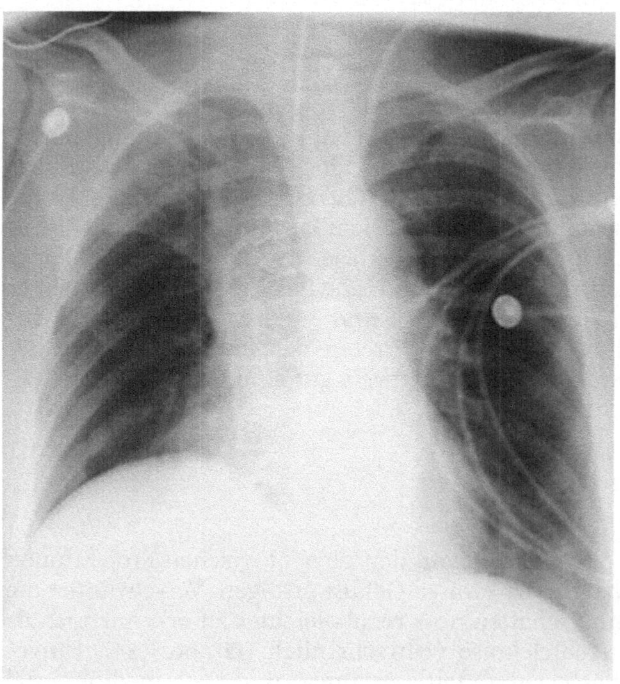

◘ **Abb.7.35.** Entwicklung Oberlappenatelektase

7.4.2.3 Zwerchfellstand

Ein Zwerchfellhochstand ist bei Unterlappenatelektasen ausgeprägter als bei Oberlappenatelektasen (◙ Abb. 7.36 a, b). Allerdings muss beachtet werden, dass physiologischerweise das rechte Zwerchfell höher steht als das linke. Auch muss bei abnormem Zwerfellstand der Einfluss subphrenischer Erkrankungen bedacht werden.

7.4.2.4 Mediastinalverlagerung

Bei Druckdifferenzen zwischen den beiden Lungenhälften erweist sich das Mediastinum auffällig mobil. Die Wanderung des Mediastinums ist in der Nachbarschaft einer Atelektase am Größten. Obere Mediastinal- und Trachealverlagerung sind bei Oberlappenatelektasen sehr ausgeprägt, das untere Mediastinum bleibt in diesen Fällen mittelständig. Umgekehrt wandert das untere Mediastinum bei Unterlappenatelektasen zur kranken Seite und das obere Mediastinum bleibt in der Normalposition. Am ausgeprägtesten ist die Verlagerung der Mediastinalorgane bei Totalatelektasen einer ganzen Lungenhälfte (◙ Abb. 7.37 a, b). Die Mediastinalorgane können dann vollkommen auf der kranken Seite verschwinden, so dass differentialdiagnostisch eine Verschwartung wie z. B. nach Pneumonektomie auszuschließen ist.

7.4.2.5 Kompensatorische Überblähung

Kompensatorische Überblähungen treten langsam auf. Sie sind erkennbar an einer Transparenzzunahme der Lunge im Seitenvergleich. Bei sorgfältiger Analyse des Gefäßmusters fällt eine Spreizung der Gefäße und eine Rarefizierung des Gefäßbesatzes auf. Bei ausgeprägten Überblähungen besteht eine Pseudoherniierung von Lungengewebe im vorderen oder hinteren Mediastinum zur kontralateralen Seite. Die Erkennung dezenterer Mediastinalverlagerungen setzt die Kenntnis pleuromediastinaler Linien (► s. Abschn. 7.2, Pneumothorax) voraus.

7.4.2.6 Fehlendes Bronchopneumogramm

Da Bronchusobstruktionen zu einer Resorptionsatelektase führen, fehlt nach vollständiger Resorption der Luft in dem betroffenen Lungenareal, ein Bronchopneumogramm. Dieses Merkmal erlaubt die Atelektase von einer Pneumonie im Resorptionsstadium zu unterscheiden, in dem ebenfalls eine Volumenminderung auftritt.

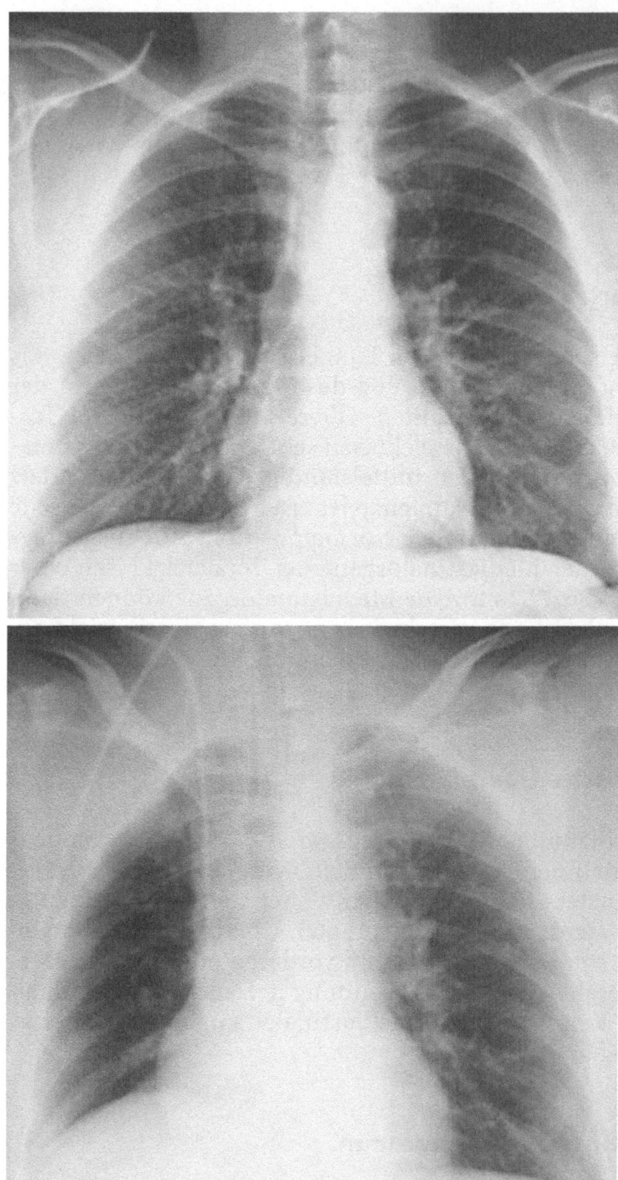

◨ Abb. 7.36 a, b. Unterlappenatelektase, **a** Normalbefund, **b** der selbe Patient einige Tage später: Wanderung des Zwerchfells nach kranial, des Mediastinums zur kranken Seite, Verschattung des rechten Herz-Zwerchfell-Winkels

◨ **Abb. 7.37 a, b.** Totalatelektase
der linken Lunge:
a Thoraxübersichtsbild, **b** CT

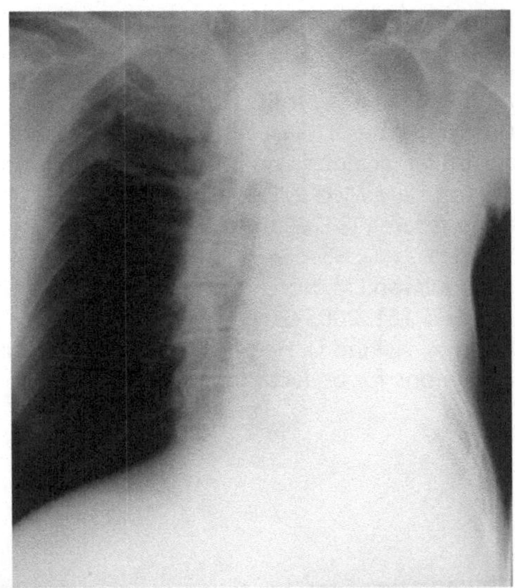

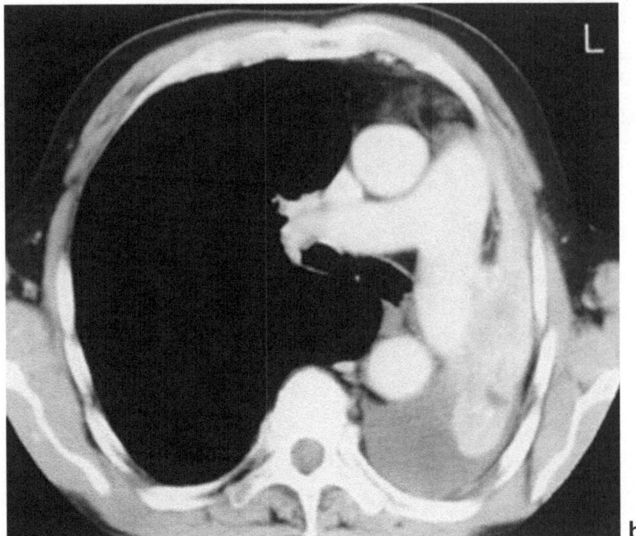

Literatur zu Unterkapitel 7.4

Albert RK, Hubmayr RD (2000) Am J Resp Crit Care Med 161(5): 1660–1665

Gust R, Pecher S, Gust A, Hoffmann V, Bohrer H, Martin E (1999) Effect of patient-controlled analgesia on pulmonary complications after coronary artery bypass grafting. Crit Care Med 27(10): 2218–2223

Hedenstierna G (2003) Atelektase und Gasaustausch während der Narkose. Electromedica 71(1): 85–88

Malbouisson LM, Busch CJ, Puybasset L, Lu Q, Cluzel P, Rouby J-J (2000) Am J Crit Care Med 161: 2005–2012

Reber A, Nylund U, Hedenstierna G (1998) Position and shape of the diaphragm: implications for atelectasis formation. Anaesthesia 53(11): 1054–1061

Günter Luska

Lungenödeme zählen zu den häufigsten Befunden von Thoraxaufnahmen der Intensivstation und können pathogenetisch in vier *Kategorien* unterteilt werden (Gluecker et al. 1999):

- Ödeme durch erhöhten hydrostatischen Druck
- Ödeme durch erhöhte Kapillarpermeabilität mit diffusen Alveolarschäden
- Ödeme durch erhöhte Kapillarpermeabilität ohne diffuse Alveolarschäden
- Ödeme durch erhöhten hydrostatischen Druck und erhöhte Kapillarpermeabilität.

7.5.1 Ödeme durch erhöhten hydrostatischen Druck

Ödeme durch erhöhten hydrostatischen Druck treten bei *Linksherzinsuffizienz* oder *Überwässerung* auf. Der röntgenmorphologische Befund ist unabhängig von der Pathogenese. Der Schweregrad des Ödems korreliert mit dem pulmonalkapillären Verschlussdruck (PCWP) und der Dauer der Druckerhöhung (◘ Tabelle 7.3).

◘ **Tabelle 7.3.** Korrelation zwischen pulmonalkapillärem Verschlussdruck und der Entstehung von Ödemen

PCWP [mmHg]	Befund
5–12	Normalbefund
12–17	Umverteilung der Perfusion in die Obergeschosse (bei chronischer Druckerhöhung)
17–20	Kerley-Linien, subpleurales interstitielles Ödem
>25	Alveoläres Ödem

Bei moderater Druckerhöhung bis 25 mmHg werden Kerley-Linien und subpleurale Flüssigkeit sichtbar, und es kommt zu einer Verbreiterung des peribronchovaskulären Raumes. Mit Zunahme des extravaskulären Lungenwassers nimmt die Transparenz der Lunge ab, die schmalen Gefäße der Lungenperipherie können nicht mehr identifiziert werden, und um die zentralen Bronchien wird die umgebende Bindegewebsmanschette sichtbar (Cuff) (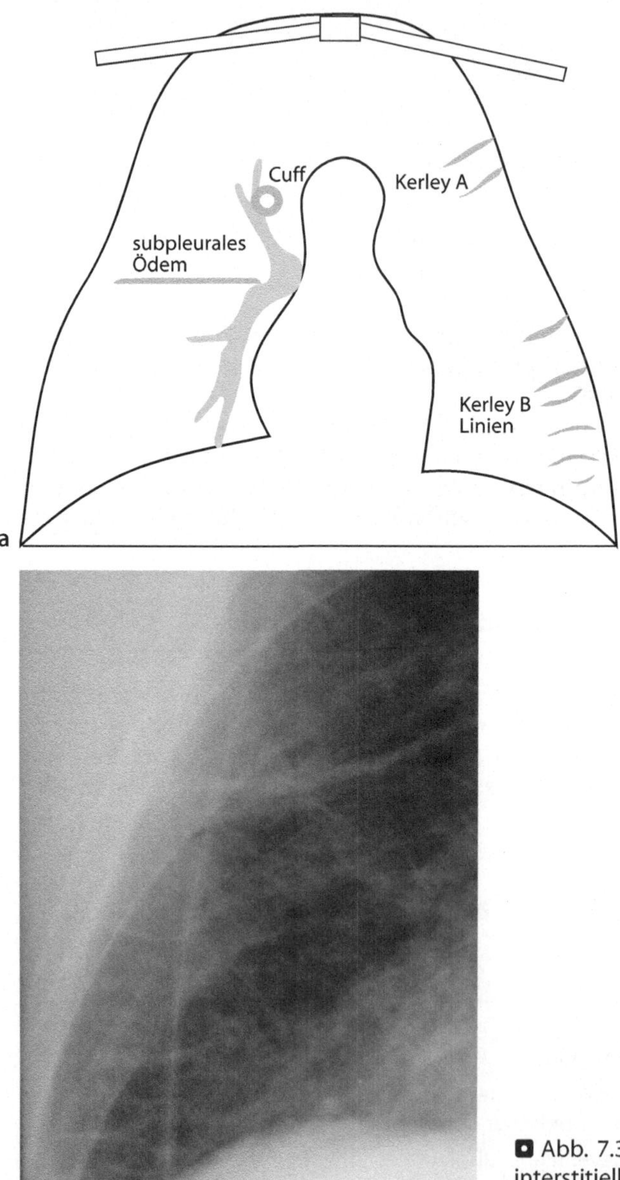Abb. 7.38). Überschreitet der transmurale Druck 25 mmHg, kann

◨ Abb. 7.38 a, b. Erscheinungsbild des interstitiellen Lungenödems: a schematisch, b Kerley-B-Linien

das Interstitium keine weitere Flüssigkeit mehr aufnehmen, so dass diese in den Alveolarraum übertritt.

Das *alveoläre Ödem* erzeugt zunächst azinäre und noduläre Verdichtungen und konfluiert bei weiterer Zunahme zu flächenhaften Verschattungen. Die morphologischen Erscheinungen treten in der Phase der Entwicklung des Ödems gegenüber den Veränderungen des PCWP verzögert auf und nehmen langsamer wieder ab.

Es ist vielfach versucht worden, anhand von Röntgenbefunden zwischen dem kardiogenen Ödem und ARDS zu differenzieren (◨ Tabelle 7.4). Die Ergebnisse vieler Studien, die auf einem vergleichbaren Score basieren, variieren aber erheblich, so dass eine Unterscheidung zwischen Ödem und ARDS mithilfe einer radiologischen Musteranalyse nicht möglich erscheint (Desai u. Hansell 1997).

◨ **Tabelle 7.4. Differenzierung kardiogenes Ödem/ARDS**

	Kardiogenes Ödem	**ARDS**
Herzgröße	Vergrößert	Normal
Perfusion	Umverteilt	Normal
Septumlinien	Vorhanden	Selten
Cuffs	Vorhanden	Selten
Pleuraergüsse	Vorhanden	Selten
Positives Bronchopneumogramm	Selten	Vorhanden
Verteilung	Zentral	Zentral und peripher

Symmetrische schmetterlingsförmige Ödeme sind zentrale alveoläre Ödeme, die keine schwerkraftabhängige Verteilung aufweisen und die Mantelzone der Lunge frei lassen. Sie treten bei schwerer sich rasch entwickelnder Herzinsuffizienz oder Nierenversagen auf. Als Mechanismen werden humorale Faktoren, der pumpenartige Effekt des Thorax bei Atemexkursionen oder die kontraktile Fähigkeit der Alveolarsepten angesehen, die das Lungenwasser hiluswärts zu treiben vermögen (◙ Abb. 7.39).

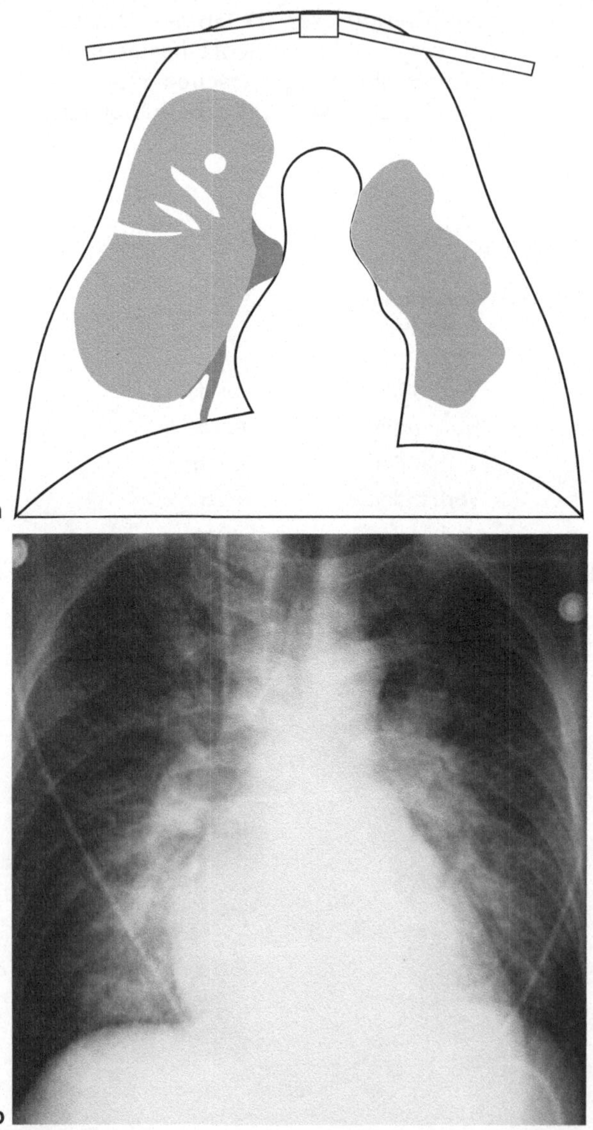

◙ Abb. 7.39a, b. Erscheinungsbild des alveolären Lungenödems: **a** schematisch, **b** schmetterlingsförmiges zentrales Ödem in der Thoraxübersicht

Asymmetrisch angeordnete Ödeme findet man in erster Linie bei schweren obstruktiven Lungenerkrankungen – dabei sind die Lungenpartien ausgenommen, die von der Parenchymzerstörung am meisten betroffen sind (z. B. Obergeschosse bei starken Rauchern, Ober- und Mittelgeschosse bei Tuberkulose, Sarkoidose, Asbestose; ◻ Abb. 7.40).

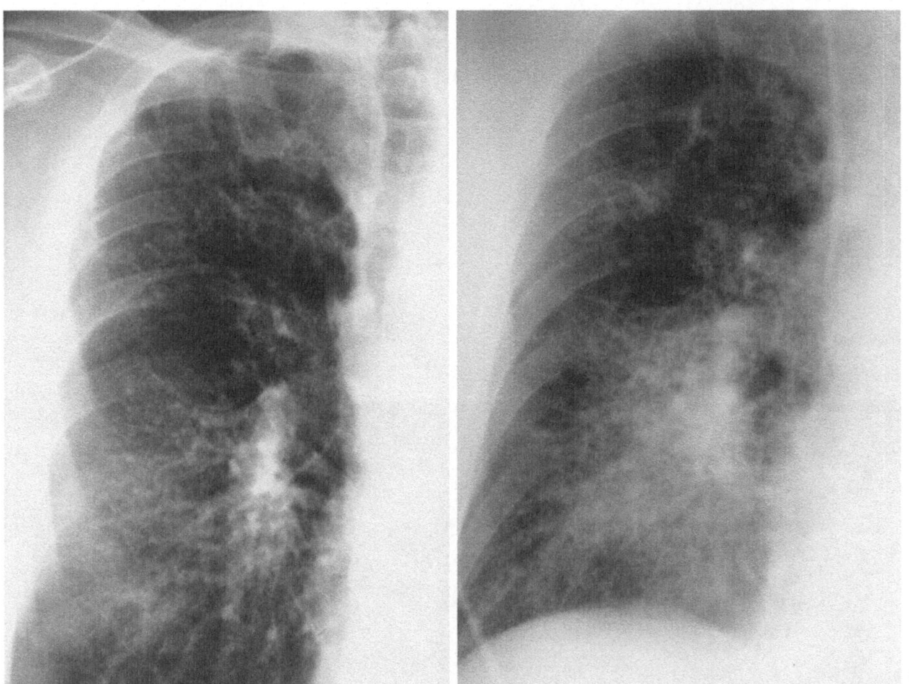

◻ Abb. 7.40 a, b. Bei obstruktiven Lungenerkrankungen sind die Lungenpartien von der Ödembildung ausgenommen, die an der Parenchymzerstörung beteiligt sind: **a** typische Obstruktion bei chronischem Nikotinabusus. Überblähung des rechten Oberfeldes; **b** Ödembildung im relativ normalen Lungenparenchym des Unterfeldes

Hämodynamische Faktoren spielen bei Mitralklappeninsuffizienz Grad 3 und 4 ursächlich eine Rolle. Durch den in die rechte obere Pulmonalvene gerichteten Reflux treten die Ödeme gehäuft im rechten Oberlappen auf (Gudinchet et al. 1998; ◻ Abb. 7.41).

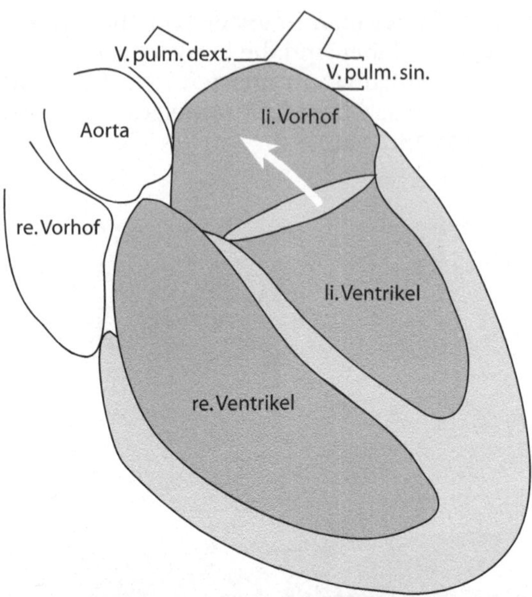

a

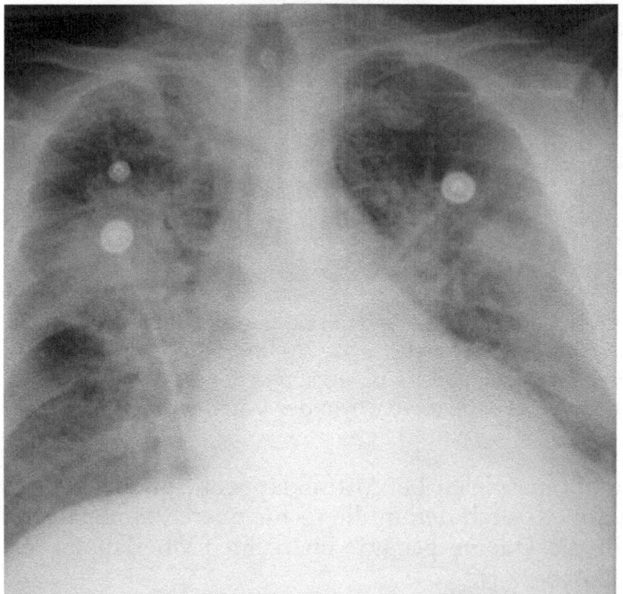

b

◙ Abb. 7.41. Durch den bei Mitralinsuffizienz Grad 3 und 4 letztlich in die rechte obere Pulmonalvene gerichteten Reflux treten Ödeme verstärkt im rechten Oberlappen auf: **a** schematische Darstellung, **b** Thoraxübersicht

Schließlich verteilen sich Ödeme schwerkraftabhängig bei liegenden Patienten in den abhängigen Partien bei Herzinsuffizienz und Überwässerung (◙ Abb. 7.42).

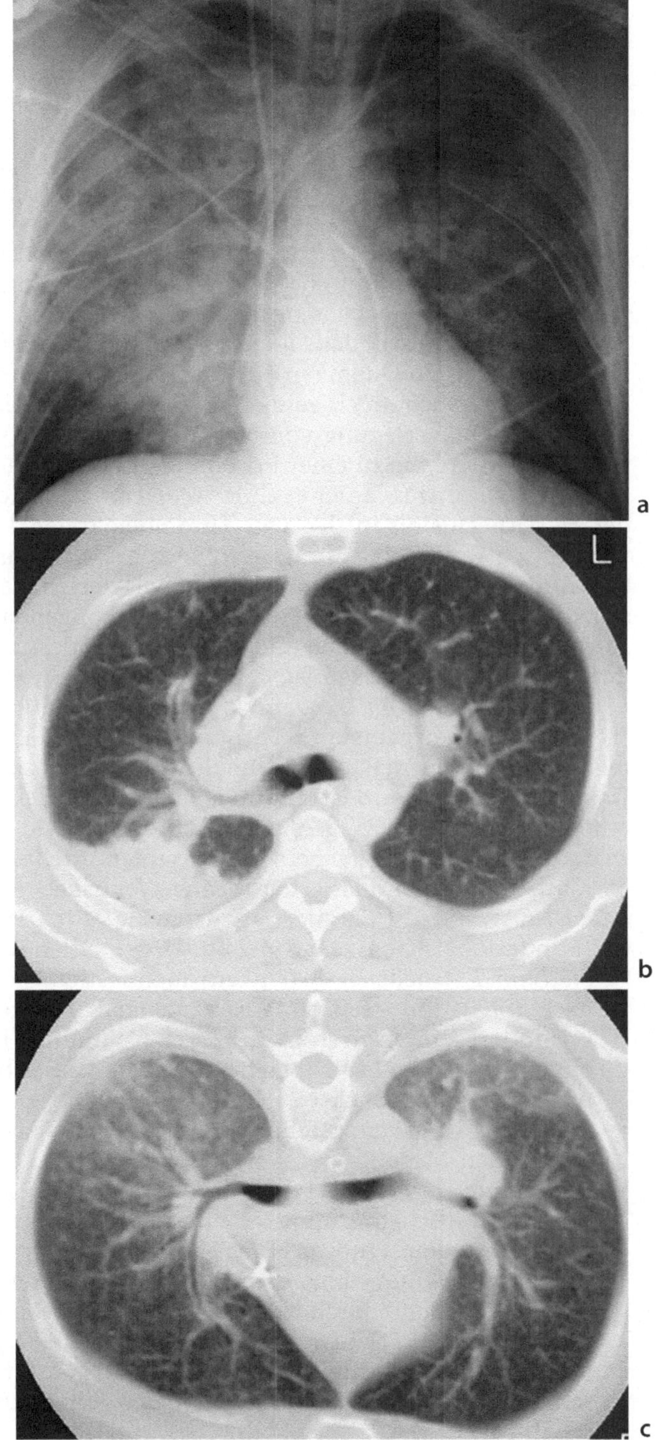

■ **Abb. 7.42 a–c.** Schwerkraftabhängigkeit der Ödeme: **a** hämorrhagisches Ödem nach Lungenkontusion bei Lagerung vornehmlich auf der rechten Seite, **b** Rückenlage, **c** Bauchlage

Ödeme nach Obstruktion der oberen Luftwege (Postobstruktionsödeme) können bei Fremdkörperaspiration, Laryngospasmus nach Extubation, Strangulation oder Epiglottitis beobachtet werden (McConkey 2000). Das Auftreten des die Obergeschosse bevorzugenden Ödems kann mithilfe der Wasserfalltheorie nach West erklärt werden. Durch forcierte Inspiration dieser Patienten kommt es zu einem hohen negativen intrathorakalen Druck. In der Kollapszone herrschen dann folgende Druckverhältnisse: $p_A > p_a > p_v$, so dass die Perfusion unterbrochen wird (p_A Alveolardruck, p_a pulmonalarterieller Druck, p_v pulmonalvenöser Druck). Kommt es nach Lösung der Obstruktion zur Reperfusion, tritt infolge verstärkter Kapillarpermeabilität und Surfactantmangel ein Ödem auf.

Seit die Diagnostik der *Lungenembolie* routinemäßig mit dem Spiral-CT stattfindet, werden Ödeme in Form von milchglasähnlicher Trübung bei ca. 10% der Untersuchungen gefunden. Es wird angenommen, dass bei thrombotischer Gefäßverlegung von 50% und mehr eine pulmonalarterielle Hypertonie auftritt, die zu einer Erhöhung des hydrostatischen Druckes im kapillären Bett führt (Manier et al. 1984). Demnach sind die Ödeme eine Folge der Hyperperfusion in der von Thromben freien Lunge. Diese Annahme wird durch die Beobachtung gestützt, dass eine milchglasartige Trübung eng mit der Weitstellung von Pulmonalarterien korreliert. Einfacher erscheint die Erklärung, dass die dichteren Lungenparenchymanteile einem Normalbefund entsprechen und die Dichteminderung als Folge der Minderdurchblutung aufzufassen ist.

Bei *venookklusiven Lungenerkrankungen* sind kleine Lungenvenen und -venolen durch organisierte Thromben verlegt, daher ist der pulmonalkapilläre Druck normal oder erniedrigt und der arterielle Druck erhöht. Das Ödem ist Folge des erhöhten hydrostatischen Drucks aufgrund des erhöhten peripheren Widerstands. Im Röntgenbild und CT findet man erweiterte Pulmonalarterien, ein diffuses interstitielles Ödem mit Kerley-Linien, Cuffs und einen dilatierten rechten Ventrikel.

Fast-Ertrinken ist definiert als Asphyxie durch Wasseraspiration mit einer Mindestüberlebenszeit von 24 h. Drei Stadien werden unterschieden:

- *Stadium 1* (trockenes Ertrinken) manifestiert sich als Laryngospasmus nach Inhalation geringer Wassermengen. Der persistierende Spasmus verhindert die Aspiration größerer Volumina. Es resultiert ein Postobstruktionsödem wie oben beschrieben. Dieses bildet sich unter Therapie in 24–48 h zurück.
- *Stadium 2* ist gekennzeichnet durch Laryngospasmus und Wasseringestion in den Magen.
- Im *Stadium 3* persistiert der Laryngospasmus bei 10–15% der Patienten, bei den restlichen kommt es zur Aspiration größerer Wassermengen, wenn unter dem Einfluss einer Hypoxie der Laryngospasmus nachlässt. In diesem Stadium führt die Hypoxie durch Freisetzung von Zytokinen zu einem Ödem durch verstärkte Kapillarpermeabilität mit diffusem Kapillarschaden. Neben dem Ödem treten Atelektasen durch Surfactantverlust und Shunts auf. Aspiration von Magensaft und Superinfektionen mit saprophytären Keimen leisten der Entwicklung eines ARDS Vorschub (◘ Abb. 7.43).

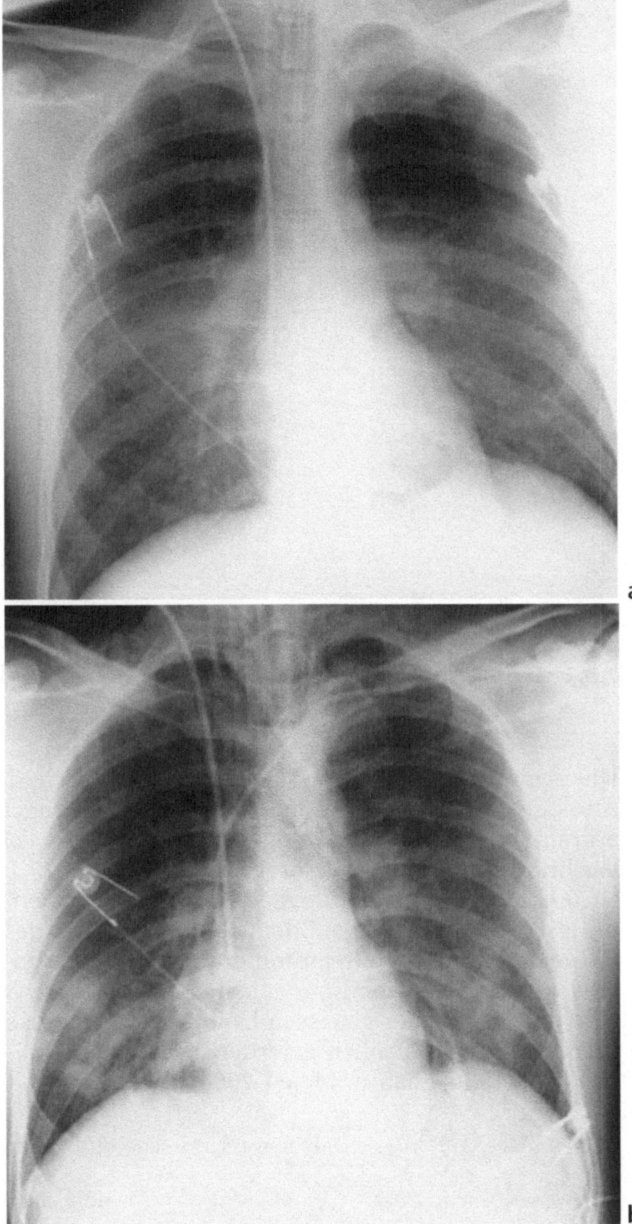

a

b

◨ Abb. 7.43 a–c. Fast-Ertrinken. **a** 1. Tag: interstitielles Ödem, **b** 2. Tag: gemischt inter-stitiell-alveoläres Ödem und Pneumomediastinum, **c** 4. Tag: bronchopneumonische Ver-änderungen durch Superinfektion

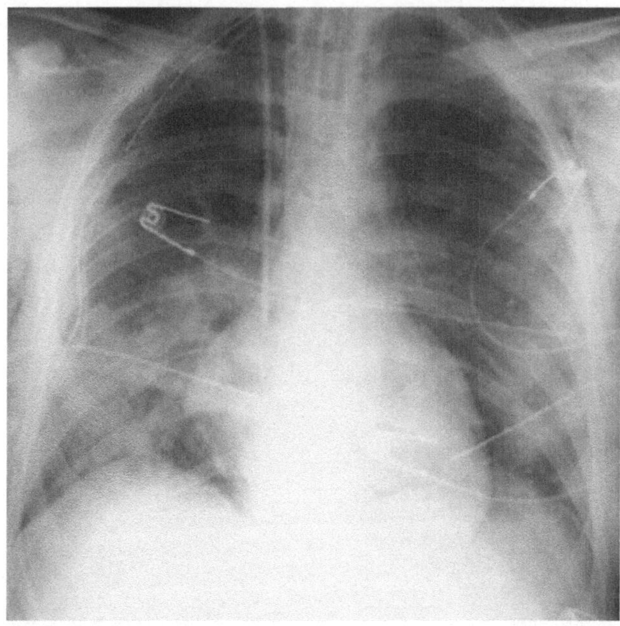

c

7.5.2 Ödem infolge verstärkter Kapillarpermeabilität und Alveolarschaden

Die schwerste Form dieses Ödems wird durch das ARDS repräsentiert. Ätiologisch unterscheidet man das ARDS bei zugrunde liegender Lungenerkrankung mit Anschoppung und das ARDS als Folge einer extrapulmonalen Erkrankung mit alveolärem Ödem (s. oben).

Inhalationsschäden durch Gase. Röntgenzeichen einer Reizgasintoxikation in Form eines Lungenödems kommen einer besonderen Bedeutung zu, da sie den klinischen Symptomen voraus eilen und die Einleitung einer Intensivtherapie notwendig machen. Aber auch die Ausbildung eines Ödems setzt erst nach einer gewissen Latenzzeit ein, so dass z. B. 12 h nach Rauchgasinhalation Kontrollen erforderlich sind (Lee u. O'Conell 1988; Wittram u. Kenny 1994; Saab u. Majed 2000; ■ Abb. 7.44).

■ Tabelle 7.5. Übersicht über wasserlösliche und lipidlösliche Gase

Wasserlösliche Gase	Lipidlösliche Gase
Chlorgas	Phosgen
Ammoniak	Nitrosegase
Schwefelwasserstoff	Nickeltetracarbonyl
Schwefeldioxid	Ethylenimin
Zinknebel	Dimethylsulfat

Die *Toxizität der Reizgase* nimmt mit abnehmender Wasserlöslichkeit ab und mit zunehmender Lipidlöslichkeit zu (◙ Tabelle 7.5).

Rauchgase sind Mischgase und entstehen durch unvollständige Verbrennung von Holz, Textilien und Kunststoff. Die *klinische Symptomatik* hängt von dem Mischungsverhältnis der verbrannten Substanzen ab. Während die

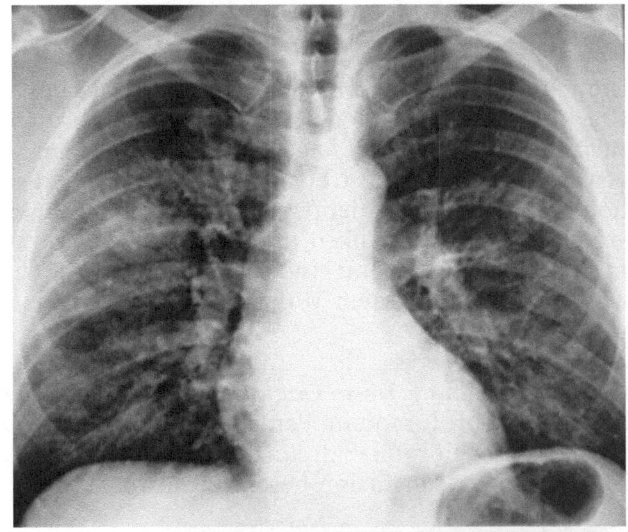

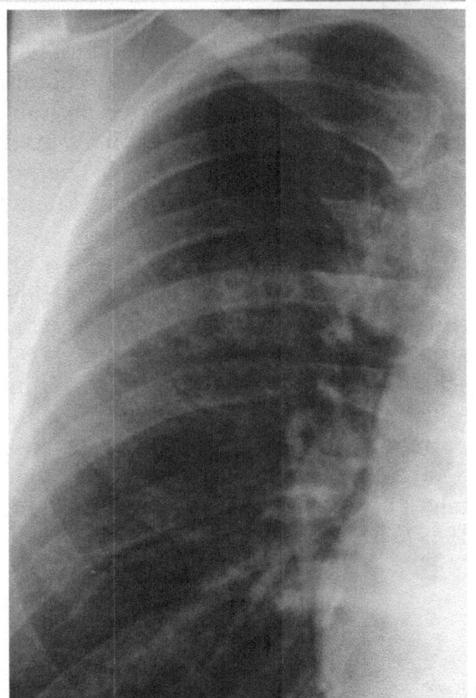

◙ Abb. 7.44 a, b. Chlorgasvergiftung, flüchtiges interstitielles Ödem: a nach 24 h, b nach 48 h

hydrophilen Reizgase durch Bildung von Laugen und Säuren zu ätzenden Wirkungen auf die oberen Luftwege führen, kommt es bei Einwirkung der lipophilen Gase zu vermehrter Kapillarpermeabilität und Alveolarwandschädigungen mit Ausbildung eines alveolären Ödems (Novak 1988).

7.5.3 Ödem infolge verstärkter Kapillarpermeabilität ohne Alveolarschaden

Drogeninduziertes Ödem. Bei einer Überdosierung von Heroin, Cocain und Crack werden bei 15% der Betroffenen durch direkte Einwirkung auf das Atemzentrum Ödeme infolge Hypoxie und Azidose beobachtet. Da kein Alveolarschaden besteht, treten sie nur flüchtig auf, sofern keine Superinfektion erfolgt. Da die Patienten oft lange komatös in einer Position verharren, verteilt sich die Flüssigkeit in der Lunge schwerkraftabhängig völlig asymmetrisch. Häufig kommt eine Überwässerung durch Niereninsuffizienz hinzu. Bei unkompliziertem Verlauf ist eine Resorption innerhalb von 1–2 Tagen zu erwarten.

Medikamenteninduzierte Ödeme. Akute Lungenödeme sind nach Acetylsalicylsäure, Nitrofurantoin, Penicillin, Chlordiazepoxid, Methadon, Propoxyphen, Hydrochlorothiazid, Epinephrin, Oxyphenbutazon, Leukozyten- und Thrombozytentransfusion beschrieben worden.

Zytokinininduziertes Ödem. Interleukin(IL)-2 ist ein endogenes Glycoprotein, das die tumorizide Aktivität von natürlichen Killerzellen verstärkt. Es findet Anwendung in der Therapie des metastasierenden Melanoms und Nierenzellkarzinoms. Der pathophysiologische Mechanismus, der zur verstärkten Kapillarpermeabilität und damit Lungenödembildung führt, ist nicht geklärt; 1–5 Tage nach Therapiebeginn entwickeln 75% der Patienten radiologische Zeichen eines Lungenödems (Villani et al. 1993).

Lungenödem durch große Höhen. Betroffen werden junge Bergsteiger 24–48 h nach raschem Aufstieg in Höhen über 3000 m, in denen ein erniedrigter Sauerstoffpartialdruck herrscht. Die Höhenkrankheit wird als Vorläufer angesehen. Dyspnoe, blutiges Sputum und Hirnödem mit neurologischen Störungen sind begleitende klinische Manifestationen. Pathophysiologisch werden eine hypoxisch bedingte Vasokonstriktion und erhebliche pulmonalarterielle Hypertonie angenommen. Diese sollen zu Epithelschäden und konsekutivem alveolären Ödem führen. Eine rasche Resorption erfolgt nach Beatmung mit Sauerstoff und Gabe von Vasodilatoren (Oelz et al. 1989).

7.5.4 Gemischte hydrostatische und durch erhöhte Kapillarpermeabilität bedingte Ödeme

Neurogenes Ödem. Neurogene Lungenödeme entwickeln 50% aller Patienten mit schwerem Schlaganfall, Schädel-Hirn-Trauma, Subarachnoidalblutung oder Status epilepticus. Der Pathomechanismus ist unbekannt. Die Lungenoberfelder sind bei 50% der Patienten bevorzugt betroffen. Die Erscheinungen bilden sich in 1–2 Tagen zurück (◘ Abb. 7.45).

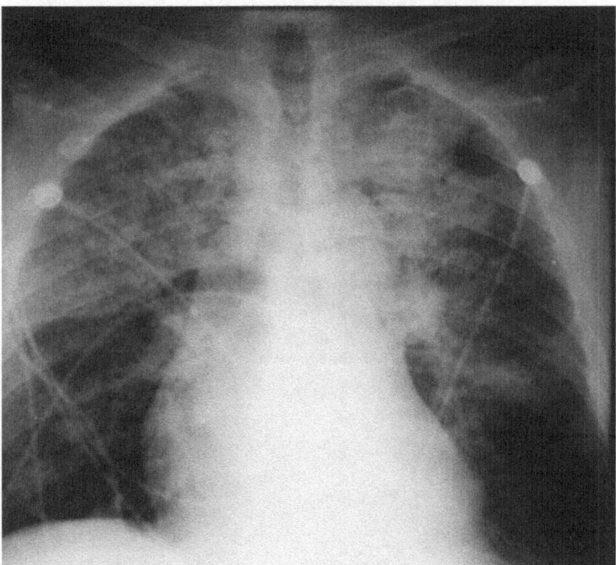

◘ Abb. 7.45. Neurogenes Ödem

Reperfusionsödem. Bei 90–100% der Patienten tritt nach pulmonaler Embolektomie innerhalb der ersten 2 Tage in den rekanalisierten Lungenabschnitten, in der rasch wiederbelüfteten Lunge nach Pneumothoraxdrainage oder nach Entlastung massiver Ergüsse ein Reperfusionsödem auf (Woodring 1997; ◘ Abb. 7.46). Plötzlicher Druckanstieg, Operationstrauma und biochemische Reaktionen werden als Ursache diskutiert. Die Patienten benötigen in der Regel neben Sauerstoff auch eine assistierte Beatmung.

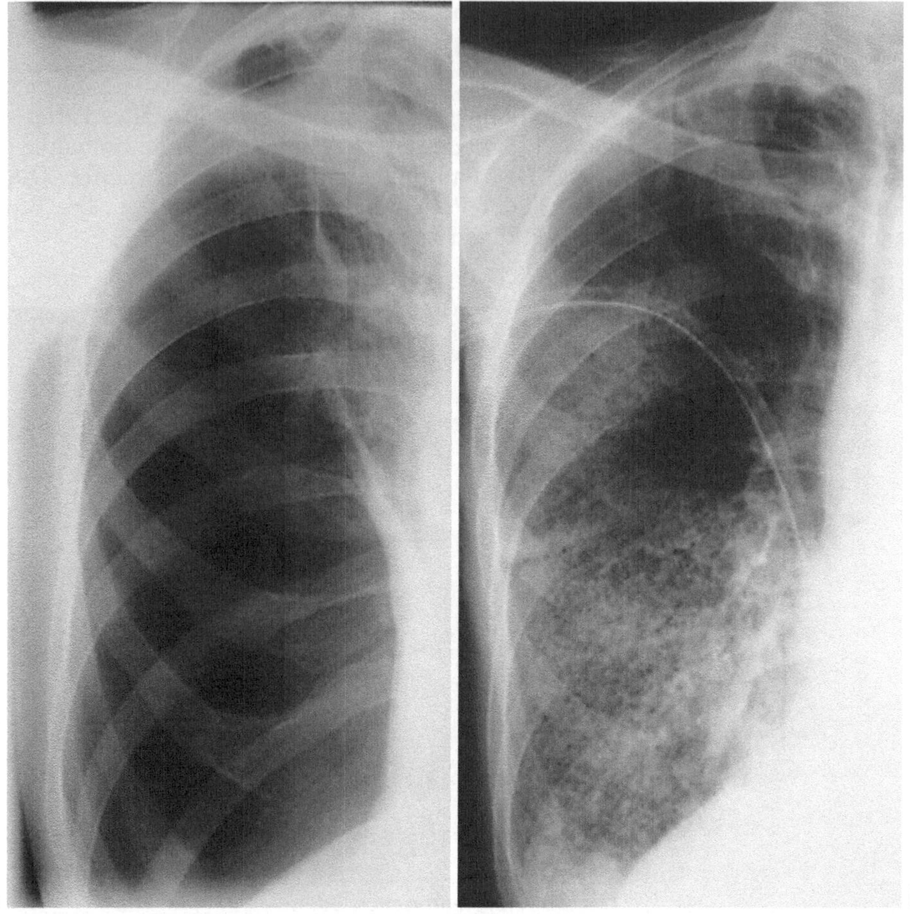

○ Abb. 7.46 a, b. Reperfusionsödem. a Pneumothorax, **b** rasche Wiederbelüftung und Ausbildung des Ödems nach Drainage

Ödem nach Pneumonektomie. Diese lebensbedrohliche Komplikation tritt bei 2–5% aller Patienten auf. Die Pathophysiologie ist unklar. Erhöhter hydrostatischer Pulmonalkapillardruck und eine gestörte Kapillarpermeabilität (»stress failure«) sollen zur Entwicklung eines eiweißreichen Ödems führen. Ursächlich wird auch eine transfusionsbedingte Reaktion durch Leukoagglutininreaktion verantwortlich gemacht. Nach rechtsseitiger Pneumonektomie tritt ein Ödem häufiger auf als nach linksseitiger Lungenentfernung, möglicherweise wegen des geringeren verbliebenen Lungenvolumens.

Literatur zu Unterkapitel 7.5

Desai SR, Hansell DM (1997) Lung imaging in the adult respiratory distress syndrom: current practice and new insights. Intensive Care Med 23: 7–15

Gluecker T, Capasso P, Schnyder P et al (1999) Clinical and radiologic features of pulmonary eodema. Radiographics 19: 1507–1531

Gudinchet F, Rodoni P, Sarraja A, Payot M, Schnyder P (1998) Pulmonary oedema associated with mitral regurgitation: prevalence of predominant right upper lobe involvement in children. Pediatr Radiol 28: 260–262

Manier G, Mora B, Casting Y, Guenard H (1984) Pulmonary oedema in pulmonary embolism. Bull Eur Physiopathol Respir 20: 55–60

McConkey PP (2000) Postobstructive pulmonary oedema – a case series and review. Anaesth Intensive Care 28: 72–76

Novak D (1988) Inhalationsschäden durch Gase. In: Frommhold W, Diehlmann W, Stender HS, Thurn P (Hrsg) Radiologische Diagnostik in Klinik und Praxis. Thieme, Stuttgart New York, S 729–743

Oelz O, Maggiorini M, Ritter M, Waber U, Jenni R, Vock P, Bartsch P (1989) Nifedipine for high altitude pulmonary oedema. Lancet 2(8674): 1241–1244

Villani F, Galimberti M, Rizzi M, Manzi R (1993) Pulmonary toxicity of recombinant interleukin-2 plus lymphokine-activated killer cell therapy. Eur Respir J 6: 828–833

Woodring JH (1997) Focal reexpansion pulmonary oedema after drainage of large pleural effusions: clinical evidence suggesting hypoxic injury to the lung as the cause of oedema. South Med J 90(12): 1176–1182

7.6 Pneumonien

Günter Luska

Die überwiegende Zahl von Pneumonien auf der Intensivstation sind *nosokomiale Infektionen,* die in erster Linie als Komplikationen von diagnostischen und therapeutischen Maßnahmen sozusagen künstlich hervorgerufen werden.

Spektrum und Häufigkeit der Infektionen auf der Intensivstation sind einem stetigen Wandel unterworfen, wie Wallace (2000) anhand einer Metaanalyse zeigen konnte. Während 1960 auf der chirurgischen Intensivstation Wundinfektionen mit 46% am häufigsten auftraten, waren es 1970 Harnwegsinfektionen mit 44% und 1980 mit 32%. Seit 1990 nehmen nosokomiale Pneumonien den ersten Rang ein.

Das *Erregerspektrum* wechselte von verschiedenen grampositiven Erregern 1960 zu Staphylococcus aureus 1970 und 1980. Heute überwiegen zunehmend resistente gramnegative Erreger, außerdem steigen Pilzinfektionen kontinuierlich an.

In einer epidemiologischen Studie des National Nosocomial Infections Surveillance (NNIS) System über nosokomiale Infektionen auf der Intensivstation wurden die Befunde von 181 993 Patienten ausgewertet (Richards et al. 1999). Mit 31% fanden sich Infektionen der ableitenden Harnwege am häufigsten, gefolgt von Pneumonien mit 27% und Bakteriämien mit 19%. Blasenkatheterträger hatten zu 95% Infektionen der ableitenden Harnwege. Bakteriämien waren zu 87% mit zentralen Kathetern assoziiert und 86% der Pneumonien mit einer mechanischen Beatmung.

Geffers et al. (2000) haben erste Ergebnisse eines deutschen Krankenhausinfektions-Surveillance-Systems aus dem Institut für Hygiene der Freien Universität Berlin veröffentlicht. Sie berichten über 11,2 Pneumonien auf 1000 Beatmungstage, 4,0 Harnwegsinfektionen auf 1000 Urinkathetertage und 1,8 Bakteriämien auf 1000 Zentralvenenkathetertage. Guidelines zur Eindämmung der von intravaskulären Zugängen ausgehenden Infektionen hat das Healthcare Infection Control Practices Advisory Committee vielfach publiziert (O'Grady et al. 2002).

Erregerunabhängig besteht eine *hohe Letalität* nosokomialer Pneumonien. Die Zahlen schwanken zwischen 30 und 50%. Moine et al. (1995) fanden bei 43 von 132 Patienten (33%) Pneumokokkenpneumonien. Die Letalitätsrate betrug 35%. Über eine Untersuchung von 82 an einer Pneumonie erkrankten Patienten berichteten Violan et al. (1998). Die Letalitätsrate in dem von ihnen ausgewerteten Kollektiv betrug 34% bei Vorliegen nosokomialer Infektionen und nur 17% bei unkomplizierten Erregern.

Landreau et al. (1999) haben retrospektiv die Verläufe von Pneumokokkenpneumonien ausgewertet. Von 83 Patienten sind 43% im Gefolge der Erkrankung verstorben. Boersma (1999) gibt eine Letalitätsrate von 54% bei nosokomialen Pneumonien an, die mit einer Ateminsuffizienz einhergingen.

Die *Prognose* wird durch Komorbiditätsfaktoren wie fortgeschrittenes Alter, Entwicklung eines septischen Schocks, mechanische Beatmung, ARDS und Bakteriämie verschlechtert. Eine Progression im Röntgenbild hat ebenfalls negativen Einfluss auf den Verlauf.

Ein großes Problem besteht darin, beatmungsassoziierte Pneumonien röntgenologisch zu diagnostizieren. Diese Schwierigkeit gibt eine Untersuchung von Butler et al. (1999) exemplarisch wieder. Zwölf von 20 Patienten (60%) hatten eine durch bronchoskopische Sekretanalyse nachgewiesene beatmungsassoziierte Pneumonie, nur vier von diesen waren röntgenologisch nachweisbar. Vielfach wurden bilaterale Infiltrate als Ödeme missgedeutet.

Auf einer Studie von 141 autopsierten Patienten, die auf der Intensivstation verstorben waren, beruhen die Zahlen, die Petersen et al. (1999) ermittelt haben. Jeder zweite Patient war, wie histologisch nachgewiesen wurde, an einer Pneumonie erkrankt, von denen nur 26% richtig diagnostiziert worden waren. Die diagnostische Sensitivität betrug 29% und die diagnostische Spezifität 77%. Der Prozentsatz der Patienten, die auf der Intensivstation an einer Pneumonie versterben, wurde anhand dieser Daten mit 36–56% kalkuliert.

Papazian et al. (1998) ermuntern wegen diagnostischer Schwierigkeiten bei der Unterscheidung von fibroproliferativen Vorgängen bei ARDS und nosokomialen Pneumonien zur offenen Lungenbiopsie. Sie fanden bei 37 offenen Biopsien nur bei 15 Patienten Fibrosen, bei 18 Patienten Zytomegalievirus-Pneumonien und bei 5 Patienten bakterielle oder Mykobakterien-Pneumonien.

Für Patienten mit normaler Abwehrlage kommen nach Sybrecht (1989) im Wesentlichen vier *Erregergruppen* für Pneumonien in Betracht:

- Viren
- Mycoplasma pneumoniae
- Streptococcus pneumoniae
- Legionella pneumophila.

Zu den *häufigsten Erregern* nosokomialer Pneumonien in Deutschland gehören:

- Pseudomonas aeruginosa
- Klebsiella pneumoniae

- Escherichia coli
- Staphylococcus aureus.

Schließlich existiert eine Gruppe von *Erregern opportunistischer Infektionen*, die vornehmlich bei Aids auftreten. Hierzu gehören:
- Pneumocystis carinii
- Candida albicans
- Cryptococcus neoformans
- Mycobacterium kansasii
- Zytomegalievirus
- Herpes simplex.

Grundsätzlich gelten für die radiologische Lungendiagnostik auf der Intensivstation dieselben analytischen Kriterien wie für die im Stehen angefertigten Bilder.

Pathogenetisch können drei *Pneumonietypen* differenziert werden, die sich morphologisch und röntgenologisch unterschiedlich darstellen:
- Ausfüllung des alveolären Raumes durch entzündliches Ödem und zelluläre Infiltrate, was bei maximaler Ausdehnung zur *Lobärpneumonie* führt (klassisches Beispiel: Pneumokokkenpneumonie). Vielfach bleibt das pneumonische Infiltrat aber auf ein oder mehrere Segmente beschränkt. Charakteristisches Merkmal: positives Bronchopneumogramm.
- Entzündliche Reaktion des peribronchialen Gewebes und des benachbarten Lungenparenchyms (Beispiel: Staphylococcus aureus). Dieser Typ wird als *Bronchopneumonie* oder *lobuläre Pneumonie* bezeichnet. Das Befallsmuster ist segmental. Charakteristisches Merkmal: fehlendes Bronchopneumogramm.
- Zelluläre Infiltrationen im Lungengerüst mit Septumverdickungen und Verdichtungen des peribronchialen Bindegewebes als *interstitielle Pneumonie*. Diese Pneumonien werden v. a. durch Mykoplasmen und Viren hervorgerufen. Charakteristisches Merkmal: milchglasartige Trübung.
- Klassische Lobärpneumonien bereiten differentialdiagnostisch die geringsten Probleme, wenn sie einen ganzen Lappen oder zumindest mehrere Segmente betreffen. Ihr charakteristisches Merkmal ist die Einhaltung anatomischer Grenzen (wenn sie sich nicht über Kohnsche Poren über Lappengrenzen hinweg ausbreiten) und das Auftreten eines positiven Bronchopneumogramms (◘ Abb. 7.47, 7.48). Bei Befall der Unterlappen lässt sich die Zwerchfellkontur der kranken Seite nicht abgrenzen. Dieses Phänomen führt bei Aufnahmen im Liegen zu der differentialdiagnostischen Schwierigkeit, Pneumonien von Ergüssen, insbesondere, wenn sie von Kompressionsatelektasen begleitet werden, abzugrenzen (◘ Abb. 7.49).

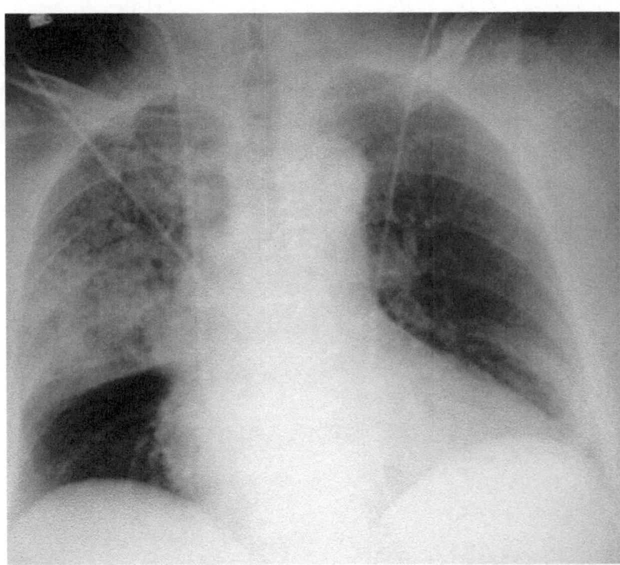

Abb. 7.47. Oberlappenpneumonie, tief stehender kleiner Lappenspalt durch Volumenzunahme

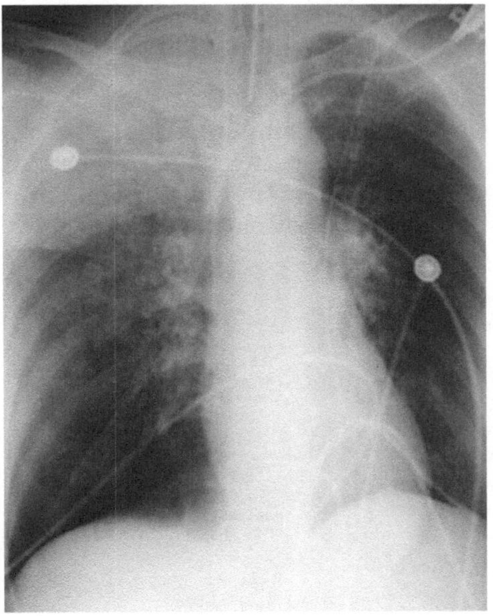

Abb. 7.48. Oberlappenpneumonie

> **Merke**
> Bei Befall der Unterlappen lässt sich die Zwerchfellkontur der kranken Seite nicht abgrenzen. Dieses Phänomen führt bei Aufnahmen im Liegen zu der Schwierigkeit, Pneumonien von Ergüssen abzugrenzen, insbesondere, wenn sie von Kompressionsatelektasen begleitet werden (◘ Abb. 7.49).

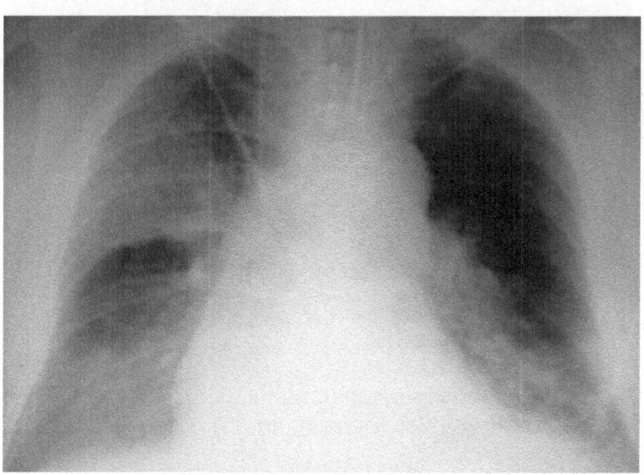

◘ Abb. 7.49.
Ober- und Unterlappenpneumonie

Bei der *Bronchopneumonie* ist das bronchovaskuläre Bindegewebe ödematös und entzündet. Die zentripetale Ausbreitung führt zu streifig flächenhaften Verdichtungen, die bronchitischen Veränderungen führen zu Obstruktionen mit lobulären und segmentalen Atelektasen (◘ Abb. 7.50, 7.51). Wegen der atelektatischen entzündlichen Reaktionen fehlt das positive Bronchopneumogramm. Bei foudroyanten Verlaufsformen kann eine Unterscheidung zwischen Broncho- und Lobärpneumonie unmöglich werden (◘ Abb. 7.52, 7.53, 7.54).

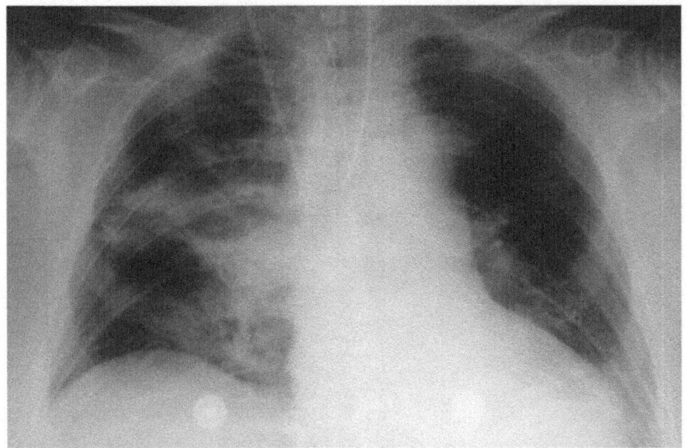

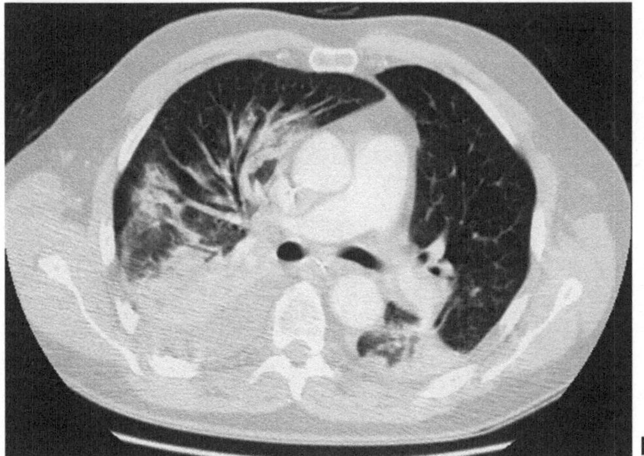

◻ Abb. 7.50 a, b. Bronchopneumonie. **a** Thoraxübersichtsaufnahme. Segmentale Verschattungen im Mittel-Untergeschoss rechts. **b** CT peribronchiale, perivaskuläre Infiltrate

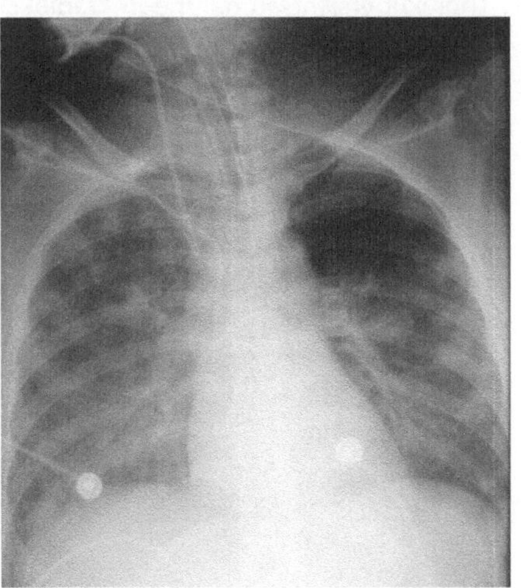

◻ Abb. 7.51. Sepsis. Ubiquitär verteilte flächenhafte Verschattungen

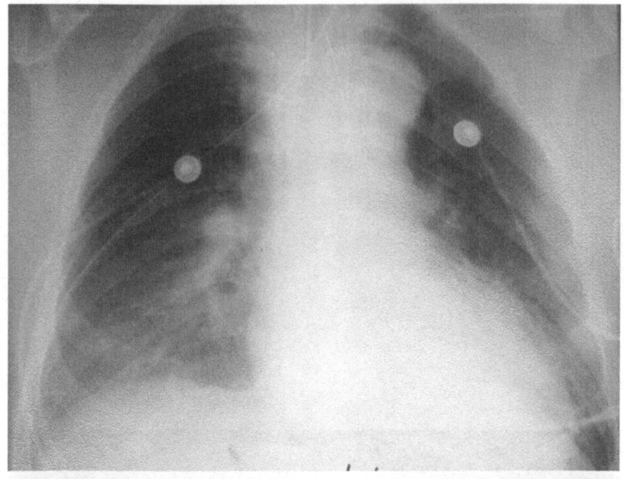

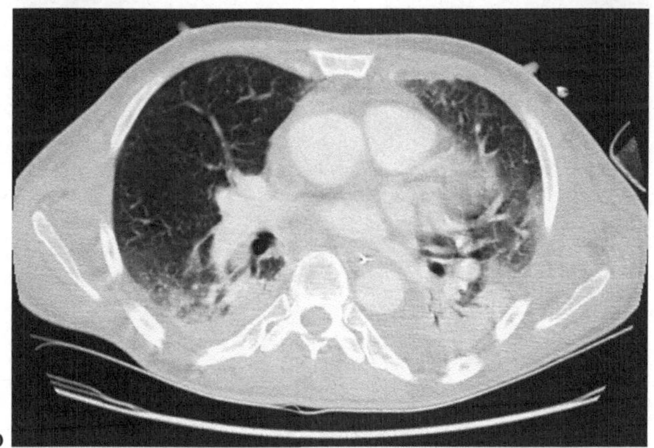

◼ **Abb. 7.52 a, b.** Hypostatisch pneumonische Veränderungen bds. (häufig).
a Thoraxübersichtsaufnahme in kraniokaudaler Richtung, zunehmende Transparenzabnahme in den Untergeschossen. **b** CT

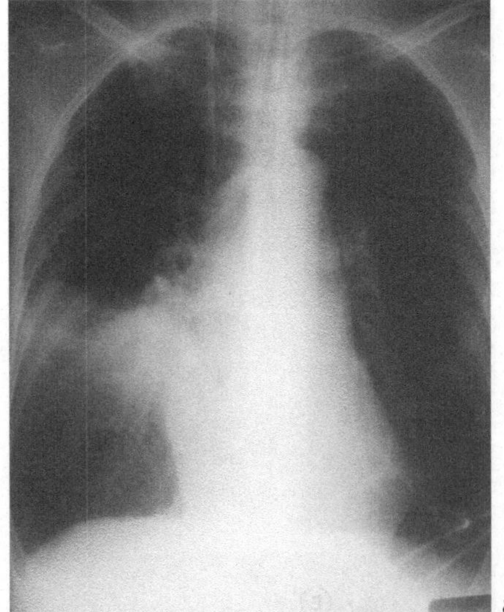

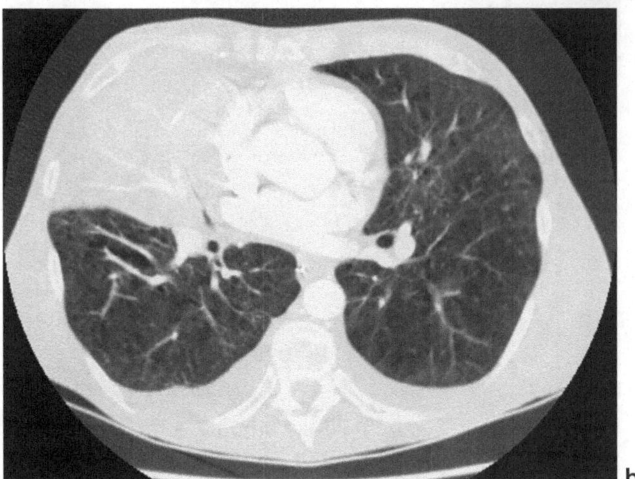

◨ Abb. 7.53 a, b. Mittellappenpneumonie. a Im Thoraxübersichtsbild keilförmige Verschattung mit auf den Hilus gerichteter Basis (kein Silhouettenzeichen). **b** CT

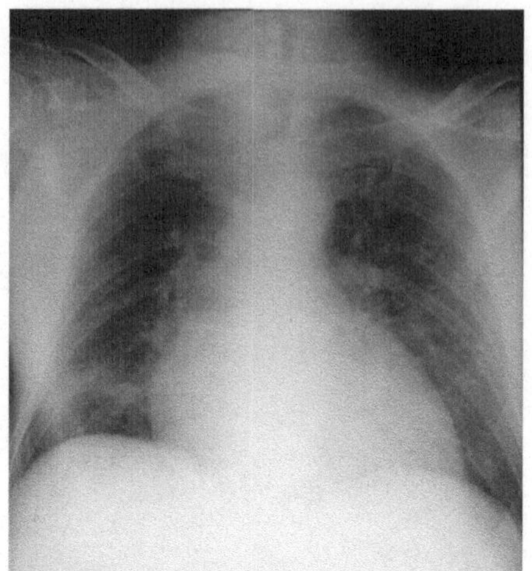

a

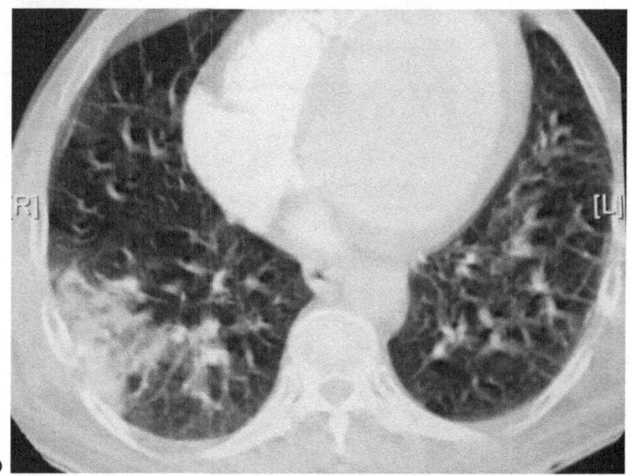

b

◨ Abb. 7.54 a, b. Segmentale Pneumonie. **a** Im Thoraxübersichtsbild streifenförmige Verschattung, **b** CT segmental ausgebildetes Infiltrat

Die *interstitielle Pneumonie* ruft durch die entzündliche Reaktion des Interstitiums zunächst ein flüchtiges retikuläres Muster mit segmentaler Verteilung hervor, das auf Bettaufnahmen kaum zu erkennen ist (◨ Abb. 7.55). Mit fortschreitender Entzündung werden perivaskuläre, subpleurale und parenchymatöse Komponenten einbezogen. Im Röntgenbild treten fleckige, den azinären Anteilen entsprechende und bei Konfluieren flächenhafte Verschattungen auf. Da die kleinen Luftwege offen bleiben, nimmt das Lungenvolumen zu.

Bedauerlicherweise existieren für Bettaufnahmen kaum röntgenmorphologische Kriterien für irgendeine Form der mykotischen Pneumonie, so dass die häufig durch Intensivtherapie iatrogen verursachten Pilzerkrankungen nicht von bakteriellen Pneumonien zu differenzieren sind.

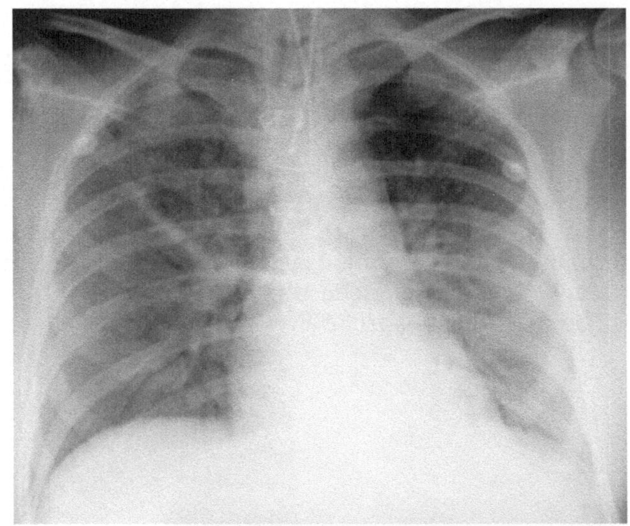

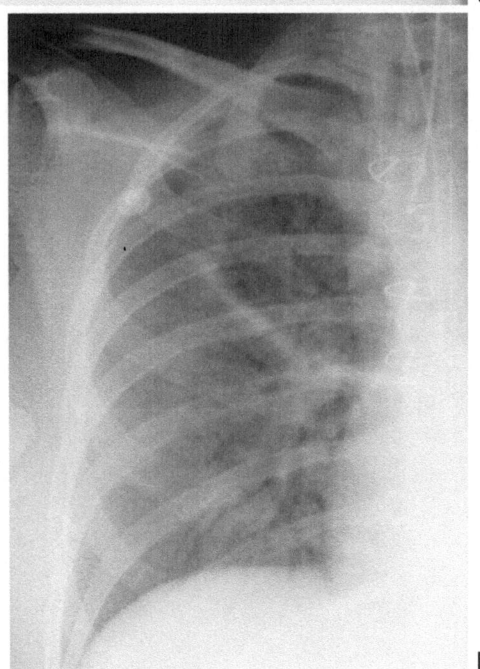

◨ Abb. 7.55 a, b. Milchglasartige
Trübung bei Mykoplasmenpneumonie.
a Übersichtsaufnahme, b Ausschnitt
der rechten Lunge

! Merke
Der Mykoseverdacht ist eine Indikation für eine CT-Untersuchung.

Verschiedene Erscheinungsbilder durch Einschmelzungen und Höhlenbildungen sind als »Halozeichen«, »Luftsichelzeichen«, »bird's nest« oder »air crescent sign« beschrieben (Vogl et al. 2000; Abramson 2001).

Auch wenn auf den im Liegen angefertigten Thoraxaufnahmen eine Zuordnung von Pneumonien zu den einzelnen Erregern nur selten gelingt, soll die folgende tabellarische Übersicht typischer Erscheinungsformen helfen, differential-diagnostische Erwägungen zu erleichtern (◼ Tabelle 7.6).

● Tabelle 7.6. Übersicht über häufige Erreger von Pneumonien und radiologische Korrelate

Gruppe	Erreger	Epidemiologie	Pathologie	Röntgenmorphologie	Verlauf
Grampositive Bakterien	Streptococcus pneumoniae (Pneumococcus pneumoniae)	Frühjahr, Winter 1. Lebensjahr, ältere Patienten	Lobär (Entwicklungs-, Rückbildungsphase auch segmental), gravitationsabhängig im posterioren OL/UL, selten Pleurareaktion	Homogener Parenchymbefall, positives Bronchopneumogramm	10–14 Tage, evtl. verzögert bis 8 Wochen
	Staphylococcus aureus	Hospitalisierte Patienten, häufig Komplikation einer Viruspneumonie	(Bilaterale) segmentale Bronchopneumonie, peribronchiale Abszesse, Pneumatozelen, serosanguinöse Ergüsse, Empyeme	Bilaterale segmentale Bronchopneumonie, segmentale Atelektasen, Abszessformation, Pleuraerguss, Empyem, kein positives Bronchopneumogramm	Mehrere Wochen
	Streptococcus pyogenes	Selten	Segmentale Bronchopneumonie, hämorrhagische Exsudation, keine Empyeme, UL bevorzugt	Segmentale Bronchopneumonie wie bei Staphylokokkenpneumonie, kein positives Bronchopneumogramm	
Gramnegative Bakterien	Klebsiella, Serratia, Enterobacter (KSE)	Alte hospitalisierte Patienten	Schwerkraftabhängig, posteriore OL-, apikale UL-Segmente, häufig unilateral rechts; massive Abszedierungen	Lobärpneumonie, Volumenzunahme durch massives entzündliches Ödem, Abszesse nach 2–4 Tagen, Erguss, Empyem, positives Bronchopneumogramm	Hohe Letalität innerhalb von 48 h

Tabelle 7.6 (Fortsetzung)

Gruppe	Erreger	Epidemiologie	Pathologie	Röntgenmorphologie	Verlauf
	Pseudomonas	Häufigste Pneumonie chronisch kranker, hospitalisierter alter Patienten (COPD, chronische Lungenstauung, Diabetes, Niereninsuffizienz, Tracheostomie, Antibiotika-/Kortikoidtherapie)	Bilateral, lobär, posteriore UL-Segmente bevorzugt; Mikroabszesse, Bakteriämie: noduläre Infarkte, gangränöse Hautläsionen	**Drei Formen** ■ **Extensive homogene Dichte beider UL, rasche Progression trotz antibiotischer Therapie;** positives Bronchopneumogramm ■ **Flächenhafte abszedierende Infiltrate, Abszesse >2 cm** ■ **Diffus über beide Lungenflügel verteilte flächige Verschattungen durch Bakteriämie, azinäre Überblähungen im belüfteten Parenchym; DD: Ödem, beatmungsinduzierte Schädigung**	Letalität ca. 60%
	Haemophilus influenzae, Yersinia	Mischinfektion Kinder, resistenzgeminderte Erwachsene	Peribronchial segmental oder lobär, Pleurabeteiligung ähnlich wie Streptokokkenpneumonie, rechter UL bevorzugt	Bronchopneumonie oder Lobärpneumonie, UL bevorzugt	

◘ Tabelle 7.6 (Fortsetzung)

Gruppe	Erreger	Epidemiologie	Pathologie	Röntgenmorphologie	Verlauf
	Legionella	Trinkwasser, Klimaanlagen	Fibrinös-eitrige Bronchopneumonie	Untypisch: Broncho- oder Lobärpneumonie, ein- oder beidseitig	Bei adäqua-ter Therapie benigne
		Prädisposition: Immunsuppression, postoperativ, kardiorespiratorische Erkrankungen, Diabetes, Alkoholismus, Neoplasien			
Anae-robe Bakterien		Epileptiker, Alkoholiker mit mangelnder Mundhygiene	Nekrotisierende Entzündungen des Alveolarraumes und der Bronchien	Gravitationsabhängige Verteilung, posteriore OL-/basale UL-Segmente homogen verdichtet, rechte Lunge doppelt so häufig betroffen wie linke, dickwandige Abszesshöhlen mit 1–10 cm Durchmesser, Empyeme; primäre Lungenabszesse	Viele Wochen bei inadä-quater Therapie
		Symptomdauer vor Therapie 2–3 Wochen, geringes Krankheitsgefühl			
Bakterien mit »pilz-ähn-lichem Verhal-ten«	Aktinomyzeten, Nocardia	Patienten mit vernachlässigter Mundhygiene	Lobärpneumonien; UL, Lungenperipherie bevorzugt	Ähnlich Pneumokokkenpneumonie, keine Segmentgrenzen, Brustwandabszess, Periostreaktion, Rippen- und Wirbelkörperosteomyelitis	

Tabelle 7.6 (Fortsetzung)

Gruppe	Erreger	Epidemiologie	Pathologie	Röntgenmorphologie	Verlauf
»Atypische« Bakterien	Mykoplasmen	Alle Jahreszeiten	Hämorrhagisches Ödem, vorwiegend interstitiell mit akuten entzündlichen Reaktionen im peribronchialen Interstitium; Ausbreitung entlang der Blut- und Lymphgefäße zu interlobulären Septen; hyaline Membranen der Alveolen; Destruktion des Flimmerepithels und der Schleimdrüsen	Linker UL bevorzugt; drei Phasen — **Akute Phase: segmental angeordnetes retikuläres Muster, selten mehr als ein Lappen betroffen** — **Ausdehnung auf die Azini: fleckige azinäre Infiltrate** — **Rückbildung:** azinäres Muster verschwindet, retikuläres Muster ist vorherrschend, neue Herde entstehen	Diskrepanz zwischen massivem Röntgenbefund und geringer klinischer Symptomatik, Lungenfunktion bleibt lange eingeschränkt
	Chlamydien (Ornithose-»Virus«)	Winter, Frühjahr	Nekrose, Desquamation von Epithelien der Bronchien, Bronchiolen und Alveolen, Ödem der Alveolarsepten	Homogene milchglasartige Trübung, fleckig-retikuläres Muster der Lungenbasis oder parahilär, vergrößerte Hiluslymphknoten	Röntgenzeichen 1–20, durchschnittlich 6 Wochen

◻ Tabelle 7.6 (Fortsetzung)

Gruppe	Erreger	Epidemiologie	Pathologie	Röntgenmorphologie	Verlauf
Pilze	Histoplasma	Ältere Patienten In Europa selten	Vier Formen ▬ Primäre Erkrankung, gewöhnlich benigne: verkalkte Herde in der Lungenperipherie und den drainierenden Lymphknoten ▬ Pneumonischer Typ: homogene Infiltrate, nicht segmentgebunden, vergrößerte hiläre Lymphknoten ▬ Histoplasmom: solitärer, scharf begrenzter Knoten, meist im UL; kann verkalkt sein, Satellitenherde möglich ▬ Chronische Form: OL-Infiltrationen mit Kavernen	Unscharf begrenzte, nichtsegmentale Verdichtungen, überwiegend im UL Wie akute Virus-/bakterielle Pneumonie Langsam wachsende Rundherde, evtl. zentral verkalkt; überwiegend im UL Chronisch einschmelzende Infiltrate wie bei Tuberkulose	

Tabelle 7.6 (Fortsetzung)

Gruppe	Erreger	Epidemiologie	Pathologie	Röntgenmorphologie	Verlauf
	Cryptococcus neoformans	Männer mit COPD, lymphoretikuläre Systemerkrankungen	Verkäsende Granulome Verwechslung mit Bronchialkarzinom möglich	2–10 cm große, gewöhnlich solitäre Herde in den UL, selten einschmelzend, evtl. disseminierte Erkrankung mit miliarem Muster	
	Candida	Kinder und ältere Patienten mit konsumierenden Erkrankungen, immunsupprimierte Patienten, 30% der Patienten mit Besiedlung des Oropharynx	Unspezifische eitrige Bronchopneumonie	Unspezifisch: segmental, disseminiert, miliar, parenchymatös, einschmelzend	Schlechte Prognose: Heilung nur bei frühzeitiger antibiotischer Therapie und Mobilisierung der körpereigenen Abwehr
	Aspergillus	Immunsupprimierte, tuberkulostatisch behandelte Patienten, landwirtschaftliche Berufe	Primäre Formen (sehr selten) ■ Aspergillusbronchitis ■ Allergische Aspergillose	Primäre Form: flüchtige allergische Lungeninfiltrate, wie »mucoid impaction«	Bei immunsupprimierten Patienten 50%ige Letalität

Tabelle 7.6 (Fortsetzung)

Gruppe	Erreger	Epidemiologie	Pathologie	Röntgenmorphologie	Verlauf
Asper-gillus			Sekundäre Formen ■ **Sekundäre Manifestation bei schwerer Grund-krankheit, immun-supprimierten Patienten** ■ **Aspergillom**	Sekundäre Form: homo-gene, nicht segmentale Ausbreitung, häufig einschmelzend Aspergillom: Fungusball in präformierten Höhlen, kann jahrelang unverän-dert bleiben und ver-kalken	
Viren	Influenza	Herbst, Winter	Hämorrhagische Bron-chitis, diffuse Bronchi-tis, primär toxische oder sekundäre Pneu-monien durch Misch-infektion	Wie Mykoplasmen-pneumonien	

◘ Tabelle 7.6 (Fortsetzung)

Gruppe	Erreger	Epidemiologie	Pathologie	Röntgenmorphologie	Verlauf
	Varizella zoster	Wintermonate		»Transitorische« azinäre, fleckige Parenchymverdichtungen, hilus- oder basisnah konfluierend	10 Tage bis mehrere Monate
		Junge bis mittelalte Erwachsene			
		RES-Erkrankungen, Kortikoidtherapie prädisponieren			
Parasiten	Pneumocystis carinii	Patienten mit verminderter Abwehrlage: häufigste Erkrankung des Interstitiums bei Immunsuppression	Lympho- und plasmazelluläre Infiltrate der Alveolarsepten, interstitielles und alveoläres Ödem, alveoläre Nekrosen	Ähnlich diffusem Lungenödem, CMV-identisches Muster	Klinisch 6–8 Wochen, radiologisch länger

Literatur zu Unterkapitel 7.6

Abramson S (2001) The air crescent sign. Radiology 218: 230–232

Boersma WG (1999) Assessment of severity of community-acquired pneumonia. Semin Respir Infect 14: 103–114

Butler KL, Sinclair KE, Henderson VJ, McKinney G, Mesidor DA, Katon-Benitez I, Weaver WL (1999) The chest radiograph in critically ill surgical patients is inaccurate in predicting ventilator-associated pneumonia. Am Surg 65: 805–809

Geffers C, Koch J, Sohr D, Nassauer A, Daschner F, Ruden H, Gastmeier P (2000) Establishment of a national database for ICU-associated infections. First results from the »Krankenhaus-Infections-Surveillance-System«. Anaesthesist 49: 732–737

Landreau L, Moulaire V, Tarodo P, Jonquet O (1999) Pneumococcal infections in intensive care. Retrospective 8-year study. Presse Med 28: 1505–1508

Moine P, Vercken LB, Chevret S, Gajdos P (1995) Severe community-acquired pneumococcal pneumonia. The French Study Group of Community-Acquired Pneumonia in ICU. Scand J Infect Dis 27: 201–206

O'Grady NP, Alexander M, Dellinger EP et al (2002) Guidelines for the prevention of intravascular catheter-related infections. Infect Control Hosp Epidemiol 23(12): 759–769

Papazian L, Thomas P, Bregeon F, Garbe L, Zandotti C, Saux P, Gaillat F, Drancourt M, Auffray JP, Gouin F (1998) Open lung biopsy in patients with acute respiratory distress syndrome. Anesthesiology 88: 935–944

Petersen IS, Aru A, Skodt V, Behrendt N, Bols B, Kiss K, Simonsen K (1999) Evaluation of pneumonia diagnosis in intensive care patients. Scand J Infect Dis 31: 299–303

Richards MJ, Edwards JR, Culver DH, Gaynes RP (2000) Nosocomial infections in combined medical-surgical intensive care units in the United States. Infect Control Hosp Epidemiol 21: 510–515

Sybrecht GW (1989) Pneumonie, Lungenabszess. In: Fabel H (Hrsg) Pneumologie. Urban und Schwarzenberg, München Wien Baltimore, S 291–327

Violan JS, Sanchez-Ramirez C, Mujica AP, Cendrero JC, Fernandez JA, de Castro FR (1998) Impact of nosocomial pneumonia on the outcome of mechanically-ventilated patients. Crit Care 2(1): 19–23

Vogl TJ, Hinrichs T, Jacobi V, Böhme A, Hoelzer D (2000) Computed tomography appearance of mucomycosis. Fortschr Röntgenstr 172: 604–608

Wallace WC, Cinat ME, Nastanski F, Gornick WB, Wilson SE (2000) New epidemiology for postoperative nosocomial infections. Am Surg 66: 874–878

7.7 Aspiration

Günter Luska

Häufigste Ursache für Aspirationen ist bei Erwachsenen der *Alkoholismus*. Andere Mechanismen sind Bewusstlosigkeit und bestimmte Lagerungen (Adnet et al. 1999), Narkose, Erkrankungen des Pharynx oder Ösophagus (Endlicher et al. 1999) sowie neuromuskuläre Störungen. Als schwere *Komplikationen* können sich Pneumonien als Segment- oder Lobärpneumonie, Abszesse oder Empyeme entwickeln. Bevorzugte Lokalisation sind das posteriore Oberlappen- und apikale Unterlappensegment.

90% der *Aspirationspneumonien* werden durch Anaerobier hervorgerufen. Bei hospitalisierten Patienten mit geschwächter Immunabwehr und mangelhafter Mundhygiene kann es zur Besiedlung des Magens mit hoch virulenten Keimen kommen. Intubation und mechanische Beatmung erhöhen das Aspirationsrisiko und die Gefahr der aspirationsbedingten Pneumonie.

Pseudomonas-aeruginosa-Infektionen führen zu Bronchopneumonien. Actinomyces israelii, ein Erreger, der vielfach bei Patienten mit schlechter Mundhygiene gefunden wird, ruft dagegen lobäre Pneumonien hervor, die bei protrahiertem Verlauf zu Einschmelzungen neigen (Franquet et al. 2000).

7.7.1 Magensaftaspiration (Mendelson-Syndrom)

Aspiration von Mageninhalt ist eine Komplikation von *Erbrechen* oder *gastrointestinalem Reflux* bei Hiatushernie oder Achalasie. Das Spektrum der Reaktionen bei Aspiration von Magensäure mit einem pH-Wert unter 2,5 reicht von milder Bronchitis bis zu schwerem hämorrhagischem Ödem. Innerhalb weniger Minuten kann sich eine chemische Pneumonitis entwickeln. Der Schweregrad der Erkrankung hängt vom pH-Wert und dem Volumen der aspirierten Flüssigkeit ab. Die Letalität beträgt etwa 30–50%, wenn respiratorische Vorerkrankungen bestehen.

Das radiologische Erscheinungsbild unterscheidet sich nicht von einer Pneumonie anderer Genese. Differenzialdiagnostisch kann die Beachtung des Verteilungsmusters in die posterioren Oberlappensegmente und apikalen Unterlappensegmente hilfreich sein (◘ Abb. 7.56).

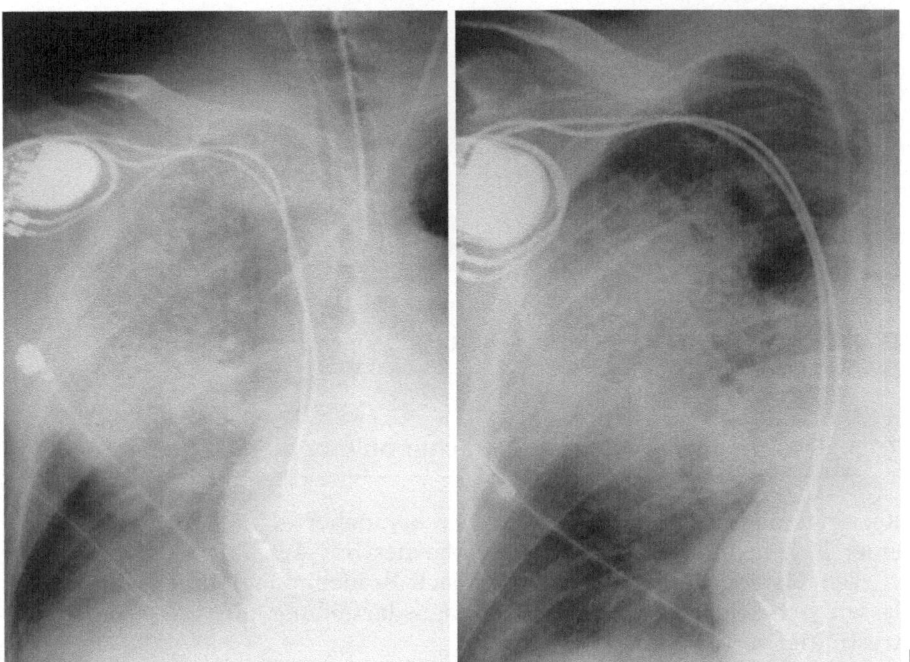

a   b

◘ Abb. 7.56. a Aspirationspneumonie im rechten Oberlappen und den abhängigen Partien des rechten Unterlappens, b Rückbildungsphase

7.7.2 Fast-Ertrinken

Unabhängig von Süß- oder Salzwasseraspiration tritt ein *Ödem* auf, das sich nicht von anderen Ödemen unterscheidet. Je nach Keimgehalt des aspirierten Wassers ist eine bakterielle Superinfektion, Pilzinfektion oder Infektion mit atypischen Mykobakterien (z. B. Mycobacterium kansasii) zu befürchten (► s. Kap. 7.5.1, Ödeme; ◘ Abb. 7.57).

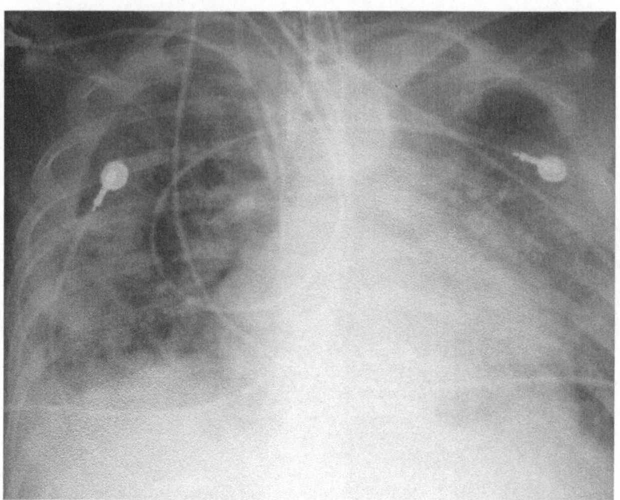

■ Abb. 7.57. Fast-Ertrinken. Inhomogenes Ödem, Superinfektion?
Massiver Pleuraerguss rechts

7.7.3 Ösophagotracheale oder tracheopulmonale Fisteln

Rezidivierende Pneumonien *Neugeborener* haben häufig ihre Ursache in
einer Entwicklungsstörung des Kopfdarmes mit Ausbildung ösophagotra-
chealer Fisteln. Radiologisch finden sich Bronchopneumonien, die Fisteln
lassen sich leicht durch eine Ösophagusdarstellung mit wässrigem Kontrastmittel verifizieren.

Bei *Erwachsenen* sind ösophagotracheale Fisteln in erster Linie Folge
von malignen Prozessen, von Infektionen oder Traumen. Die Ausbildung
von ösophagomediastinalen und -bronchialen Fisteln ist eine gefürchtete
Komplikation bei Bestrahlung von Ösophaguskarzinomen. Pneumonische
Infiltrate werden meist nur einseitig gefunden.

7.7.4 Fremdkörper

Fremdkörperaspiration ist die häufigste Ursache von unklaren Hustenanfäl-
len und Pneumonien im *Kindesalter* (Carron u. Derkay 2000; Schmidt u.
Manegold 2000; Wunsch et al. 2000). Eine sorgfältige Anamnese mit Befra-
gung der Eltern ist erforderlich. Im Röntgenbild finden sich lobäre oder
segmentale Überblähungen und Atelektasen, evtl. auch Obstruktionspneu-
monien. Die in vielen Fällen nicht schattengebenden Fremdkörper erfordern eine subtile Bildanalyse.

Fremdkörperaspiration bei *Erwachsenen* ist ungewöhnlich. Bei intubierten und beatmeten Patienten mit wechselnden Atelektasen und segmentalen
Überblähungen ist auf iatrogen durch die Intubation ausgebrochene Zähne
zu achten. Durch Absaugmanöver während der Bronchialtoilette kann der

Fremdkörper verschleppt werden und auch über die Karina von einer zur anderen Seite wandern. In der Regel bleibt die Fremdkörperaspiration klinisch stumm. Hämoptysen, rezidivierende Bronchopneumonien und Bronchiektasen sind beschriebene Komplikationen.

7.7.5 Seltene aspirationsbedingte Lungenerkrankungen

Aspirationspneumonie durch Hülsenfrüchte. Sie wird bei dementen Patienten, Patienten mit neurologischen Schluckstörungen sowie strukturellen Anomalien von Pharynx und Ösophagus beobachtet. Es entwickelt sich eine granulomatöse Pneumonitis, die besonders im CT ein diffuses Bild unscharfer nodulärer Verdichtungen hervorruft. Histologisch finden sich epitheloidzellige Granulome mit zentralen Nekrosen, die Zellulose beinhalten.

Bronchiolitis. Eine aspirationsbedingte Bronchiolitis ist Folge chronischer Aspiration bei Patienten, die an einem Ösophagusdivertikel, Achalasie, Hiatushernie oder -insuffizienz oder auch Bronchialkarzinom leiden. Im hochauflösenden CT kann man ein azinäres Verschattungsmuster finden, chronische Aspirationen führen zur Lungenfibrose.

Lipoidpneumonie. Vollständigkeitshalber seien die akute Lipoidpneumonie der Feuerschlucker infolge Petroleumaspiration und die chronische Lipoidpneumonie durch Aspiration von ölhaltigen Nasentropfen vornehmlich bei Kindern erwähnt. Nach Emulgierung des Öls durch Lungenlipasen finden sich Fremdkörperreaktionen, aber auch Oberlappenpneumonien (Bandla et al. 1999).

Literatur zu Unterkapitel 7.7

Adnet F, Borron SW, Finot MA, Minadeo J, Baud FJ (1999) Relation of body position at the time of discovery with suspected aspiration pneumonia in poisoned comatose patients. Crit Care Med 27: 745–748

Bandla HP, Davis SH, Hopkins NE (1999) Lipoid pneumonia: a silent complication of mineral oil aspiration. Pediatrics 103: E19

Carron JD, Derkay CS (2000) Potpourri aspiration presenting as tension pneumothorax. Am J Otolaryngol 21: 349–351

Endlicher E, Furst A, Strotzer M, Messmann H, Kerner T, Scholmerich J, Lock G (1999) »Cardiomegaly and pneumonia« – a misdiagnosis in long-standing achalasia. Dtsch Med Wochenschr 124: 386–390

Franquet T, Gimenez A, Roson N, Torrubia S, Sabate JM, Perez C (2000) Aspiration disease: findings, pitfalls, and differential diagnosis. RadioGraphics 20: 673–685

Schmidt H, Manegold BC (2000) Foreign body aspiration in children. Surg Endosc 14: 644–648

Wunsch R, Wunsch G, Darge K (1999) Foreign body aspiration. Radiologe 39: 467–471

Günter Luska

Nach topographisch anatomischen und klinischen Aspekten werden Lungenembolien in vier Grundtypen eingeteilt:
- akute Makroembolie mit Verschluss des Pulmonalishauptstammes, einer Haupt- oder mehrerer Segmentarterien in beiden Lungenflügeln,
- subakute Makroembolie mit Befall der Lappen-, Segment- oder Subsegmentarterien,
- periphere Makroembolie mit Befall der kleineren Lungenarterien,
- Mikroembolie mit Verschluss der Arteriolen und Lungenkapillaren.

Auf konventionellen Röntgenbildern gibt es keine sicheren diagnostichen Kriterien einer Lungenembolie, zumal wenn sie im Liegen auf der Intensivstation angefertigt worden sind. Das Westermarksche Zeichen, der Kalibersprung zwischen der embolisch verlegten Arterie und den nachfolgenden Gefäßen, Prominenz der zentralen Pulmonalarterien (Fleischner-Zeichen), pleuraständige Areale erhöhter Dichte (Hampton-Hump), sowie die Transparenzsteigerung des von der Perfusion ausgeschalteten Lungenareals sind auf Liegendaufnahmen sehr schwer zu erkennen (◨ Abb. 7.58 a,b).

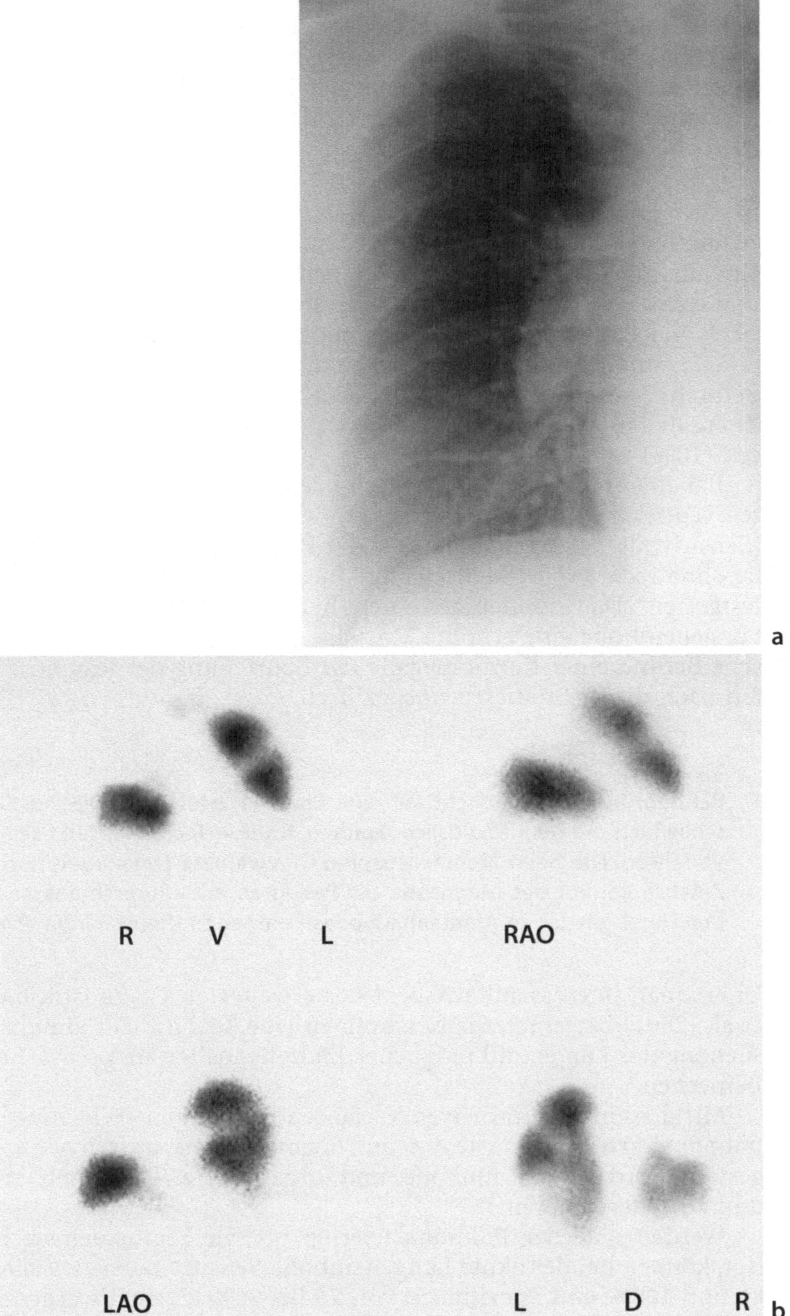

◼ **Abb. 7.58. a** Kalibersprung zwischen Stamm der rechten Pulmonalarterie und Segmentarterien infolge Lungenembolie (Westermarksches Zeichen). **b** Im Szintigramm Perfusionsausfall im rechten Oberlappen

Daher sind *indirekte Röntgenzeichen* bei Verdacht auf Lungenembolie mit besonderer Aufmerksamkeit zu beachten. Bei diesen allerdings nicht emboliespezifischen Zeichen handelt es sich um

- einen Zwerchfellhochstand auf der kranken Seite
- Plattenatelektasen in den Unterfeldern
- sowie einen basalen Pleuraerguss.

In einer internationalen prospektiven Studie, über die Elliot et al. (2000) berichtet haben, wurden 2 454 Patientendaten mit dem Ziel ausgewertet, Sensitivität und Spezifität von abnormen radiographischen Thoraxbefunden und echocardiographisch nachgewiesenen Hypokinesien des rechten Ventrikels bei Patienten mit Lungenembolie zu untersuchen. In 95% der Fälle (2.322) waren Thoraxaufnahmen verfügbar. Die häufigsten pathologischen Befunde waren Vergrößerung des Herzens (27%), Pleuraerguss (23%), Zwerchfellhochstand (20%), erweiterte Pulmonalarterien (19%), Atelektasen (18%) und Infiltrate (17%).

Bei einem echokardiographisch nachgewiesenem hypokinetischen rechten Ventrikel wurde eine Herzvergrößerung in 48% der Patienten (149/309) (Sensitivität 0,48%) und bei 37% der Patienten (178/485) eine Kardiomegalie ohne rechts ventrikuläre Hypokinesie (Spezifität 0,63%) radiographisch festgestellt. Da Patienten mit einem hypokinetischen rechten Ventrikel nach Lungenembolie eine erhöhte Mortalitätsrate aufweisen, ist der radiographische Befund einer Kardiomegalie zur Beurteilung der Prognose des Patienten nach dieser Studie zu unspezifisch.

> **❗ Merke**
>
> **Bei begründetem Verdacht auf eine Embolie erfolgt die Diagnostik heute ausschließlich mit dem (Multislice-)Spiral -CT. Diese Technik ersetzt szintigraphische Verfahren. Die beim Mehrzeilenspiral-CT verkürzte Datenaquisition entlang der Z-Achse kommt der Diagnostik bei Patienten mit eingeschränkter Lungenfunktion durch die kurze Atemanhaltephase entgegen (Remy-Jardin et al. 2002).**

Über einen interessanten Aspekt der erweiterten Diagnostik haben Müller et al. (2001) berichtet. Sie beschreiben eine Technik zur simultanen Untersuchung der Lunge und möglicher Emboliequellen in V.-cava-Becken- oder Beinvenen.

Mit diesem nichtinvasiven Verfahren bei adäquater Technik können die pulmonal-arteriellen Äste bis auf Segmentebene ausreichend genau dargestellt werden, um Embolie und organisierte Thromben zu erkennen und zu differenzieren.

Werden Äste der Pulmonalarterien bis zur Segmentebene berücksichtigt, können bei der akute Lungenembolie Sensitivitäten zwischen zwischen 86 und 100% und Spezifitäten von 76 bis 96% erreicht werden (Roberts et al. 1997, van Rossumt et al. 1998; Herbold 2002). Im Vergleich zwischen Single-Slice und Multi-Slice-CT haben Raptopoulos et al. (2001) die Pulmonalarterien in eine zentrale, mittlere und periphere Zone unterteilt und die Erkennbarkeit von Embolien verglichen. In der zentralen Zone fanden sie keine Unterschiede, in der mittleren und peripheren Zone war die Detektierung aber signifikant besser.

Lungeninfarkte sind meist inkomplett und damit reversibel. Infolge hämorrhagischer Durchtränkung des Alveolarraumes und des Lungengerüstes tritt eine flüchtige 2–4 Tage anhaltende unscharfe Verdichtungszone auf. Sie ist von Lungeninfiltraten anderer Genese nicht zu unterscheiden (◘ Abb. 7.59 a, b).

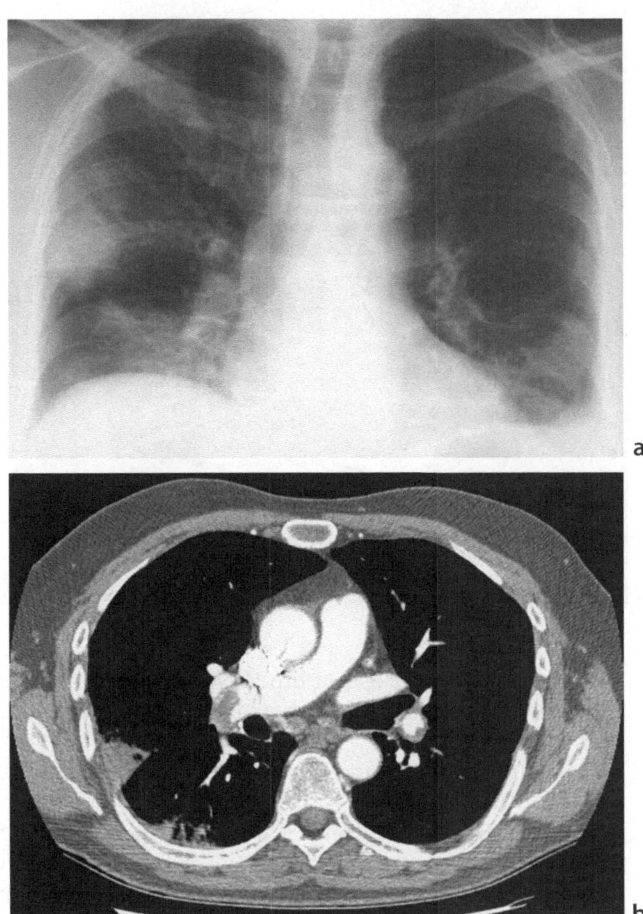

◘ Abb. 7.59 a–d. Lungenembolie, Infarktpneumonie. **a** Thoraxübersicht: dreieckförmig angeordnetes pleuranahes Infiltrat: rechtes Mittelfeld, segmentale Verschattung: rechtes Unterfeld. **b** CT: embolische Aussparung, rechte Pulmonalarterie, Embolus in der linken Basalarterie. Infarktpneumonie in den betroffenen Segmenten (**c** Lungenfenster, **d** MIP)

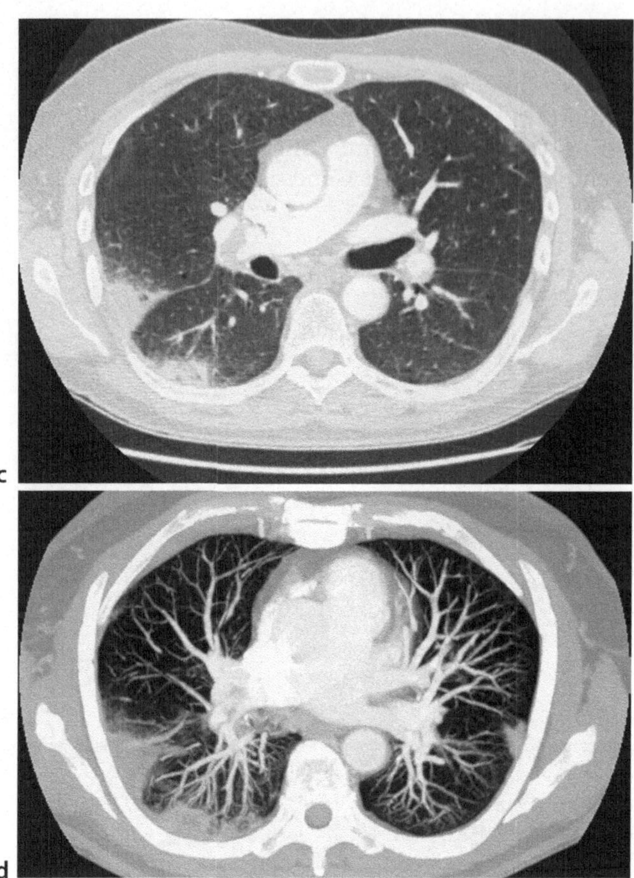

c

d

◙ Abb. 7.59 c, d.
(Legende s. S. 183)

Dagegen kommt es bei einem kompletten Infarkt nach dem hämorrhagischen Stadium zur Gewebsnekrose und narbigen Ausheilung nach 3–5 Wochen.

Mikroembolien durch Thrombozytenagglutination nach Schock, schwerem Trauma, Blutung, Verbrennung, lang dauerndem chirurgischem Eingriff, Fett- oder Ölembolie können röntgenologisch ebenfalls nicht direkt nachgewiesen werden. Zwei bis drei Tage nach dem Ereignis können unscharfe diffus verteilte flächenhafte Verschattungen resultieren (Schneegestöber), die sich nach 10 Tagen langsam wieder zurückbilden.

Literatur zu Unterkapitel 7.8

Elliott CG, Goldhaber SZ, Visani L, DeRosa M (2000) Chest radiogrphs in acute pulmonary embolism. Results from the International Cooperative Pulmonary Embolism Registry. Chest 118(1): 33–38

Herbold CJ (2002) Spiral computed tomography of pulmonary embolism. Eur Respir J Suppl 35: 13s–21s

Muller C, Kopka L, Funke M, Funke C, Grabbe E (2001) Diagnosis of lung embolism and underlaying venous thrombosis in multi-slice spiral CT. Rofo Fortschr Geb Röntgenstr 173(6): 528–535

Raptopoulos V, Boiselle PM (2001) Multi-detector row spiral CT pulmonary angiography: comparison with single-detector row spiral CT. Radiology 221(3): 606–613

Remy-Jardin M, Tillie-Leblond I, Szapiro D, Ghaye B, Cotte L, Mastora I, Delannoy V, Remy J (2002) CT angiography of pulmonary embolism in patients with underlying respiratory disease. Impact of multislice CT on image quality and negative predictive value. Eur Radiol 12(8): 1971–1978

Roberts HC, Kauczor H, Pitton MB, Schweden F, Thelen M (1997) The algorithm of imaging diagnostics of pulmonary embolism – time for a new definition? Fortschr Röntgenstr 166(6): 463–474

Van Rossum AB, Pattynama PM, Mallens PM, Hermans J, Heijerman HG (1998) Can helical CT replace scintigraphy in the diagnostic process in suspected pulmonary embolism? A retrospective-prospective cohort study focusing on total diagnostic yield. Eur Radiol 8(1): 90–96

Lars Schwarze

Etwa 10% aller Unfallverletzungen gehen mit einem Thoraxtrauma einher. Bei polytraumatisierten Patienten beträgt der Anteil begleitender Thoraxverletzungen sogar über 60% mit einer Letalität von 35% (Greene 1990). Nach der Erstversorgung akut lebensbedrohlicher Zustände und der Wiederherstellung der kardiorespiratorischen Funktionen ist es im Rahmen der Erstbeurteilung des Thoraxtraumas Aufgabe der radiologischen Diagnostik, potenziell lebensbedrohliche Verletzungen zu erkennen und einer raschen Therapie zuzuführen.

Nach wie vor ist die Thoraxübersichtsaufnahme bei Patienten mit erheblichen Oxygenierungsproblemen, bei Verdacht auf einen Spannungspneumothorax sowie zur Kontrolle der Tubus- und Katheterlagen das primäre bildgebende Verfahren (◘ Tabelle 7.7). Die weitere Abklärung von Thoraxverletzungen bei polytraumatisierten Patienten sollte durch ein thorakales CT erfolgen. Mit Einführung der Mehrschicht-CT (MSCT) hat sich die Ganzkörper-MSCT-Untersuchung (◘ Tabelle 7.8) zur dominierenden Modalität in der Diagnostik polytraumatisierter Patienten entwickelt. Lungenkontusionen, Pneumo-/Hämatothoraces und Mediastinalverletzungen können ebenso wie Katheterfehllagen deutlich besser und frühzeitiger erfasst werden. Zusätzlich können mit Hilfe von zwei- und dreidimensionalen Rekonstruktionen Verletzungen der Gefäße und des Skelettsystems multidirektional visualisiert und mit hoher Sensitivität und Spezifität nachgewiesen werden.

Untersuchungen von Rieger et al. (2002) zeigten eine vollständige diagnostische Übereinstimmung zwischen Thoraxaufnahme und MSCT in nur 4% der Verletzungen, 18% der Läsionen wurden ausschließlich in der CT nachgewiesen, relevante Zusatzinformationen hinsichtlich des Verletzungsausmaßes fanden sich in 78% der Thoraxtraumen.

Die Ganzkörper-MSCT-Untersuchung einschließlich der Umlagerungszeiten benötigt mit einem eingespielten Traumateam etwa 15 min, zusätzlich werden für die Bildnachverarbeitung nochmals etwa 15 min benötigt (Rieger et al. 2002).

◙ Tabelle 7.7. Integration der bildgebenden Diagnostik in den Schockraumalgorithmus. (Nach Klöppel et al. 2002)

	Inhalt	Klinische Untersuchung	Bildgebende Diagnostik	Therapie
Phase Alpha (1 min)	Lebensrettende Sofortmaßnahmen	Erfassen der Vitalparameter		A-B-C-Maßnamen
Phase Bravo (5 min)	Diagnose und Therapie akut lebensbedrohlicher Verletzungen	Erfassen der lebensbedrohlichen Verletzungen	**Thorax a.p., Notsonographie**	Tubus? Thoraxdrainage? ZVK?
Phase Charlie (30 min)	Primärdiagnostik nach Organalgorithmen	Ganzkörperuntersuchung	**MSCT**	
Phase Delta (>30 min)	Komplettierung der Diagnostik und Therapie	Bronchoskopie, 12-Kanal-EKG	**Skelettröntgen**	Op? Intensivstation?

◙ Tabelle 7.8. Untersuchungstechnik Mutislice-CT

	Modus	Kollimation	Bildberechnung	RI	KM
CCT (120 kV; 210 mAs)	axial	4×1,25 mm	5 mm	5 mm	nativ
HWS (120 kV; 120 mAs)	helikal, P3	4×1,25 mm	1,25 mm	0,8 mm	nativ
Thorax (120 kV; 120 mAs)	helikal, P6	4×2,5 mm	2,5 mm	1,5 mm	120 ml 3 ml/s Delay 30 s
Abdomen (120 kV; 160 mAs)	helikal, P6	4×2,5 mm	2,5 mm	1,5 mm	Delay 70 s

Zur Beurteilung der knöchernen Strukturen des Schädels, der BWS, der LWS und des Thoraxskeletts werden die Bilddaten der CCT, der Thorax und Abdomen-CT zusätzlich mit einem Knochenkernel berechnet. Bei Gesichtsschädel-, Wirbelsäulen- und Beckenfrakturen werden ggf. ergänzende Serien mit einer Schichtkollimation von 1,25 mm und einem Rekonstruktionsinkrement (RI) von 0,6 mm angefertigt. **Aufenthaltsdauer im CT: etwa 15 min Bildrekonstruktion und -nachbearbeitung: etwa 15 min.**

7.9.1 Ätiologie und Pathogenese

Stumpfe Thoraxtraumata sind zu etwa 75% durch Verkehrsunfälle, zu 18% durch Stürze aus großer Höhe und zu 7% durch Arbeitsunfälle verursacht. Die *Übertragung der kinetischen Energie* erfolgt beim stumpfen Trauma durch:

- direkte Gewalteinwirkung
- Akzelerations- und Dezelerationskräfte
- Kompressionskräfte
- Dekompressionskräfte.

Folgen direkter Gewalteinwirkung sind Frakturen und Weichteilkontusionen. Bei Dezelerations- und Akzelerationstraumata kommt es durch unterschiedliche Gewebedichten, Volumina und Fixierungen zu Scher- und Torsionskräften mit Einrissen oder Zerreißungen des Lungenparenchyms und der mediastinalen Strukturen (Gerblich u. Kleinerman 1977). Nach rascher Kompression der Thoraxwand entwickeln sich breite Schockwellen, die durch Reflexion an Grenzflächen, z. B. der alveolokapillären Membran, zu einer umschriebenen Energiefreisetzung mit lokaler Zerstörung der Lungenstruktur führen. Während der anschließenden Dekompression kann es infolge einer übermäßigen Expansion der Alveolen ebenfalls zu Parenchymrupturen kommen.

7.9.2 Verletzungen des Lungenparenchyms

Kontusion

Lungenkontusionen sind die häufigsten traumatischen Lungenveränderungen und finden sich bei 30–60% aller Patienten (Galanski u. Chavan 1999). Sie entwickeln sich meistens peripher und häufig in direkter Nachbarschaft von Rippen, Wirbelkörpern, dem Herzen oder der Leber (Ratliff et al. 1971).

Durch eine *Schädigung der alveolokapillären Membran* kommt es zur Ausbildung eines interstitiellen Ödems und zur Einblutung in die Alveolen. Radiologisch zeigen sich unscharf begrenzte, nicht-segmentale Fleckschatten, die innerhalb der ersten 6–8 h auftreten und sich in 3–10 Tagen zurückbilden (Greene 1987a; ❑ Abb. 7.60, 7.61). Die endgültige Ausdehnung der Kontusionen wird in den ersten Thoraxübersichtsaufnahmen häufig unterschätzt, so dass bei entsprechendem Trauma engmaschige Kontrollen notwendig sind (Blair et al. 1971). Eine frühzeitige Erfassung insbesondere auch basaler Kontusionen ist wesentlich sensitiver in der CT möglich (Trupka et al. 1997). Parenchymverdichtungen ohne Rückbildungstendenzen innerhalb von 10–14 Tagen sind untypisch für unkomplizierte Kontusionen. Differenzialdiagnostisch muss in diesen Fällen an traumatische Hämatozelen, Aspirationen, nosokomiale Pneumonien und ein ARDS gedacht werden.

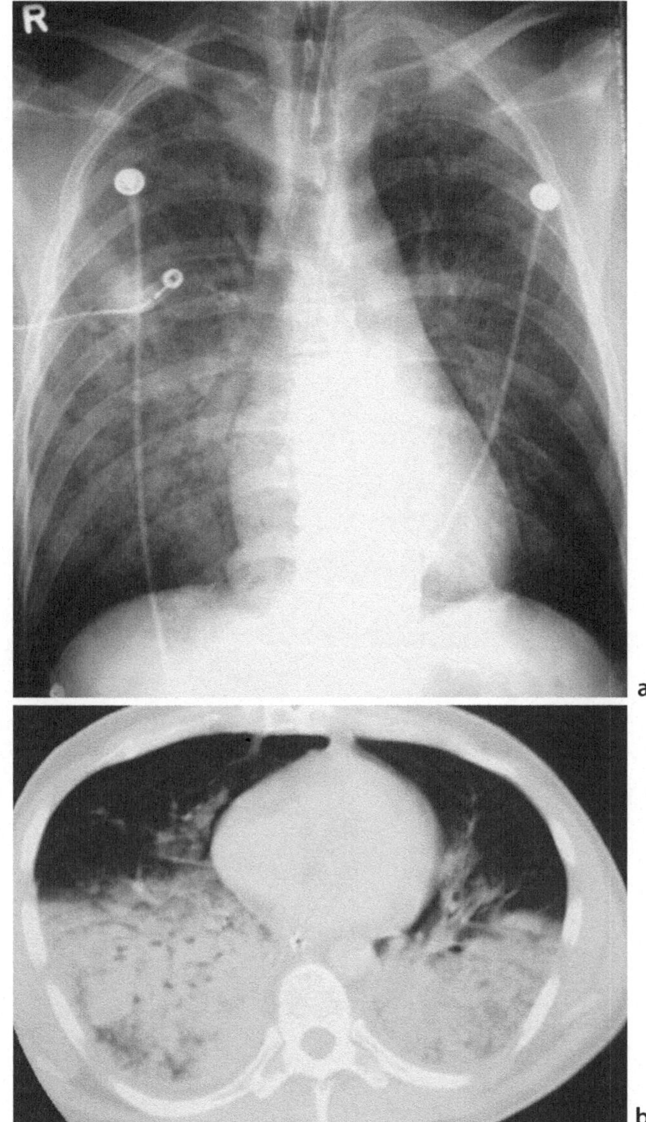

Abb. 7.60 a, b. Hämorrhagisches Ödem und interstitielles Emphysem am Unfalltag einer Lungenkontusion. **a** Thoraxübersichtsaufnahme, **b** Thorax-CT

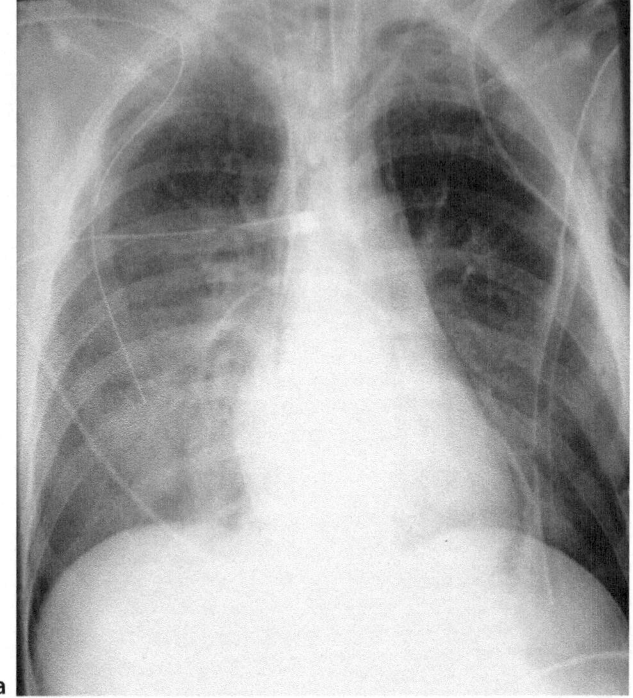

◘ Abb. 7.61 a–c. Der selbe Patient, 3. Tag. **a** Thoraxübersichtsaufnahme mit hämorrhagischem Ödem, **b** CT mit hämorrhagischem Ödem in den abhängigen Partien, **c** Pneumomediastinum

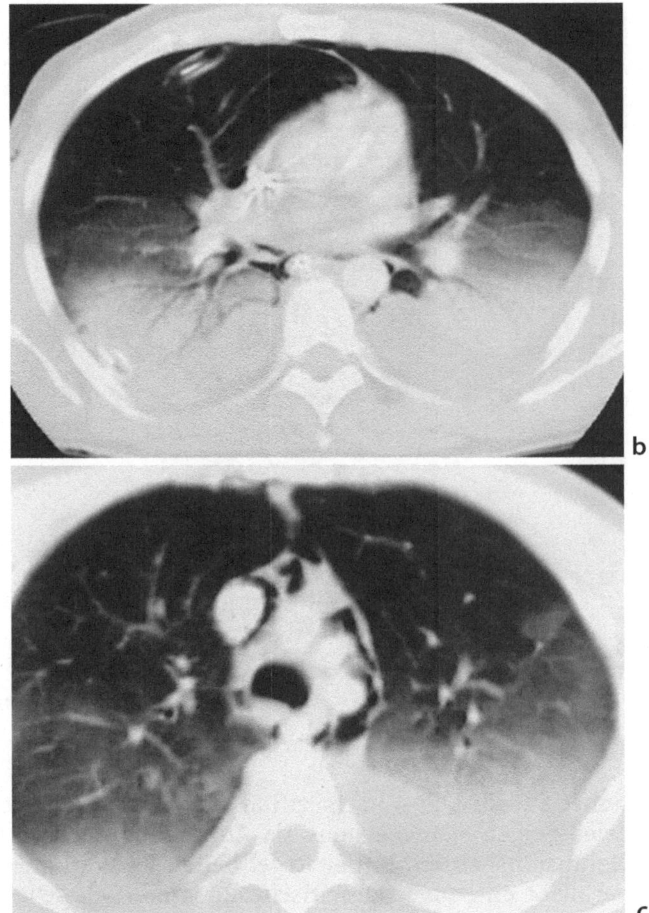

b

c

◨ Abb. 7.61 b, c
(Legende s. S. 190)

Lazeration

Pathomechanisch entsteht bei einem stumpfen oder spitzen Thoraxtrauma zunächst ein schlitz- oder sternförmiger Parenchymriss, der sich durch die elastischen Rückstellkräfte der Lunge sofort in einen ellipsoiden oder kugelförmigen Hohlraum umwandelt. Einblutungen in den präformierten Raum führen anschließend zur Ausbildung einer *Hämatozele*. Bei begleitenden Verletzungen des Bronchialsystems kann es zur Ausbildung einer Pneumatozele oder Hämatopneumatozele kommen.

Typischer radiologischer Befund der Lazeration ist eine ovaläre, relativ scharf begrenzte, etwa 2–5 cm große Verschattungen mit möglichen zusätzlichen Aufhellungen oder Spiegelbildungen bei Hämatopneumozelen (◨ Abb. 7.62). Der Befund ist anfänglich häufig durch begleitende Kontusionen oder einen Hämatothorax überlagert und zeigt sich deutlich erst nach deren Rückbildung. Eine überlagerungsfreie Darstellung ist in der CT mit

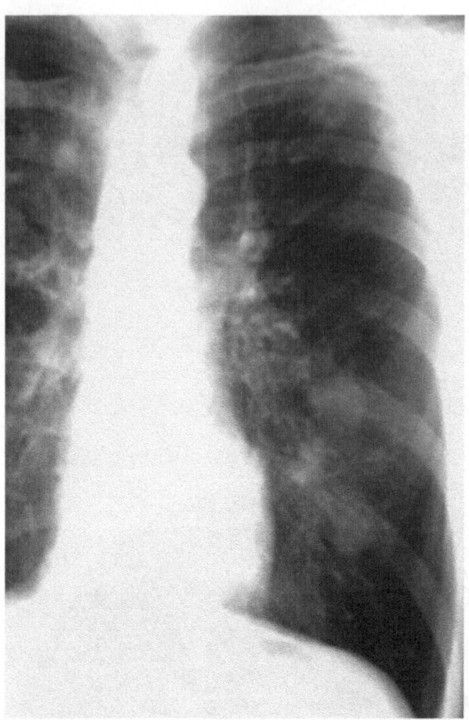

◘ Abb. 7.62. Ovalärer Kontusionsherd im linken Unterlappen

hoher Sensitivität und Spezifität möglich (Wagner et al. 1988). Pneumatozelen zeigen sich meistens als Aufhellung des Parenchyms innerhalb von Kontusionsherden. In der Regel heilen Lazerationen vollständig aus, selten verbleibt eine posttraumatische Pneumatozele. Die Resorption des Hämatoms erfordert jedoch im Vergleich zur Kontusion (10–14 Tage) etwa 3 bis 7 Wochen (Uffmann et al. 1998).

Atelektasen

Nach einem Thoraxtrauma treten häufig infolge einer flachen Atmung (bedingt durch Schmerzen und eine Zunahme der Lungencompliance), durch Bronchusobstruktionen oder durch eine Schädigung des Surfactant Atelektasen auf (Pison et al. 1989).

Während sich *Lobäratelektasen* aufgrund ihres typischen Röntgenbefundes (homogene, scharf begrenzte Verschattungen, Auslöschung der Gefäßzeichnung, Mediastinalverlagerung, Zwerchfellhochstand) meistens gut erkennen lassen, ist eine Differenzierung zwischen *Segmentatelektasen*, alveolären Verdichtungen und pleuralen Veränderungen häufig in der Liegendaufnahme nicht möglich. In Zweifelsfällen und bei therapierefraktären Befunden ist eine weitere Abklärung durch CT oder Bronchoskopie erforderlich.

Aspiration

Durch Bewusstseinsverlust, Intubation und Reanimation besteht Aspirationsgefahr. Radiomorphologisch unterscheiden sich Aspirationen nicht wesentlich von Lungenkontusionen oder Pneumonien. Die Anordnung der oft grobfleckigen Verschattungen hängt von der Lage des Patienten zum Zeitpunkt der Aspiration ab. Am häufigsten sind die dorsobasalen Lungenanteile betroffen. Während Lungenveränderungen nach Aspiration und Kontusion in der Regel schon am 1. Tag nachzuweisen sind, müssen sich pneumonische Infiltrate erst entwickeln und spielen somit differentialdiagnostisch erst ab dem 3. Tag eine Rolle (Stender 1988).

ARDS

Mögliche *Ursachen* eines ARDS nach schwerem Thoraxtrauma sind:
- ausgeprägte Lungenkontusionen
- massive Weichteilverletzungen
- Massentransfusionen
- Aspirationen
- hypovolämischer Schock
- Verbrauchskoagulopathie.

Durch eine Vielzahl von toxischen Mediatoren kommt es zu einer Schädigung der alveolokapillären Membran mit Ausbildung eines interstitiellen und alveolären Ödems. Allein durch die Thoraxübersichtsaufnahme ist die Diagnose eines ARDS meistens nicht möglich. Die diffusen Verschattungen des ARDS lassen sich nicht von denen bei massiven Kontusionen, kardiogenem Ödem, diffuser Infiltration oder Aspiration unterscheiden (Greene 1987b). Ein eingeschränkter Gasaustausch und diffuse Lungenverschattungen, die länger als eine Woche persistieren, deuten auf ein Atemnotsyndrom hin.

7.9.3 Pleuraverletzungen

Pneumothorax

Ein Pneumothorax entwickelt sich bei etwa 20% der stumpfen Thoraxtraumata und tritt häufig zusammen mit einem Hämatothorax auf (Glinz 1985). Begleitende Rippenfrakturen findet man bei etwa 70% aller Patienten.

Während die Diagnose eines ausgeprägten Pneumothorax auch in der Liegendaufnahme unproblematisch ist, lassen sich geringer ausgeprägte anteromedial, subpulmonal oder kostophrenisch gelegene Befunde nur schwer erkennen. Bis zu 30% der im CT erfassten Pneumothoraces entgehen der Primärdiagnostik. Ein klinisch relevanter ventraler Pneumothorax ist bei sorgfältiger Analyse meistens auch auf der Liegendaufnahme an typischen Röntgenzeichen zu erkennen (▶ s. Abschn. 7.2).

Ein *Spannungspneumothorax* kann sich unter maschineller Beatmung entwickeln, wenn durch eine ventilartige Läsion Atemluft während der Inspiration in den Pleuraraum gelangt, die bei Exspiration nicht entweichen kann. Der zunehmende intrapleurale Druck führt zu einer Mediastinalverlagerung zur kontralateralen Seite mit Kompression der noch intakten Lunge und zu einem ipsilateralen Zwerchfelltiefstand.

Merke
Bei einer »Versteifung« der Lunge durch ausgedehnte Lungenkontusionen und kontinuierlich positiven Beatmungsdruck können die radiologischen Zeichen eines Pneumothorax sehr dezent ausgebildet sein oder sogar völlig fehlen.

Hämatothorax

Verletzungen des Lungenparenchyms (Kontusion, Lazeration) oder des extrapleuralen Raumes führen zur Ausbildung eines Hämatothorax mit einer Häufigkeit von etwa 50%. Während Parenchymblutungen durch Retraktion des Lungengewebes rasch sistieren, treten nach Verletzungen der Interkostalarterien, der Mediastinalgefäße (A. mammaria, A. phrenica etc.) oder der Aorta massive Blutungen auf. Differentialdiagnostisch ist in der frühen Phase an eine Zwerchfellruptur oder Atelektasen zu denken, zu späterem Zeitpunkt an ein Pleuraempyem oder – sehr selten – einen Chylothorax. Die typischen Röntgenzeichen des Hämatothorax entsprechen denen pleuraler Verschattungen anderer Genese (▶ s. Abschn. 7.3).

7.9.4 Verletzungen der Thoraxwand

Emphysem

Weichteilemphyseme können sich zum einen nach offenen Weichteilverletzungen, zum anderen infolge eines Pneumothorax oder Pneumomediastinums entwickeln. Die häufigste Ursache ist eine Verletzung der viszeralen und parietalen Pleura im Rahmen von Rippenfrakturen. Klinisch und therapeutisch sind die Befunde meistens belanglos, durch das Emphysem können jedoch pleuropulmonale Verletzungen verdeckt werden. Ein massives, rasch progredientes und therapierefraktäres Emphysem bedarf einer weiteren diagnostischen Abklärung zum Ausschluss einer bronchopulmonalen Fistel.

Rippenfrakturen

Rippenfrakturen sind typische Verletzungen nach einem Thoraxtrauma und finden sich bei über 50% der Patienten. Am häufigsten betroffen sind die lateralen Abschnitte der 4.–9. Rippe (◘ Abb. 7.63). Die ersten 3 Rippen werden durch die knöchernen und muskulären Strukturen des Schultergürtels geschützt.

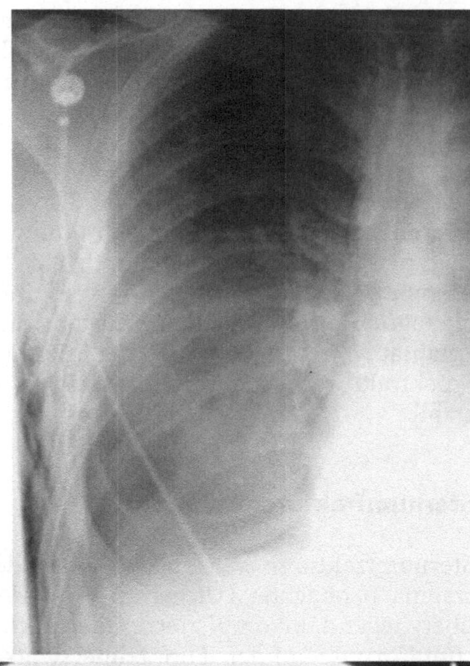

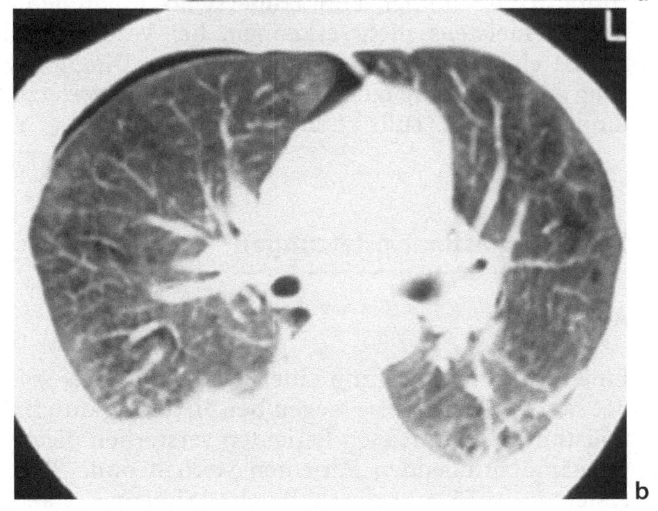

◘ Abb. 7.63. a Rippenserienfraktur rechts im Thoraxübersichtsbild, b ventraler rechtsseitiger Pneumothorax in der CT

> **⚠ Merke**
> Frakturen der oberen Thoraxapertur setzen eine erhebliche kinetische Energie voraus und können mit Gefäßverletzungen, Plexusläsionen und Mediastinalverletzungen assoziiert sein. Frakturen der unteren 3 Rippen sind häufiger mit Verletzungen der Milz, der Leber und der Nieren vergesellschaftet.

Bei fehlender Dislokation sind Rippenfrakturen auf der Thoraxübersichtsaufnahme häufig nicht erkennbar oder werden in ihrem Umfang unterschätzt. Typische direkte und indirekte Frakturzeichen sind:

- Aufhellungs- oder Verdichtungslinie
- Konturunterbrechungen und Stufenbildungen
- Weichteilschatten durch das Frakturhämatom
- Pneumo- oder Hämatothorax
- Thoraxwandemphysem.

Die schwerwiegendste Form der Thoraxwandverletzung, der *instabile Thorax*, entsteht durch eine Stückfraktur von mindestens 3 Rippen. Der Frakturtyp ist gekennzeichnet durch ein Thoraxwandsegment mit paradoxer Atembeweglichkeit. Infolge der respiratorischen Insuffizienz und der begleitenden intrathorakalen Verletzungen ist ein instabiler Thorax mit einer Letalität von fast 30% behaftet. Radiologisch sind außer den typischen Stückfrakturen auch Serienfrakturen von mehr als 5 Rippen potenziell instabil.

Sternumfrakturen

Sternumfrakturen werden bei 3–10% der Patienten mit stumpfem Thoraxtrauma beobachtet (Uffmann et al. 1998; Galanski 1999). Es finden sich überwiegend unkomplizierte Querfrakturen am Übergang vom Manubrium zum Korpus. Auf den Thoraxübersichtsaufnahmen lässt sich eine Sternumfraktur meistens nicht erkennen, bei Verdachtsfällen empfiehlt sich zunächst eine ergänzende sonographische Diagnostik. Zur weiteren Abklärung auch in Bezug auf mediastinale Begleitverletzungen ist die CT die Methode der Wahl (Hills et al. 1993).

7.9.5 Mediastinalverletzungen

Aorta

Eine *Aortenruptur* ist mit einer Letalität von 80–90% verbunden und befindet sich typischerweise wegen der Fixierung durch das Lig. Botalli am Aortenisthmus. Die meisten Patienten versterben direkt am Unfallort. Von den primär überlebenden Patienten sterben ohne Therapie etwa 50% in den ersten 24 h, 75% in der 1. Woche (Simeone et al. 1981). Klinisch können

Dyspnoe, retrosternale Schmerzen, Herzrhythmusstörungen, Hämoptysen, Blutdruckdifferenz (zwischen rechtem und linkem Arm bzw. zwischen oberer und unterer Extremität), ein kardiogener Schock oder eine Schwellung am Hals auftreten.

Das wichtigste radiologische Zeichen für eine Aortenruptur ist die *Verbreiterung des oberen Mediastinums*. Bei 70% der traumatischen Aortenrupturen findet man eine Erweiterung des Mediastinums auf mehr als 8 cm. Die Spezifität dieses Zeichens ist jedoch sehr gering (10–20%), da eine Mediastinalverbreiterung viele Ursachen haben kann (Verletzung mediastinaler Gefäße, Frakturhämatom, Aortenelongation, vorbestehende Erkrankungen etc.). Nicht selten wird sie durch die Aufnahmetechnik (Vergrößerung, Rotation, Exspirationsaufnahme etc.) nur vorgetäuscht. Neben der Mediastinalverbreiterung gibt es eine Vielzahl von nativradiologischen Befunden (◘ Tabelle 7.9), die auf eine Aortenruptur bzw. ein mediastinales Hämatom hinweisen (◘ Abb. 7.64).

◘ Tabelle 7.9. Art und Häufigkeit nativradiologischer Befunde bei Aortenruptur. (Nach Galanski u. Chavan 1999)

Befund	Häufigkeit (%)
Mediastinalverbreiterung >8 cm	70
Trachealtubusverlagerung nach rechts	63
Ösophagussondenverlagerung nach rechts	50
Kaudalverlagerung des linken Hauptbronchus	40
Verkleinerter Karinawinkel	65
Obliteration von Aortenbogen und/oder Aorta descendens	55/65
Extrapleurale Blutung über der linken Lungenspitze, Apical-Cap-Zeichen	65
Verbreiterter rechter Paratrachealstreifen	53
Verlagerung der rechten/linken Paravertebrallinie	33/35
Hämatothorax links	35
Fraktur der 1. Rippe	16

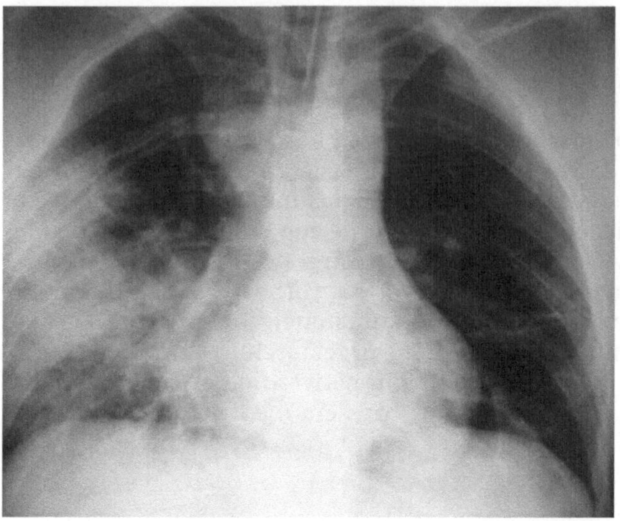

◘ Abb. 7.64. Hämatothorax, mediastinales Hämatom

Besteht klinisch oder radiologisch der Verdacht auf eine Aortenruptur, sollte die weitere Abklärung bei hämodynamisch stabilen Patienten durch eine CT erfolgen. Die *Spiral-CT* ist im Vergleich zur Aortographie wenig invasiv und schneller durchführbar (Gavant et al. 1995; Mirvis et al. 1996). Sie kann nach Kontrastmittelgabe sowohl das mediastinale Hämatom als auch die Blutungsquelle mit hoher Treffsicherheit nachweisen. Nicht eindeutige Befunde bedürfen einer weiteren Diagnostik durch eine *Aortographie* oder eine *transösophageale Echokardiographie (TEE)*. Bei hämodynamisch instabilen Patienten mit positiven radiologischen Zeichen ist auch eine Notfall-TEE zum Nachweis der aortalen Intimaläsion ausreichend, um eine Operationsindikation zu stellen. Ist die nicht-invasive Diagnostik jedoch unsicher, bleibt eine Aortographie unumgänglich.

Tracheobronchialsystem

Verletzungen des Tracheobronchialbaumes sind selten und setzen ein erhebliches Trauma voraus. Die Mehrzahl der Rupturen (70–80%) betrifft die ersten 2–3 cm der Stammbronchien distal der Karina. Der rechte Hauptbronchus ist häufiger betroffen als der linke (Symbas 1992).

Als unspezifische Röntgenbefunde finden sich ein therapierefraktärer Pneumothorax, ein Mediastinal- und/oder Weichteilemphysem, ein interstitielles Emphysem und therapierefraktäre progrediente Atelektasen (◘ Abb. 7.65). Bei einem kompletten Bronchusabriss kann die Lunge infolge der Schwerkraft nach dorsokaudal absinken (»fallen lung sign«; Kumpe 1970). Der direkte Nachweis des Bronchuseinriss kann durch eine CT gelingen, auf der Thoraxaufnahme ist die Rupturstelle fast nie darstellbar. Die definitive

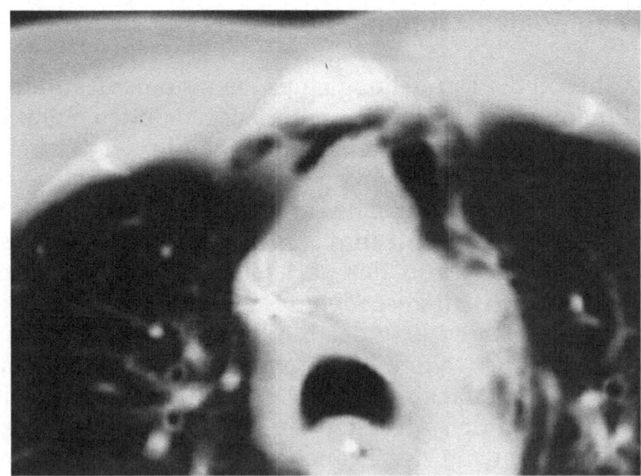

□ Abb. 7.65. Mediastinales Emphysem nach Bronchusruptur

Abklärung einer Verletzung des Tracheobronchialsystems erfolgt durch die *Bronchoskopie*.

Herz

Infolge eines Thoraxtraumas kann es zu Rupturen oder Kontusionen des Perikards, des Myokards, der Koronarien und der Chordae tendineae bzw. der Papillarmuskeln kommen. Sternumfrakturen und parasternale Rippenfrakturen sind indirekte Hinweise auf eine Herzkontusion. Die diagnostische Abklärung ist mithilfe der Echokardiographie und der Elektrokardiographie möglich. In der CT lässt sich ein Hämoperikard direkt nachweisen, bei einer gleichzeitig bestehenden Einflussstauung finden sich zusätzlich eine weite V. cava sowie weite Nieren- und Lebervenen mit einem periportalen Lymphödem (Goldstein et al. 1989).

Ösophagus

Ösophagusverletzungen nach penetrierendem Thoraxtrauma sind meistens zervikal gelegen, Perforationen nach stumpfem Trauma sind in der Regel iatrogen bedingt. Die Röntgensymptomatik entspricht der bei tracheobronchialen Verletzungen. Zur weiteren Abklärung eignen sich Kontrastuntersuchungen der Speiseröhre mit wasserlöslichem nichtionischem Kontrastmittel oder die Endoskopie.

Pneumomediastinum

Während die Darstellung eines Pneumomediastinum auf Thoraxübersichtsaufnahmen im Liegen nur bei ausgedehnten Befunden möglich ist, lassen
sich mediastinale Luftansammlungen in der CT bei etwa 10% aller Patienten nach einem stumpfen Thoraxtrauma nachweisen (Bejvan u. Godwin
1996). Tracheobronchiale- und Ösophagusrupturen führen zu einem direkten Austritt von Luft in das Mediatinum. Im Rahmen eines Pneumothorax
kann ein Einriss in der parietalen Pleura zu einem Pneumomediastinum
führen. Auch ein ausgedehntes subkutanes Emphysem nach Rippenfrakturen kann sich entlang der Bindegewebssepten bis in das Mediastinum aus-
dehnen. Eine weitere häufig unbekannte Ursache für ein Pneumomediastinum ist der Macklin-Effekt (Macklin 1939). Hierbei kommt es infolge von
Einrissen in den Alveolen zur Ausbildung eines interstitiellen Emphysems,
das sich entlang des bronchovaskulären Bündels bis in das Mediastinum
ausbreiten kann. Beweisend für das Vorliegen eines Macklin-Effekts sind interstitielle Luftansammlungen entlang des bronchovaskulären Bündels in
der CT (Wintermark u. Schnyder 2001). Nach stumpfem Thoraxtrauma fanden Wintermark u. Schnyder (2001) bei 39% der Patienten einen Macklin-
Effekt , in 19% sogar als einzige Ursache für das Pneumomediastinum, tra-
cheobronchiale Läsionen wurden nur bei 10% der Patienten gefunden.

7.9.6 Zwerchfellruptur

Zwerchfellrupturen sind eine Ausnahme. Verletzungen nach penetrierendem Trauma vernarben in der Regel ohne Komplikationen. Sie treten bei
etwa 5% aller stumpfen Bauchtraumata und nach stumpfem Thoraxtrauma
in noch geringerer Zahl auf. Zwerchfellrupturen befinden sich, infolge einer
embryologisch bedingten Strukturschwäche, am häufigsten im posterolate-
ralen Anteil des Diaphragmas (Rizoli et al. 1994). Die meisten Studien zeigen eine höhere Inzidenz für linksseitige Rupturen (Shuman 1997; Murray
et al. 1996). Am häufigsten hernieren Magen, Kolon, Omentum majus,
Dünndarm, Milz und Leber (◐ Abb. 7.66). Zwerchfellrupturen sind oft mit
Rippenfrakturen, Beckenringfrakturen, Leber- und Milzrupturen sowie gas-
trointestinalen und Nierenverletzungen kombiniert.

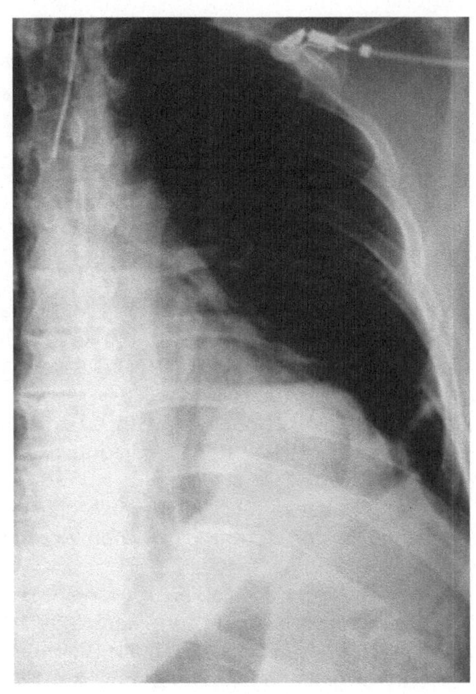

● Abb. 7.66. Zwerchfellruptur.
Magensonde in dem in den Thorax
luxierten Magen

Auf der Thoraxübersichtsaufnahme sind nur atypische Luftansammlungen beweisend. Zwerchfellhochstand, Konturunregelmäßigkeiten oder Unschärfe des Zwerchfells, Verschattung des rechten Unterfeldes, atypische Luftansammlungen und eine Mediastinalverlagerung zur Gegenseite müssen als indirekte Hinweise beachtet werden. Da direkt nach dem Trauma die Herniation der Abdominalorgane häufig noch gering oder gar nicht ausgebildet ist, entgehen 50–90% der Verletzungen der anfänglichen Diagnostik (Gelman et al. 1991; Shapiro et al. 1996). Es ist wichtig, einen hernierten Magen nicht mit einem basalen Pneumothorax zu verwechseln. Eine Bestätigung der Verdachtsdiagnose ist durch Kontrastuntersuchungen des Magen-Darm-Traktes und in der CT möglich. Der Nachweis einer Zwerchfellruptur gelingt in der CT mit einer Sensitivität von 61–71% und einer Spezifität von 87–100% (Killeen et al. 1993; Murray et al. 1996). Typische Zeichen einer Ruptur sind Diskontinuität des Zwerchfells, intrathorakaler Eingeweidevorfall, taillenartige Konstriktion der prolabierten Organe (»collar sign«) und das »dependent viscera sign« (Bergin et al. 2001). Eine Verlagerung viszeraler Organe liegt vor, wenn das obere Drittel der Leber an die dorsalen Rippen angrenzt oder wenn auf der linken Seite Darm oder Magen in Kontakt mit den dorsalen Rippen stehen. Das »dependent viscera sign« konnte von Bergin et al. (2001) bei 100% der linksseitigen und 83% der rechtsseitigen Diaphragmarupturen nachgewiesen werden.

❶ Merke

Bei einer Zwerchfellruptur ist die Anlage einer Pleuradrainage aufgrund der möglichen zusätzlichen Schädigungen kontraindiziert.

Literatur zu Unterkapitel 7.9

Bejvan SM, Godwin JD (1996) Pneumomediastinum: old signs and new signs. AJR 166: 1041–1048

Bergin D, Ennis R, Heogh C, Fenlon HM, Murray JG (2001) The »dependent viscera« sign in CT diagnostic of blunt traumatic diaphragmatic rupture. AJR 177: 1137–1140

Blair E, Topuzlu C, Davis JH (1971) Delayed or missed diagnosis in blunt chest trauma. J Trauma 11: 129–145

Galanski M (1999) Thoraxskelett. In: Galanski M, Wippermann B (Hrsg) Kompendium der traumatologischen Röntgendiagnostik. Springer, Berlin Heidelberg New York Tokio, S 147–152

Galanski M, Chavan A (1999) Thoraxorgane. In: Galanski M, Wippermann B (Hrsg) Kompendium der traumatologischen Röntgendiagnostik. Springer, Berlin Heidelberg New York Tokio, S 409–426

Gavant ML, Mezle PG, Fabian T, Graney MJ, Gold RE (1995) Helical CT of the chest to detect blunt aortic rupture. Radiology 197: 125–133

Gelman R, Mirvis SE, Gens D (1991) Diaphragmatic rupture due to blunt trauma: sensitivity of plain chest radiographs. Am J Roentgenol 156: 51–57

Gerblich AA, Kleinerman J (1977) Blunt chest trauma and the lung. Am Rev Respir Dis 115: 369–370

Glinz W (1985) Stellenwert der bildgebenden Verfahren bei Diagnose und Therapie von schweren Thoraxverletzungen. Radiologe 27: 381–390

Goldstein L, Mirvis SE, Kostribiak IS, Turney SZ (1989) CT diagnosis of acute pericardial tamponade after blunt chest trauma. Am J Roentgenol 152: 739–741

Greene R (1987a) Lung alterations in thoracic trauma. J Thoracic Imaging 2: 1–11

Greene R (1987b) Adult respiratory distress syndrome: acute alveolar damage. Radiology 163: 57–66

Greene R (1992) Blunt thoracic trauma. In: Syllabus, Greene R, Muhm JR (eds) A categorial course in diagnostic chest radiology. RSNA Publications, pp 297–309

Hills MW, Delprado AM, Deane SA (1993) Sternal fractures: associated injuries and management. J Trauma 35: 55–60

Killeen KL, Mirvis SE, Shanmuganathan K (1993) Helical CT of diaphragmatic rupture caused by blunt trauma. AJR 173: 1611–1616

Klöppel R et al (2002) Frühes klinisches Management nach Polytrauma mit 1- und 4-Schicht-Spiral-CT. Radiologe 42: 541–546

Kumpe DA, Oh KS, Wyman SM (1970) A characteristic pulmonary finding in unilateral complete bronchial transectio. Am J Roentgenol 110: 704–706

Macklin CC (1939) Transport of air along sheaths of pulmonic blood vessels from alveoli to mediastinum: clinical implications. Arch Intern Med 64: 913–926

Mirvis SE, Shanmuganathan K, Miller BH, White CS, Turner SZ (1996) Traumatic aortic injury: diagnosis with contrast-enhanced thoracic CT – five-year experience at a major trauma center. Radiology 200: 413–422

MurrayJG, Caoili E, Gruden JF, Avans SJ, Halvorsen RA, Mackersie RC (1996) Acute rupture of the diaphragma due to blunt trauma: diagnostic sensivity and specifity of CT. AJR 166: 1135–1139

Pison U, Seeger W, Buchhorn R et al (1989) Surfactant abnormalities in patients with respiratory failure and multiple trauma. Am Rev Respir Dis 140: 1033–1039

Ratliff JL, Fletcher JR, Kopriva CJ, Atkins C, Aussem JW (1971) Pulmonary contusion. J Thorac Cardiovasc Surg 62: 638–644

Rieger M et al (2002) Moderne CT-Diagnostik des akuten Thorax- und Abdominaltraums. Radiologe 42: 556–563

Rizoli SB, Brennemann FD, Boulanger BR, Maggisano R (1994) Blunt diaphragmatic and thoracic aortic injury: an emergency injury complex. Ann Thorac Surg. 58: 1404–1408

Shapiro MJ, Heiberg E, Durham RM, Luchtefeld W, Mazuski JE (1996) The unreliability of CT scans and initial chest radiographies in evaluating blunt trauma induced diaphragmatic rupture. Clin Radiol 1: 27–30

Shumann WP (1997) CT of blunt abdominal trauma in adults. Radiology 205: 297–306

Simeone JF, Deren MM, Cagle F (1981) The value of the apical cap in the diagnosis of aortic rupture. Radiology 139: 35–37

Stender HS t (1988) Traumatische Thoraxveränderungen. In: Stender HS (Hrsg) Radiologische Diagnostik in Klinik und Praxis. Bd 1, Teil 2: Lunge, Pleura, Thoraxwand. Thieme, Stuttgart New York, S 861–895

Symbas PN, Justicz AG, Ricketts RR (1992) Rupture of the airways from blunt trauma: treatment of complex injuries. Ann Thorac Surg 54: 177–183

Trupka A, Waydhas C, Hallfeldt KK, Nast-Kolb D, Pfeifer KJ, Schweiberer L (1997) Value of thoracic computed tomography in the first assessment of severely injured patients with blunt chest trauma: results of a prospective study. J Trauma 43: 405–411

Uffmann M, Fuchs M, Herold CJ (1998) Radiologie des Thoraxtraumas. Radiologe 38: 683–692

Wagner RB, Crawford WO, Schimpf PP (1988) Classification of parenchymal injuries of the lung. Radiology 167: 211–214

Wintermark M, Schnyder P, (2001) The Macklin Effect – A frequent etiology for pneumomediastinum in severe blunt chest trauma. Chest 120: 543–547

Lars Schwarze

7.10.1 Allgemeine Symptomatologie

Nach thorakalen und abdominellen Operationen finden sich in unterschiedlicher Häufigkeit primär operationsbedingte oder sekundär durch Resistenzminderung der Patienten hervorgerufene Lungenveränderungen.

Lobuläre Plattenatelektasen sind Folgen einer Sekretverlegung der Bronchien durch gestörte mukoziliäre Funktion, Lungenkompression durch Zwerchfellhochstand, Schonatmung und mangelhaftes Abhusten. Sie sind überwiegend in den Mittel- und Untergeschossen ausgebildet.

Ebenso häufig wie Atelektasen sind *Pleuraergüsse* nach abdominellen und thorakalen Eingriffen zu finden. Ihr Ausmaß wird auf den im Liegen angefertigten Aufnahmen generell unterschätzt. Sie können bei veratmeten Aufnahmen vorgetäuscht sein. Es besteht die Gefahr, einen Zwerchfellhochstand mit einem Erguss zu verwechseln und als Zeichen eines subphrenischen Abszesses zu übersehen.

In schlecht belüfteten Lungenarealen können leicht *Pneumonien* auftreten. Die Verschattungen sind röntgenmorphologisch wenig spezifisch. Differentialdiagnostisch sind in erster Linie atypisch angeordnete Ödeme, Atelektasen und gekammerte Ergüsse abzugrenzen. Bei Schluckstörungen, rezidivierendem Erbrechen oder schlecht liegender Magensonde ist an eine Aspirationspneumonie als Ursache zu denken.

Ödeme sind ohne klinische Angaben wie Linksherzinsuffizienz, Niereninsuffizienz oder Überwässerung – insbesondere bei nicht typischer Anordnung im Lungenkern – schwer gegenüber lobären Pneumonien zu differenzieren. In vielen Fällen können regelmäßige Verlaufskontrollen weiterhelfen, da Ödeme in der Regel flüchtiger sind als Pneumonien.

7.10.2 Veränderungen nach Herzoperationen

Nach Herzoperationen mit medianer *Sternotomie* können Flüssigkeit oder Hämatom zu einer Verbreiterung des Mediastinums führen. Das erste postoperative Thoraxbild ist in Bezug auf eine mediastinale Nachblutung jedoch nur sehr eingeschränkt beurteilbar, da es aufgrund der veränderten Aufnahmebedingungen und der maschinellen Beatmung auch bei unauffälligem postoperativen Verlauf zu einer Mediastinalverbreiterung kommt (Katzberg et al. 1978). Als Ausgangsbefund für die Verlaufskontrolle empfiehlt sich deshalb das erste postoperative Bild.

Pulmonale Veränderungen treten nach *aortokoronarem Venenbypass* und *Klappenoperationen* bei 68%, nach *Mammaria-interna(LIMA)-Bypass* bei 88% der Patienten auf (Jain et al. 1991). Am häufigsten bilden sich Atelektasen (54 bzw. 73%) und Pleuraergüsse (35 bzw. 55%). Der höhere Anteil postoperativer Komplikationen nach LIMA-Bypass ist möglicherweise durch die Eröffnung der Pleura im Rahmen der Präparation der A. mammaria interna zu erklären (Wimmer-Greinecker et al. 1999). Einen Zwerchfellhochstand nach LIMA-Bypass bis zum 6. postoperativen Tag zeigen etwa 17% der Patienten (Rolla et al. 1994).

In der minimal invasiven Herzchirurgie erfolgt der operative Zugang über eine links- bzw. rechts-anteriore Minithorakotomie. Obwohl der Begriff »minimal invasiv« ein nur geringes Operationstrauma suggeriert, finden sich, nach eigenen Untersuchungen an 53 Patienten, postoperativ eine Vielzahl von relevanten pathologischen Befunden (◘ Tabelle 7.10). Die schwerwiegendsten Komplikationen waren Phrenikusschädigungen mit paradoxer Zwerchfellbeweglichkeit (11%), Lobäratelektasen (23%) sowie massive Nachblutungen mit Notwendigkeit einer Rethorakotomie (8%; ◘ Abb. 7.67, 7.68, 7.69).

◘ Tabelle 7.10. Lungenveränderungen nach minimal invasiven Herzoperationen (53 Patienten)

Befund	Häufigkeit	
	Ipsilateral	Kontralateral
Atelektasen	45 (85%)	12 (23%)
Erguss/Hämatothorax	30 (57%)	8 (15%)
Hautemphysem	25 (47%)	12 (23%)
Pneumothorax	12 (23%)	
Phrenikusläsion	14 (26%)	
Mediastinale Befunde	10 (19%)	

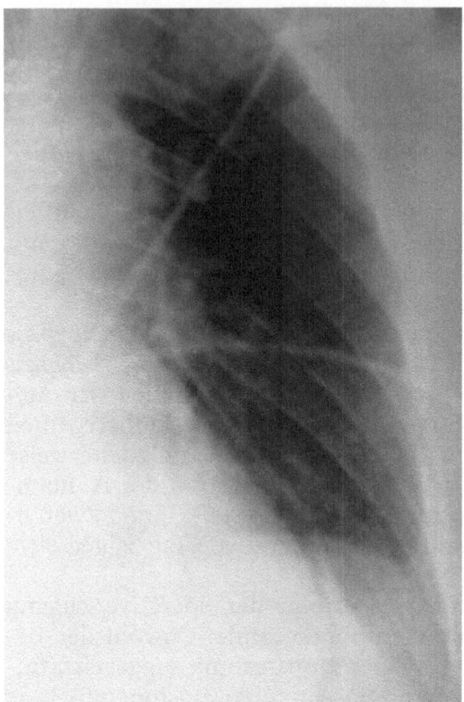

■ Abb. 7.67. Pneumoperikard. Begleit-
schatten am linken Herzrand durch Luft
zwischen Epi- und Perikard

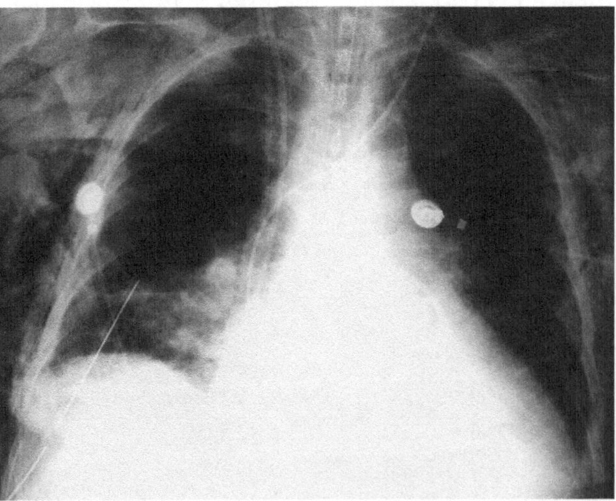

■ Abb. 7.68. Massives Hautemphysem nach minimal invasiver Herzoperation

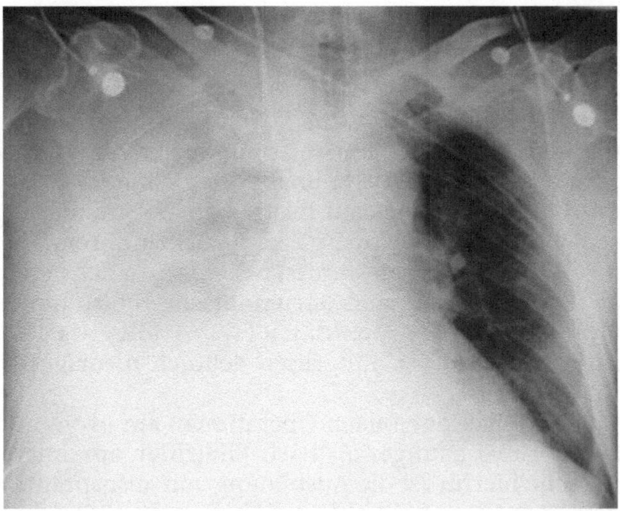

□ Abb. 7.69. Massiver rechtsseitiger Hämatothorax nach minimal invasiver Herzoperation

7.10.3   Veränderungen nach Lungenresektionen

Nach *Thorakotomie* ist häufig der entsprechende Interkostalraum weitgestellt, falls nicht eine Rippenteilresektion (4., 5. oder 6. Rippe) erfolgt ist.

Atypische Keilexzisionen und *Segmentresektionen* führen im Röntgenbild zu Parenchymverdichtungen im Operationsgebiet, die durch intrapulmonale Hämatome und Atelektasen hervorgerufen werden und sich nur langsam zurückbilden.

Nach *Lobektomie* oder *Bilobektomie* zeigen sich häufig persistierende hiläre Verdichtungen (Stender 1988). Als typische Komplikation findet man bei etwa 8% der Patienten postoperativ eine Lobär- oder Bilobäratelektase mit begleitender Mediastinalverlagerung (Korst u. Humphrey 1997). Nach Resektion des rechten Oberlappens treten diese Veränderungen wesentlich häufiger auf als nach Lobektomien in anderer Lokalisation. Eine seltene Parenchymveränderung nach Operationen an der Lunge ist das einseitige ipsilaterale Reperfusionsödem. Es entwickelt sich nach etwa 12–24 h und bildet sich innerhalb von 3–7 Tagen zurück (Attinger et al. 1991). Bei etwa 2,5% der Patienten kommt es postoperativ zur Ausbildung eines Postpneumonektomieödems mit einer sehr hohen Letalität von bis zu 100% (van der Werff et al. 1997). Das Ödem ist möglicherweise Folge einer immunologischen Reaktion mit erhöhter Kapillarpermeabilität nach Transfusion von großen Mengen Gefrierplasma. Als physiologisch ist nach Pneumonektomie die Ausbildung eines Ergusses mit homogener Verschattung des Hemithorax anzusehen, der später in eine Verschwartung übergeht.

7.10.4   Veränderungen nach abdominalen und abdominothorakalen Operationen

Bei *abdominalchirurgischen Eingriffen* liegt nach radiologischen Kriterien die Inzidenz postoperativer pulmonaler Komplikationen zwischen 16 und 54% (Wiren et al. 1981; Engberg u. Wiklund 1988). Die hohe Komplikationsrate ist allerdings auf relativ banale Veränderungen wie Plattenatelektasen und geringe Pleuraergüsse zurückzuführen. Therapiebedürftige pulmonale Komplikationen werden bei etwa 7% der Patienten beobachtet (Menke et al. 1992). Diese sind pneumonische Infiltrationen (2,3%), Pleuraergüsse (1,6%) und lobäre Atelektasen (1,2%). Mit etwa 4% liegt die *Komplikationsrate* nach elektiven Eingriffen deutlich niedriger als nach Notoperationen mit etwa 10%.

Komplikationen nach Operationen am *oberen Gastrointestinaltrakt* sind 2- bis 4-mal häufiger als nach Eingriffen am unteren Gastrointestinaltrakt. Ursache hierfür ist die Ausbildung von ausgeprägten Atelektasen infolge der gestörten Zwerchfellfunktion über einen Zeitraum von etwa zwei Wochen (Simmoneau 1983). Die höchste Komplikationsrate findet sich mit 22 bzw. 14% nach zwerchfellnahen Eingriffen bei Ulkuskomplikationen und Magenkarzinomen (Menke et al. 1992) sowie nach abdominothorakalen Eingriffen bei Ösophagusresektionen mit 24%.

Literatur zu Unterkapitel 7.10

Attinger B, Buchmann P, Largiader F, Geroulanos S (1991) Das einseitige ipsilaterale Lungenödem nach Operation an der Lunge. Helv Chir Acta 58: 181–185

Engberg G, Wiklund L (1988) Pulmonary complications after upper abdominal surgery: Their prevention with intercostal blocks. Acta Anaesthesiol Scand 32: 1–8

Jain U, Rao TL, Kumar P, Kleinman BS, Belusko RJ, Kanuri DP, Blakeman BM, Bakhos M, Wallis DE (1992) Radiographic pulmonary abnormalities after different types of cardiac surgery. J Cardiothorac Vasc Anesth 6: 514–515

Katzberg RW, Whitehouse GH, de Weese JA (1978) The early radiologic findings in the adult chest after cardiopulmonary bypass surgery. Cardiovasc Rad 1: 205–211

Korst RJ, Humphrey CB (1997) Complete lobar collapse following pulmonary lobectomy. Its incidence, predisposing factors, and clinical ramifications. Chest 111: 1285–1289

Menke H, Kleine A, Böttger T, Lorenz W, Bahr W, Junginger T (1992) Pulmonale Komplikationen nach abdominalchirurgischen Eingriffen. Chirurg 63: 548–554

Rolla G, Fogliati P, Bucca C, Brussino L, Di Rosa E, Di Summa M, Comoglio C, Malara D, Ottino GM (1994) Effect of pleurotomy on pulmonary function after coronary artery bypass grafting with internal mammary artery. Respir Med 88: 417–420

Simmoneau G, Vivien A, Sartene R et al (1983) Diaphragm dysfunction induced by upper abdominal surgery. Am Rev Respir Dis 128: 899–905

Stender HS (1988) Das Thoraxbild nach Operationen. In: Stender HS (Hrsg) Radiologische Diagnostik in Klinik und Praxis. Bd 1, Teil 2: Lunge, Pleura, Thoraxwand. Thieme, Stuttgart New York, S 897–928

Werff YD van der, Houwen HK van der, Heijmans PJ, Duurkens VA, Leusink HA, Heesewijk HP van, Boer A de (1997) Postpneumonectomy pulmonary eodema. A retrospective analysis of incidence and possible risk factors. Chest 111: 1278–1284

Wimmer-Greinecker G, Yosseef-Hakimi M, Rinne T, Buhl R, Matheis G, Martens S, Westphal K, Moritz A (1999) Effect of internal thoracic artery preparation on blood loss, lung function, and pain. Ann Thorac Surg 67: 1078–1082
Wiren JE, Janzon L, Hellekant C (1981) Respiratory complications after upper abdominal surgery. Acta Chir Scand 147: 623–629

7.11 ALI-ARDS
(Acute Lung Injury-Adult Respiratory Distress Syndrom)

Günter Luska

Der Begriff ARDS (adult respiratory distress syndrom) Atemnotsyndrom des Erwachsenen, wurde 1967 von Petty und Ashbaugh geprägt. Das ARDS beschreibt ein klinisches Bild schwerer, unerwarteter und lebensbedrohlicher Atemnot durch sehr unterschiedliche Erkrankungen (◘ Tabelle 7.11). Irreführend ist der oft gebrauchte Begriff »Beatmungslunge«. Er impliziert, dass die Dauerbeatmung notwendigerweise zu Schädigungen am respiratorischen Apparat führen muss.

Diesem widersprechen aber Erfahrungen an Patienten, die wegen Poliomyelits oder hohem Querschnitt über Jahrzehnte hinweg beatmet werden mussten. Weder röntgenologische Untersuchungen noch postmortale histologische Aufarbeitungen der Lungen ließen eine Lungenschädigung erkennen (Elgeti u.Luska 1988).

Durch die American – Europien Consensus Conference on ARDS (1994) wurde das Syndrom folgendermaßen definiert:

◘ Tabelle 7.11. Risikofaktoren für die Entwicklung eines ARDS

Direkte Schädigung der Lunge	Magensaftaspiration
	Diffuse pneumonische Infiltrate
	Fast-Ertrinken
	Lungenkontusion
	Inhalation giftiger Gase
Indirekte Schädigung der Lunge	Sepsis
	Schweres Trauma ohne Lungenkontusion
	Schwere Pankreatitis
	Zahlreiche Bluttransfusionen

— akutes Auftreten der Erkrankung
— Verhältnis arterieller Sauerstoffpartialdruck/inspiratorische Sauerstoffkonzentration $(P_aO_2/F_IO_2) = <200$ mmHg unabhängig vom verwendeten positiven endexspiratorischen Druck (PEEP)
— bilaterale Verschattungen auf dem Röntgenbild
— pulmonal capillärer Verschlussdruck $(PCWP) = <18$ mmHg oder keine Zeichen einer linksartrialen Hypertension.

7.11.1 Ätiologie und Pathogenese

Die schockinduzierte respiratorische Insuffizienz entsteht durch das Zusammenwirken folgender Prozesse
— Abnahme der »Compliance« durch Ausbildung eines interstitiellen Ödems
— rechts links Shunts in unbelüfteten Lungenarealen (Infiltrationen, Atelektasen) mit O2 – Untersättigung im Gefolge
— Totraumventilation durch Hyperventilation weniger gestörter Lungenareale (hoher V/Q)

Auslösend ist eine Schädigung der endothelialen und epithelialen Oberfläche der Lunge durch ein »systemic inflammatory response syndrom« (SIRS). Eine Vielzahl von Noxen kommen ätiologisch als Auslöser in Betracht.

Auf der Suche nach einem Mediator, der eine Erklärung der zu beobachtenden Läsionen an Gefäßbett und Lungenparenchym erlaubt, wurden humorale und zelluläre Faktoren herangezogen (◨ Tabelle 7.12) (Lewandowski et al. 1996, Brandstetter et al. 1997, Desai et al.1997).

◨ **Tabelle 7.12. Humorale und zelluläre Faktoren**

Mediatoren	Zelluläre Faktoren
Thromboxan A2	Neutrophile Granulozyten
Prostaglandine	Makrophagen
Leukotrine	Monozyten
Serotonin	Endotheliale Zellen
Kollagen	Mastzellen
IL-1, IL-2	Basophile Fibroblasten
Tumornekrosefaktoren	
Bradykinin	
O_2-Radikale	
Gerinnungsfaktoren	
Produkte des Arachidonsäurestoffwechsels	

7.11.2   Stadieneinteilung

Physiologie und Pathologie des ALI- (acute lung injury) ARDS (adult respiratory distress syndrom) lassen folgende Phasen abweichend von früheren Einteilungen unterscheiden (Elgeti u. Luska 1988, Artigas et al. 1998).

Frühphase 3 bis 5 Tage. Alle Patienten sind charakterisiert durch
- ein schweres Oxygenierungsdefizit
- die Abnahme der Lungenkompliance
- eine bilaterale Anschoppung.

Generell besteht eine verstärkte Permeabilität endothelialer und epithelialer Zellbarrieren mit Anreicherung eines proteinreichen Ödems im interstitiellen und alveolären Raum. Es gibt Hinweise auf die Produktion eines abnormen Surfactant oder die Inaktivierung von Surfactant und Nekrosen der Alveolarzellen Typ I. Diese Veränderungen werden pathologisch unter dem Begriff diffuser Alveolarschaden zusammengefasst.

Im weiteren Verlauf erholen sich einige Patienten von dem schweren Ödem innerhalb der ersten 7 Tage. Andere gehen in eine

subakute Phase nach 5 bis 7 Tagen über. Diese ist charakterisiert durch
- Anstieg des alveolären Totraums
- Fortdauer der herabgesetzten Lungenkompliance
- Fortbestand des Oxygenierungsdefizits.

Zur Aufrechterhaltung einer adäquaten arteriellen Oxygenierung ist ein mittlerer bis hoher O_2-Partialdruck und PEEP erforderlich. Radiographisch persistiert die bilaterale Anschoppung. Pathologisch finden sich interstitielle Fibrosen mit Proliferation der Alveolarzellen Typ II, begleitet von Obstruktion und Destruktion der Mikrozirkulation der Lunge.

Persistiert das respiratorische Versagen über 14 Tage hinaus, geht die Erkrankung in die

chronische Phase über. In dieser
- persistiert die herabgesetzte Lungenkompliance
- der alveoläre Todraum steigt über 60%.

Pathologisch ist dieses Stadium geprägt durch eine extensive pulmonale Fibrose mit weitgehender Zerstörung des normalen Lungenparenchyms, Entwicklung emphysematöser Lungenbezirke und Bullae.

In der

Rückbildungsphase muss die endotheliale und epitheliale Zellbarriere wieder hergestellt werden, um folgende Prozesse in Gang setzen zu können.
- Resorption des im interstitiellen und alveolären Raum gelegenen proteinreichen Ödems
- Reparation, Reepithelisation der zerstörten Alveolarschranke
- Proliferation der Typ-II-Alveolozyten.

Überwiegen in dieser Phase die proliferativen Prozesse gegenüber resorptiven Vorgängen geht die Krankheit in eine fibroproliferative Phase mit irreversibler Fibrose über.

7.11.3 Röntgenbefunde beim ARDS

Es ist eine reichweitende Übereinstimmung zwischen röntgenologisch sichtbaren Veränderungen beim ARDS und den bei der Sektion gefundenen pathologischen Veränderungen beschrieben worden (Ostendorf et al. 1997, Mittelmayer et al. 1997).

Die Röntgenbilder spiegeln den dynamischen Verlauf unter Einfluss therapeutischer Maßnahmen wie maschineller Beatmung und Lagerung wider, leiden aber unter der minderwertigen Qualität von Bettaufnahmen (Minati u. Pistolesi 1993). Radiographische, klinische und histologische Befunde sind somit nur schwer zu korrelieren. Ein besseres Verständnis für die dargestellten Veränderungen hat sich in den letzten Jahren durch den Vergleich mit CT-Untersuchungen ergeben.

Früh- und subakute Phase

In der früh- und subakuten Phase (bis 7 Tage) finden sich perivaskuläre Verdichtungen und fleckig unscharfbegrenzte Verschattungen in beiden Lungenflügeln. Diese flächenhaften Verschattungen konfluieren und es entwickelt sich ein massives alveoläres Ödem. Vor der CT-Ära wurde das Fehlen von Pleuraergüssen als Hinweis auf das Vorliegen eines ARDS und das Auftreten von Ergüssen als Hinweis auf Komplikationen wie Pneumonie, Lungeninfarkt, Herzinsuffizienz oder Thoraxtrauma gewertet. Mittlerweile wissen wir aus den CT-Befunden, dass Pleuraergüsse so gut wie immer mit dem ARDS vergesellschaftet sind, aber erst voluminöse Ergüsse auf den im Liegen angefertigten Aufnahmen sichtbar werden.

Das Erscheinungsbild der Lungenveränderungen wird in diesen Phasen im Wesentlichen bestimmt von den Einflüssen der obligaten maschinellen Beatmung und Lagerungsmaßnahmen.

Zu Beginn der Beatmung mit PEEP lassen sich häufig
- eine Auflockerung des grobfleckigen intraalveolaren Ödems
- eine Umverteilung des Lungenwassers in die peripheren Lungenabschnitte
- bronchiale und azinäre Überblähungen beobachten.

Die bronchiale Dilatation ist als positives Bronchopneumogramm mit voller Entfaltung des Bronchialbaumes bis in die Subsegment- und Lobulärbronchien sichtbar und findet sich in den durch Ödem oder Infiltration am stärksten betroffenen Lungenabschnitten.

Die unter Einfluss der mechanischen Beatmung erzwungene Wiedereröffnung von Mikro- und Makroatelektasen, sowie Umverteilung und Verdünnung des Ödemfilms verbessert auch die Transparenz des Röntgenbildes. Diese Transparenzzunahme täuscht häufig nur eine Befundverbesserung vor und ist nicht gleichzusetzen mit einer Verminderung der Gasaustauschstörung, da wie unsere früher vorgenommenen Untersuchungen gezeigt haben (Luska et al. 1979), die alveoloarterielle Sauerstoffdruckdifferenz – ein besonders empfindlicher Parameter für Diffusionsstörungen – weiter ansteigen kann.

Diese Diskrepanz zwischen Röntgenmorphologie und Diffusionsstörung weist auf eine am Ende der ersten Woche gesteigerte Fibroplasie im perivaskulären und peribronchialen Bindegewebe hin und leitet die nächste Phasen des ARDS ein.

In dieser Phase können sich komplizierend pneumonische Infiltrate entwickeln, die kaum von den durch das ARDS hervorgerufenen Parenchymverdichtungen zu unterscheiden sind. Auch ist auf Zeichen des Barotraumas zu achten.

Chronische und Rückbildungsphase

In etwa der Hälfte der Fälle haben Patienten, die bis hierher überlebt haben, eine Heilungschance, bei ihnen kommt es zur Rückbildung der röntgenologischen und histologischen Veränderungen. Bei der anderen Hälfte schreitet der Krankheitsprozess fort. Radiographisch bekommen die Lungenfelder jetzt ein netzig streifiges retikuläres Aussehen als Ausdruck der sich im Endstadium entwickelnden Fibrose. Eine Besserung des Röntgenbefundes wird häufig vorgetäuscht, wenn der Versuch unternommen wird, der zunehmenden Gasaustauschstörung durch Erhöhung des Beatmungsdruckes zu begegnen. Es tritt dann die Lungenzerstörung und Entwicklung emphysematöser Lungenbezirke und Bullae besonders deutlich in Erscheinung.

Kasuistik (ZA)

Bei dem Patienten entwickelte sich das ARDS in Folge einer massiven intraoperativer Lungenblutung unklarer Genese nach ACB.

Präoperativ weitgehend unauffälliger Herz- Lungenbefund (◘ Abb. 7.70).

In den ersten 24 Stunden zeigt sich ein bilaterales inhomogenes alveoläres Ödem. Trotz einer druckkontrollierten Beatmung mit einem Beatmungsspitzendruck von 20 mbar sowie einem PEEP von 5 mbar findet sich eine sehr schlechte Oxygenierung mit einem Oxygenierungsindex von 70 mmHg. Aufgrund des erhöhten Diffusionswiderstandes durch das Ödem und der Shuntperfusion in Folge der Atelektasen ist auch bei einer inspiratorischer Sauerstoffkonzentration von 100% keine weitere Verbesserung des Gasaustausches zu erreichen (◘ Abb. 7.71).

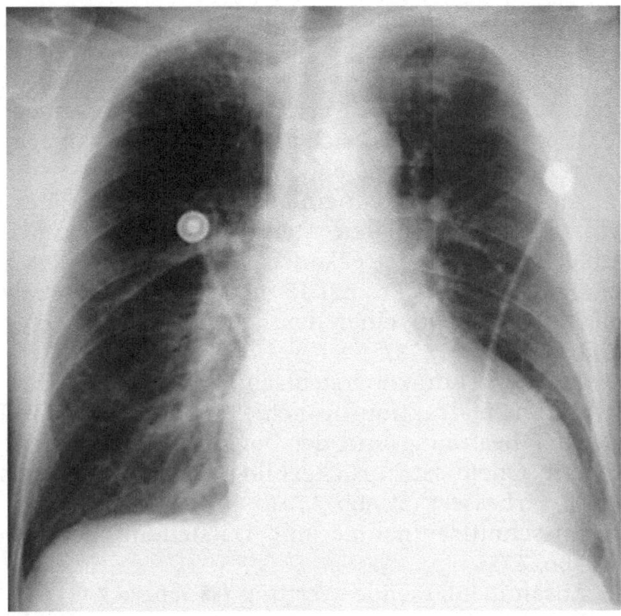

◘ **Abb. 7.70. ARDS.** Präoperativ weitgehend unauffälliger Herz-Lungen-Befund

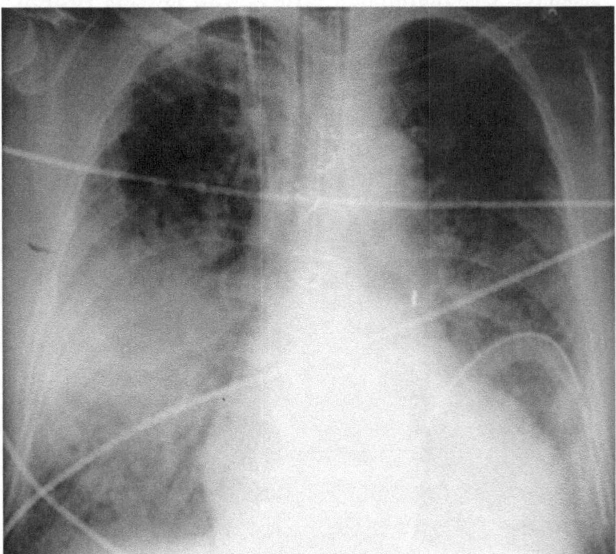

◘ **Abb. 7.71.** 1. postoperativer Tag. Inhomogenes alveoläres Ödem

Am 3. Tag finden sich eine deutliche Auflockerung des Ödems und der azinären Überblähungen. Durch die dauerhafte druckkontrollierte Beatmung und einen PEEP von 9 mbar ist es zur Wiedereröffnung von Mikroatelektasen und zur Umverteilung der Flüssigkeit gekommen. Die verbesserte Oxygenierung zeigt sich an einem Index von 164 mmHg und einer reduzierten inspiratorische Sauerstoffkonzentration von 55% (◙ Abb. 7.72).

Am 7.Tag ist erneut ein ausgeprägtes alveoläres Ödem mit zusätzlichen azinären und lobulären Atelektasen aufgetreten. Ursache der Befundverschlechterung ist der geänderte Beatmungsmodus mit Reduktion des Beatmungsspitzendruckes auf 15 mbar. Die Blutgasanalyse zeigt, dem Röntgenbild entsprechend, einen deutlichen Abfall des Oxygenierungsindex auf 110 mmHg (◙ Abb. 7.73).

Auf der Thoraxübersichtsaufnahme am 12. Tag finden sich bronchiale Dilatationen, Traktionsbronchiektasen und azinäre Überblähungen als Folgen der Beatmung und der beginnenden proliferativen Vorgänge. Das alveoläre Ödem ist zurückgebildet, die Oxygenierung bei leicht erhöhtem PEEP verbessert (◙ Abb. 7.74).

Ausschnittsaufnahme mit Darstellung der lobulären Überblähungen (◙ Abb. 7.75).

Zusammenfassende Wertung (◙ Tabelle 7.13).

Bei dem Vergleich der Röntgenbefunde mit den Blutgasanalysen bzw. Beatmungsparametern korrelieren am ersten Tag die Werte mit dem Röntgenbild. Am 3. Tag zeigt sich unter druckkontrollierter Beatmung und einem PEEP von 9 mbar eine Auflockerung des Ödems und ein deutlich verbesserter Gasaustausch. Am 7. Tag ist das radiologische Bild geprägt von erneut aufgetretenen Mikroatelektasen und stärkerem Ödem. Diese Veränderungen sind Folge eines geänderten Beatmungsmodus mit reduziertem Beatmungsdruck zur Prävention eines Barotraumas. Der Oxygenierungsindex hat sich verschlechtert. Am 12. Tag korrelieren Zeichen der Abnahme der Compliance mit immer stärkerer Überblähung im Röntgenbild, zunehmendem PEEP und weiterhin schlechter Oxygenierung.

◙ Tabelle 7.13. Zusammenfassende Wertung

1. Tag	Inhomogenes alveoläres Ödem	F_IO_2: 1,0 PaO_2: 70 Oxy-Index: 164 PEEP: 5 PCWP: <18
3. Tag	Umverteilung, Auflockerung, azinäre Überblähungen	F_IO_2: 0,55 PaO_2: 90 Oxy-Index: 164 PEEP: 9 PCWP: 22
7. Tag	Azinäre Atelektasen, Alveoläres Ödem	F_IO_2: 0,6 PaO_2: 66 Oxy Index: 110 PEEP: 8
12. Tag	Bronchiale Dilatation, Traktionsbronchiektasen, azinäre Überblähungen	F_IO_2: 0,5 PaO_2: 80 Oxy-Index: 160 PEEP: 10

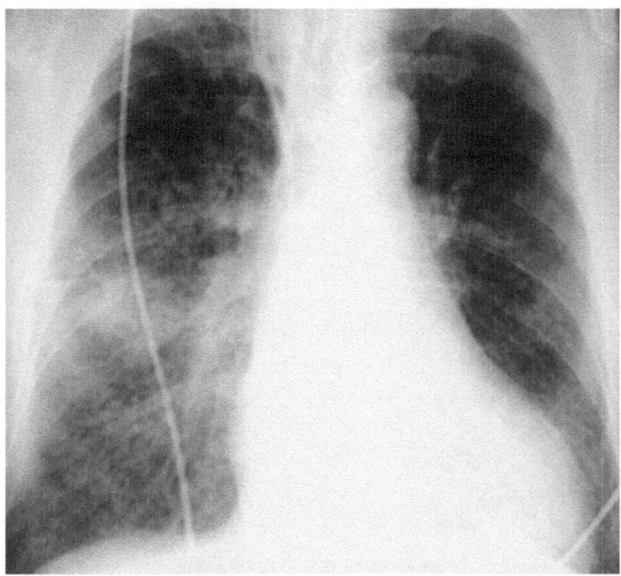

▫ Abb. 7.72. 3. postoperativer Tag. Umverteilung, Auflockerung, azinäre Überblähungen

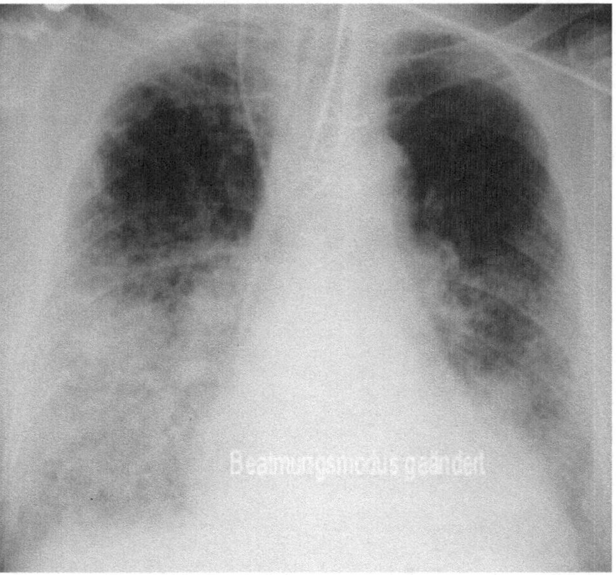

▫ Abb. 7.73. 7. postoperativer Tag. Azinäre Atelektasen,
alveoläres Ödem

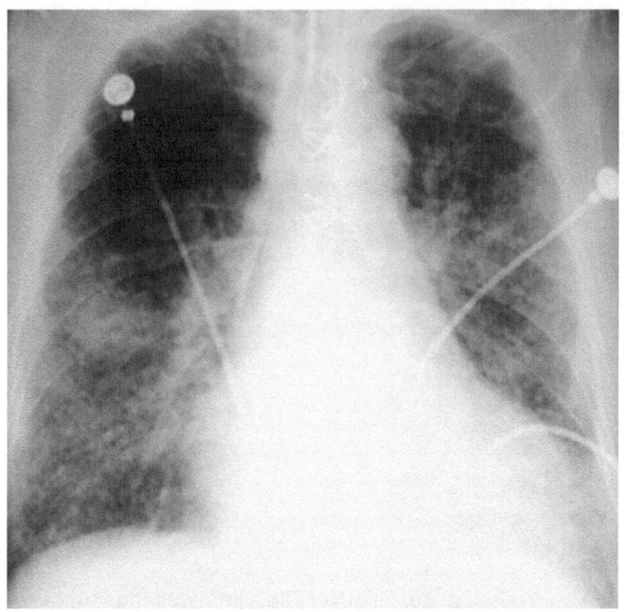

■ Abb. 7.74. 12. postoperativer Tag. Bronchiale Dilatation, Traktionsbronchiektasen, azinäre Überblähungen

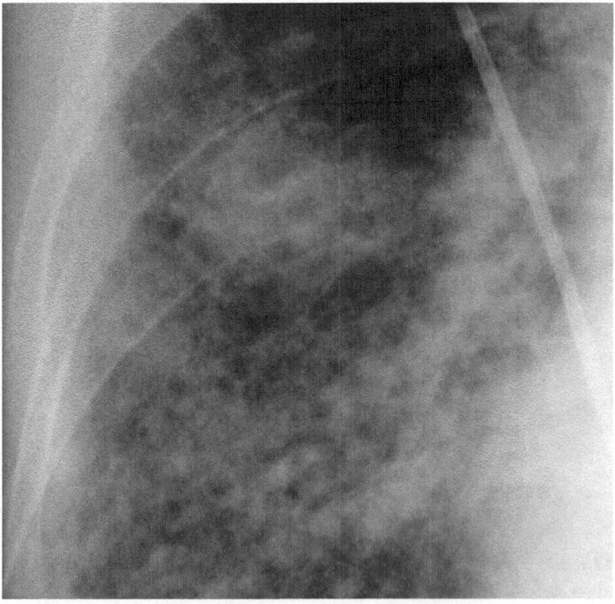

■ Abb. 7.75. Ausschnittsaufnahme

7.11.4   ARDS und Computertomographie

CT-Untersuchungen werden wegen Transport- und Überwachungsproblemen nur in begrenztem Umfang vorgenommen. Aufgrund der im CT erhobenen Befunde können zusätzliche nützliche Informationen über Atelektasen, Empyeme, Ergüsse, Tubusfehllagen, Pneumothoraxes, Abszesse, Zysten, intrapulmonale Hämatome und Thoraxwandhämatome, Bronchieaktasen, Herz- und Perikarderkrankungen erkannt werden.

Da es sich bei der Projektionsradiographie um ein Summationsbild physiologischer und pathologischer Strukturen der Brustwand und des Brustraumes handelt, während im CT räumlich aufgelöste Schnittbilder entstehen, ergibt sich im Vergleich beider Verfahren eine neue Interpretation der Röntgenbilder.

Übereinstimmend (Desai et al. 2001, Rouby et al. 2003) werden die Veränderungen in den basalen Lungenabschnitten beschrieben, bei Beteiligung der Oberlappen ebenfalls in den dorsalen Segmenten.

- Eine fokale Dichtezunahme im CT korrespondiert mit bilateralen Verschattungen in den unteren Quadranten, kann aber auch völlig normal aussehen, auch wenn die Unterlappen teilweise atelektatisch sind. Kompressionsatelektasen werden nur in den kaudalen Partien der Lunge gefunden, wo externe Kräfte, wie Gewicht des Herzens, abdomineller Druck, Pleuraergüsse auf die Unterlappen einwirken.
- Eine diffuse Dichteanhebung korrespondiert mit dem konventionellen Bild der »weißen Lunge«.

Die schwerkraftabhängige Verteilung spricht für das schockbedingte Ödem und gegen entzündliche Infiltrate, welche ortständig bleiben. Die Schwierigkeiten zwischen schockbedingtem Ödem und durch Superinfektion erworbene Infektionen zu differenzieren sind verblieben. Treten Verdichtungen in nicht abhängigen Partien auf, die nicht durch Kontusionsblutungen, Aspiration oder Ähnliches zu erklären sind, ist die Annahme einer respirator-assoziierten Pneumonie berechtigt.

Viel häufiger als angenommen sind ausgedehnte Pleuraergüsse und Kompressionsatelektasen, die früher als Folge entzündlicher und embolischer Komplikationen aufgefasst wurden.

Miller et al. (1998) haben 108 Thorax- und CT-Radiographien von 85 Patienten einer gemischt chirurgisch, medizinisch kardiologischen Intensivstation ausgewertet.

Es wurden 199/232 (86%) radiographischer Befunde bestätigt. Wenn ein leichtes kongestives Herzversagen ausgeschlossen wurde, betrug die Übereinstimmung sogar 93% (199/213). Radiographisch nicht erkannt und ausschließlich im CT entdeckt wurden allerdings 232/482 entsprechend 48% pathologische Befunde. Von den nur im CT dargestellten Befunde waren 51% von untergeordneter klinischer Bedeutung. Dabei handelte es sich um kleine Pleuraergüsse, geringfügige Pneumothoraces oder basale Atelektasen. 30% (32/108) CT-Untersuchungen wiesen mindestens einen neuen klinisch-relevanten Befund auf. Diese waren Abszesse, Serome/Hämatome des Mediastinums oder der Brustwand, Malignome, Pneumonien, Lungenabszesse, Pleuraergüsse oder Fehlplatzierungen von Pleuradrainagen. Die Befunde zwangen in 21% der Fälle zu therapeutischen Maßnahmen.

Desai et al. (2001) unterscheiden zwischen *typischen* und *atypischen* Erscheinungsformen des ARDS. Typische Erscheinungsformen wurden bei extrapulmonaler Genese des ARDS (nicht thorakale Traumen, Sepsis) häufiger gefunden (78%, 18/25) als bei pulmonaler Genese (Pneumonie, Aspiration, Inhalation toxischer Gase, 31%, 5/16).

Beim typischen Muster
- ist in den abhängigen Partien die Parenchymdichte am Ausgeprägtesten, die bronchovaskulären Bündel sind maskiert
- die angrenzenden Areale weisen eine milchglasartige Trübung auf, die bronchovaskulären Bündel sind abgrenzbar
- die ventralen Lungenabschnitte sind normal belüftet.

Beim atypischen Muster finden sich
- herdförmige Parenchymverdichtungen mit Maskierung bronchovaskulärer Bündel in nichtabhängigen Partien
- zystische Formationen.

Die kontinuierliche Datenaquisition im CT erlaubt eine Quantifizierung normal belüfteter, überblähter und nicht belüfteter Lungenareale mit Soft-Ware-Tools zur automatischen Dichtemessung der Lunge (Markstaller et al. 2001, Rouby et al.2003). Im Histogramm gelten
- –900 bis –500 HE normal
- –500 bis –100 HE unzureichend belüftet
- –100 bis +100 HE nicht belüftet.

Mit Dichtemessungen lassen sich adäquate Therapiekonzepte wie PEEP und Lagerungsmaßnahmen optimieren und beatmungsinduzierte Schäden wie Überblähungen, Barotraumen abwenden oder zumindest reduzieren. Wenig ergiebig waren CT-Untersuchungen, die sich mit der Verbesserung der Oxygenierung durch Lagerungstechniken befasst haben (Lu et al. 2001, Papazian et al. 2002).

Die Auswirkungen der mechanischen Beatmung haben Puybasset et al. (2000) durch CT-Studien genauer analysiert.

Der kardiorespiratorische Effekt von PEEP wird limitiert durch die regionale Verteilung der Ödemflüssigkeit im Lungenparenchym.

> **Merke**
> Bei diffusen Veränderungen führt PEEP-Beatmung zu einer Eröffnung von Acini und Alveolen ohne Überblähungen. Bei lobären Veränderungen dagegen zu einer geringen Wiederbelüftung in den vom entzündlichen Exsudat angeschoppten Lungenarealen und einer Überblähung von belüfteten Lungenarealen.

Dies ist erklärbar durch die Compliance-Unterschiede. Die »mechanischen« Atelektasen der Oberlappen lassen sich durch maschinelle Beatmung leicht eröffnen, während die »entzündlichen« Atelektasen der Unterlappen (und abhängigen Partien) nur gering zu belüften sind.

Hieraus lassen sich anscheinend auch prognostische Schlüsse ableiten (Rouby et al. 2000). Patienten mit diffusen Lungenveränderungen (16 Patienten) unterschieden sich im Verhalten der Atemmechanik und hinsichtlich Prognose signifikant von Patienten mit lobären Parenchymveränderungen (26 Patienten). Die respiratorische Compliance betrug 47 vs. 64 ml/cm H_2O (p = 0,04) und die Mortalitätsrate 75%vs. 42% ($p = 0,05$). In einer dritten Gruppe mit unregelmäßig verteilten Verdichtungen (9 Patienten) betrug die Compliance 56 ml/cm H_2O und die Mortalitätsrate 41%. Die Röntgenbilder stimmten nur in 42% der Fälle mit den CT-Befunden überein.

Bemerkenswert ist eine Mitteilung von Bouhemad et al. (2003), die vor der Gefahr warnen, durch Kontrastmittelinjektion das extravasale Lungenwasser zu vermehren. Verlaufsbeobachtungen im reparativen Stadium und bleibende Schäden des ARDS werden in Arbeiten von Nobauer-Huhmann et al. (2001) und Treggiari et al. (2002) beschrieben.

7.11.5 Einfluss therapeutischer Maßnahmen auf den Röntgenbefund

7.11.5.1 Mechanische Beatmung

Standart der maschinellen Beatmung von ARDS-Patienten ist ausnahmslos die Beatmung mit PEEP (positiv endexspiratorischem Druck). Bei der kontrollierten Beatmung wird nach der Inspirationsphase die Exspiration auf einem vorgegebenen Druck (meist 5–10 cm H_2O) gestoppt, von dieser angehobenen Basislinie positiven endexspiratorischen Drucks aus erfolgt die weitere Ventilation.

Merke

Der Effekt der Beatmung mit PEEP ist die Erhöhung der funktionellen Residualkapazität (FRC) durch Eröffnung von Mikro- und Makroatelektasen.

Dieser Effekt ist computertopographisch nachweisbar. Gleichzeitig wird das Ventilations-Perfusionsverhältnis normalisiert und der Gasaustausch verbessert. Beim alveolären Ödem wird durch Dehnung des Alveolarlumens der Ödemfilm verdünnt und so die Sauerstoffdiffusion erleichtert. Dies ermöglicht die Herabsetzung des O_2-Gehaltes in der Inspirationsluft, wodurch die Gefahr der O_2-Schädigung des Alveolarepithels wiederum herabgesetzt wird.

Mit dem günstigen Effekt von PEEP sind allerdings häufig unerwünschte Nebenwirkungen verbunden. Wichtige Nebenwirkungen sind der Abfall des Herzzeitvolumens, eine mögliche Überblähung ventilierter Lungenareale mit einem erhöhten Risiko von Barotraumen, sowie Änderungen der regionalen Durchblutung der Lunge durch Perfusionsminderung in gut ventilierten Arealen wegen des erhöhten alveolären Innendrucks.

7.11.5.2 Barotrauma

Die Häufigkeit eines Barotraumas beim Atemnotsyndrom wird mit 50% angegeben (Desai u. Hansell, 1997). Das Risiko steigt, wenn die 6. Rippe ventral sichtbar wird, oder die Lungenlänge 25 cm überschreitet (Johnson et al. 1998). Das Auftreten dieser Komplikation hängt ab vom Beatmungsmodus, dem Alter des Patienten und seiner Grunderkrankung. Das radiologische Korrelat ist der Nachweis eines interstitiellen Emphysems, Pneumomediastinums, Pneumothorax, Hautemphysems und gelegentlich eines Pneumoperitoneums.

Das interstitielle Emphysem entsteht durch Ruptur marginaler Alveolen der bronchovaskulären Bündel und interlobulären Septen. Die Luft breitet sich im Bindegewebe entlang der Bronchien und Gefäße Richtung Hilus aus und tritt über die Lungenwurzel ins Mediastinum über oder verteilt sich entlang der interlobulären Septen im lockeren subpleuralen Bindegewebe (◘ Abb. 7.76).

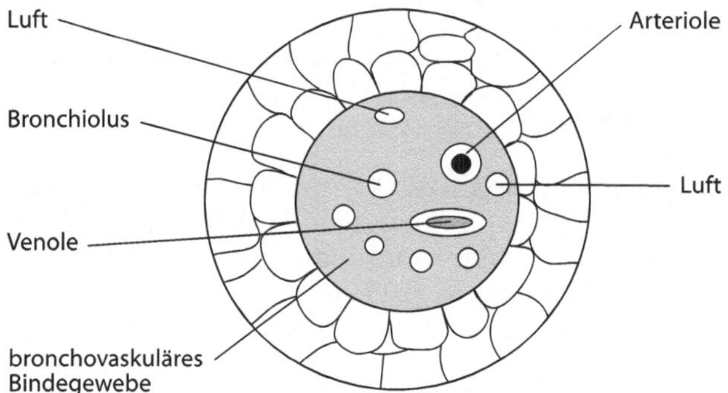

◘ Abb. 7.76. Pathogenese des Barotraumas. Die Ruptur marginaler Alveolozyten hat den Eintritt von Luft in das bronchovaskuläre Bindegewebe zur Folge

Im Röntgenbild kann man die Luftumscheidung der Pulmonalarterie an einer Doppelkontur um das Gefäß im Hilus erkennen. Das subpleurale Emphysem stellt sich als bandartige Transparenzvermehrung über den Zwerchfellkuppen, als subpleurales mediastinales Emphysem oder in Form von subpleuralen Zysten in den basalen Lungenabschnitten dar.

7.11.5.3 Lagerungsmaßnahmen

Aufgrund der CT-Untersuchungen ist bekannt, dass ein Großteil der auf der Intensivstation immobilisierten Patienten Ergüsse und Kompressionsatelektasen in den abhängigen Partien aufweisen, die in 1/3 der Fälle im Thoraxbild nicht erkennbar sind und zu einem schlechten Ventilations/Perfusionsverhältnis (VA/Q) führen. Lagerung auf dem Bauch bewirkt meist eine Auflösung der im CT sichtbaren basalen Atelektasen und ist häufig mit einer Verbesserung des arteriellen O_2-Druckes (PaO_2) verbunden. Unmittelbar nach Umlagerung kommt es zu einer Umverteilung der Durchblutung in gesunde Bezirke. Verzögerte Effekte dieser Maßnahmen sind der Anstieg der funktionellen Residualkapazität durch Wiedereröffnung atelektatischer Bereiche und ein Rückgang des interstitiellen Lungenödems durch Änderung des hydrostatischen Drucks.

7.11.5.3 Extrakorporale Membranoxygenierung (ECMO)

Die extrakorporale Membranoxygenierung erlaubt durch ein cardiopulmonales Bypass-System und einen Membranoxygenator die nahezu vollständige Eliminierung des CO_2 aus dem Blut. Die Sauerstoffaufnahme muss dabei weiterhin teilweise über die Patientenlunge erfolgen. Ein von Kolobow und Gattinoni modifiziertes Verfahren wird als »extrakorporale Kohlendioxydelimination mit niedrig frequenter Beatmung« bezeichnet und in wiederum modifizierter Form in unterschiedlichen Zentren angewendet.

EMCO erlaubt eine adäquate Oxygenierung mit niedrigem Beatmungsdruck, was sich röntgenmorphologisch in einer Dichtezunahme des Lungenparenchyms zu Beginn der Behandlung widerspiegelt, da die unter der maschinellen Beatmung wiederbelüfteten Atelektasen erneut auftreten und das Alveolarödem zunimmt. Diese anfängliche Zunahme der Lungendichte ist nicht Ausdruck einer Verschlechterung des Krankheitsverlaufes. Erst die im weiteren Verlauf auftretenden Verschattungen, welche die Lunge bis auf das zentrale Bronchialsystem einnehmen, haben ebenso wie Barotraumen eine signifikant höhere Mortalität. Sich rasch entwickelnde Pleuraergüsse weisen auf einen Hämatothorax hin, der sich infolge der Antikoagulantientherapie entwickelt kann. Weiterhin ist bei der Durchsicht der Thoraxaufnahmen auf Fehllagen der ECMO-Kanülen zu achten (Jamadar et al. 1996).

Literatur zu Unterkapitel 7.11

Artigas A, Bernard GR, Carlet J et al (1998) The American-European consensus conference on ARDS, part 2: Ventilatory, pharmacologic, supportive therapy, study design, stratgies, and issues related to recovery and remodeling. Acute respiratory distress sxndrome. Am J Respir Crit Care Med 157: 1332–1347

Brandstetter RD, Kailash FCCM, Sharma C; Maryanne DellaBadia RN, Cabreros LJ, Kabinoff GS (1997) Adult respiratory distress syndrom: A disorder in need of improved outcome. Heart Lung 26: 3–14

Bouhemad B, Richecoeur J, Lu Q, Malbousson LM, Cluzel P, Rouby JJ, ARDS CT Study Group (2003) Effect of contrast material on computed tomographic measurements of lung volumes in patients with acute lung injury. Crit Care 7(1): 63–71

Desai SR, Hansell DM (1997) Lung imaging in the adult respiratory distress syndrom: current practice and new insights. Intensive Care Med 23: 7–15

Desai SR, Wells AU, Suntharalingam G, Rubens MB, Evans TW, Hansell DM (2001) Acute respiratory distress syndrom caused by pulmonary and extrapulmonary injury: A comparative CT study. Radiology 218: 689–693

Desai SR (2002) Acute Respiratory Distress Syndrome: Imaging of the injured lung. Clinical Radiology 57(1): 8–17

Elgeti H, Luska G (1988) Atemnotsyndrom des Erwachsenen. In: Frommhold W, Diehlmann W, Stender HS, Thurn P. Radiologische Diagnostik in Klinik und Praxis. Thieme, Stuttgart New York, S 846–859

Jamadar DA, Kazerooni EA, Cascade PN, Fazzalari FL, Vydareny KH, Bartlett RH (1996) Extra corporal membrane oxygenation in adults: Radiographic findings and correlation of lung opacity with patient mortality. Radiology 198: 693–698

Johnson MM, Ely EW, Chiles C, Bowton DL, Friemanas RI, Choplin RH, Haponkin EF (1998) Radiographic assessment of hyperinflation: correlation with objective chest radiographic measurements and mechanical ventilator parameters. Chest 113(6): 1698–1704

Lewandowski K, Lohbrunner H, Falke KJ (1996) Das akute Lungeversagen des Erwachsenen (ARDS): Pathophysiologie, Diagnose und Behandlung. Pneumologie 50: 505–517

Lu Q, Malbouisson LM, Mourgeon E, Goldstein I, Coriat P, Rouby JJ (2001) Assessment of PEEP-induced reopening of collapsed lung regions in acute lung injury: are one or three CT sections representative of the entire lung? Intensive Care Med 27(9): 1504–1510

Luska G, Sybrecht GW, Kolbow H, Elgeti H (1979) The chest roentgenogram during artificial respiration. Prakt Anaesth 14: 130–137

Markstaller K, Arnold M, Dobrich M, Heitmann K, Kramrodt J, Weiler N, Uthmann T, Eberle B, Thelen M, Kauczor HU (2001) Röfo Fortschr Geb Röntegenstr Neuen Bildgeb Verfahr 173 (9): 830–835

Miller WT, Gregory T, Friedurg J (1998) Thoracic CT in intensive care unit: Assessment of clinical usefulness. Radiology 209: 491–498

Miniati AM, Pistolesi M (1993) Imaging strategies in detection and evaluation of ARDS. Schweiz med Wschr 123: 464–472

Mittelmayer Ch, Ostendorf P, Riede UN (1977) Pathologisch-anatomische Untersuchungen bei der respiratorischen Insuffizienz bei Schock. I. Lichtmikroskopische und biochemische Analyse. Intensivmedizin 14: 252–262

Nobauer-Huhmann IM, Eibenberger K, Schaefer-Prokop C, Steltzer H, Schlick W, Srasser K, Fridrich P, Herold CJ (2001) Changes in lung parenchyma after acute respiratory distress syndrome (ARDS). Assessment with high-resolution computed tomography. Eur Radiol 11(12): 2436–2443

Ostendorf P, Birzle H, Vogel W, Mittermayer CH (1975) Pulmonary radiographic abnormalities in shock. Radiology 115: 257–263

Papazian L, Paladini MH, Bregeon F, Thiion X, Durieux O, Gainnier M, Huiart L, Agostini S Auffrray JP (2002) Can the tomographic aspect characteristics of patients presenting with acute respiratory distress syndrome predict improvement in oxygenation-related response to the prone position? Anaesthesiology 97(3): 599–607

Puybasset L, Gusman P, Muller JC, Cluzel P, Coriat P, Rouby JJ (2000) Regional distribution of gas and tissue in acute respiratory distress syndrom. III. Consequences for the effects of positive end-expiratory pressure. CT Scan ARDS Study Group. Adult respiratory distress syndrome. ntensive Care Med 26(9): 1215–1227

RoubyJJ, Puybasset L, Cluzel P, Richecoeur J, Lu Q, Grenier P (2000) Regional distribution of gas and tissue in acute respiratory distress syndrom. II. Physiological correlation and definition of an ARDS severity score. CT scan ARDS study group. Intensive Care Med 26(8): 1046–1056

Rouby JJ, Puybasset L, Nieskowska A, Lu Q (2003) Acute respiratory distress syndrome: lessons from computed tomography of the whole lung. Crit Care Med 31: 285–295

Tagliabue M, Casella TC, Zincone GE, Fumagalli R, Salvini E (1994) CT and chest radiography in the evaluation of adult respiratory distress syndrome. Acta radiologica 35(3): 230–234

Differentialdiagnostische Hilfestellungen

Günter Luska

Die wichtigste Maßnahme ist das Vergleichen mit evtl. vorliegenden Aufnahmen vom

- Rasterwandstativ (einschließlich Seitenaufnahme)
- CT
- Verlauf.

In der Projektionsradiographie summieren sich Thoraxwand, Pleura, Pleuraraum, Lunge, Mediastinum, so dass alle pathologischen Veränderungen aufeinander projiziert werden (Abb. 8.1).

Eine Differenzierung ist nur bei Kenntnis des typischen Erscheinungsbilds bestimmter Krankheitsbilder und Röntgenzeichen (z.B. Silhouettenzeichen) möglich.

Man darf die Interpretationsmöglichkeiten aber auch nicht überschätzen, daher ist es ebenso wichtig zu wissen,

- was man nicht immer erkennen kann.

 Abb. 8.1. Thoraxübersichtsaufnahme im Liegen schematisch (Projektionsradiographie)

Exemplarisch sind solche Pitfalls in den ◘ Abb. 8.2 bis 8.11 zusammengestellt.

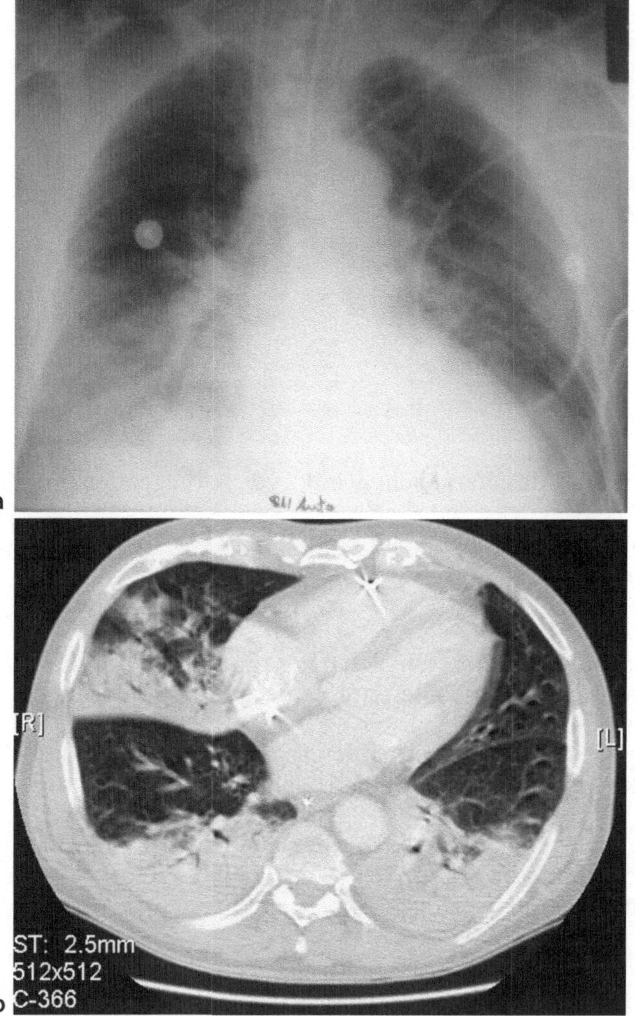

◘ Abb. 8.2 a, b. **a** Thoraxübersichtsaufnahme. Verschattung des rechten Mittel- und Untergeschosses durch pneumonische Infiltrate. **b** CT. Pneumonische Infiltrate in den dorsalen Segmenten der Unterlappen und des Mittellappens. Die massive Mittellappenpneumonie ist nur im CT erkennbar

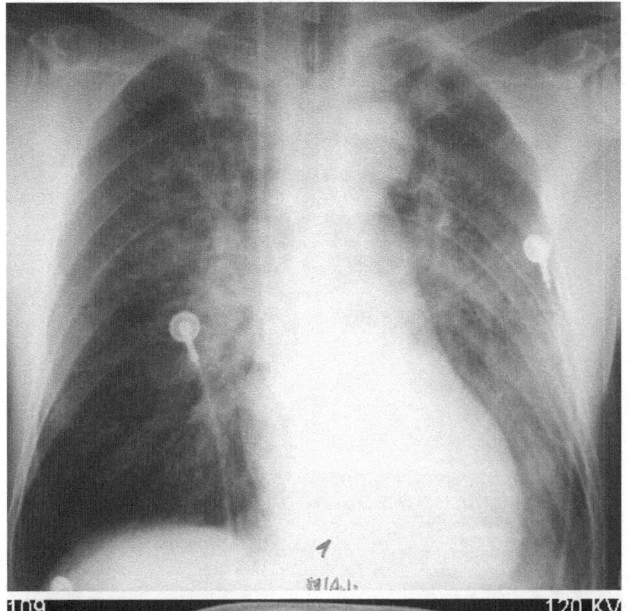

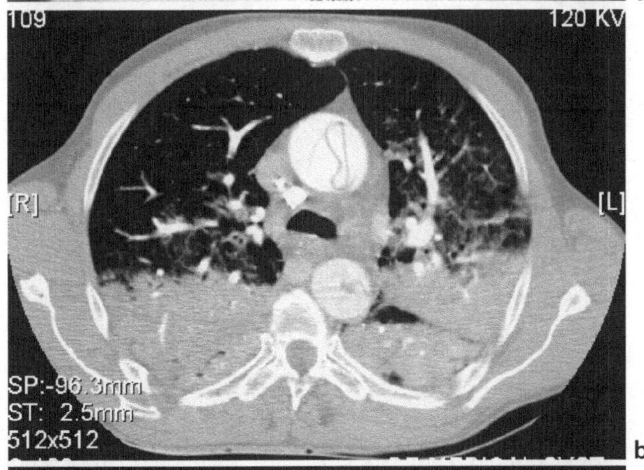

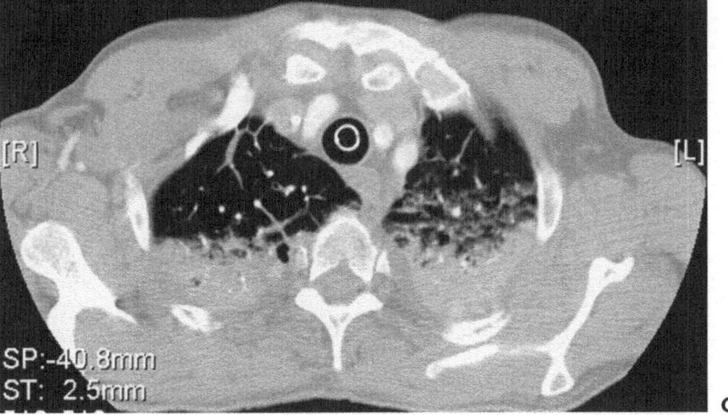

◧ Abb. 8.3 a–c. a Thoraxübersichtsaufnahme. Perivaskuläre, perbronchiale Infiltrate überwiegend perihilär und in den Oberfeldern. b, c CT. Massive Infiltrationen in den dorsalen Oberlappensegmenten und apikalen Unterlappensegmenten durch Aspiration

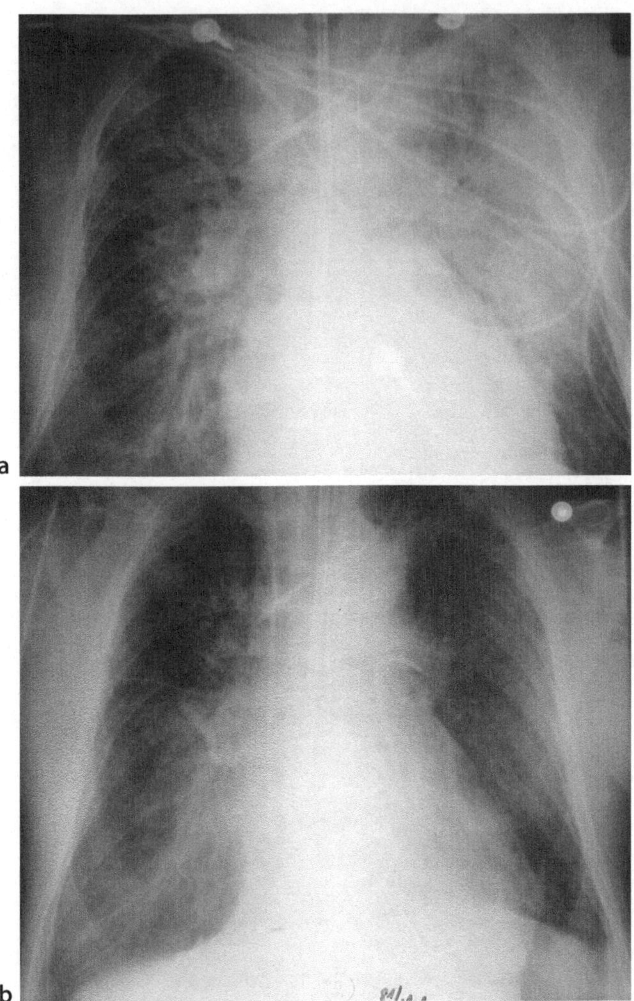

○ Abb. 8.4 a, b. a Thoraxübersichtsaufnahme im Liegen. Homogene Verschattung linkes Mittel-Oberfeld. Perihiläre Unschärfe rechts (Lobärpneumonie?). **b** Kontrolle nach forcierter diuretischer Therapie Stunden später. Rückbildung des inhomogen verteilten alveolären Ödems (**Verlauf!**)

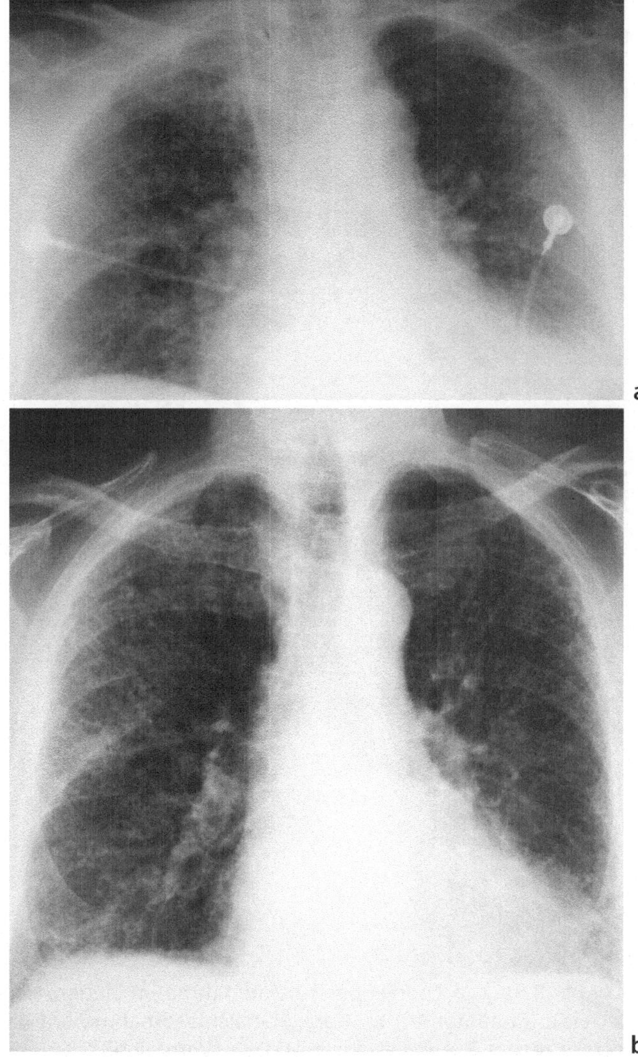

◨ **Abb. 8.5 a, b. a** Thoraxübersichtsaufnahme im Liegen. Beidseits verbreitertes Herz, unscharfe Gefäßschatten. Stauung? **b** Thoraxübersichtsaufnahme am Rasterwandstativ. Verstärkte retikulonoduläre Zeichnung durch Lungenfibrose (**Vergleich!**)

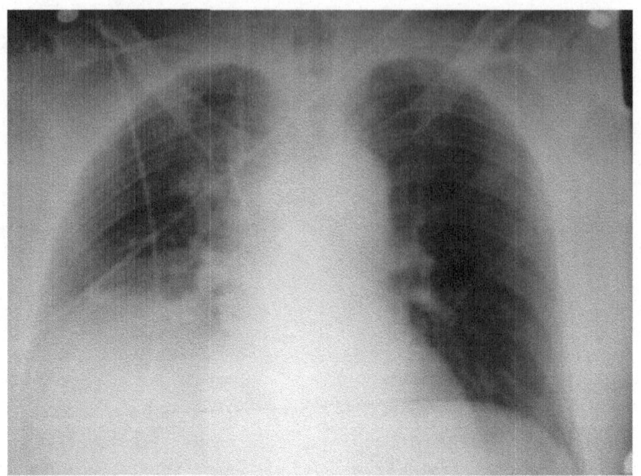

a

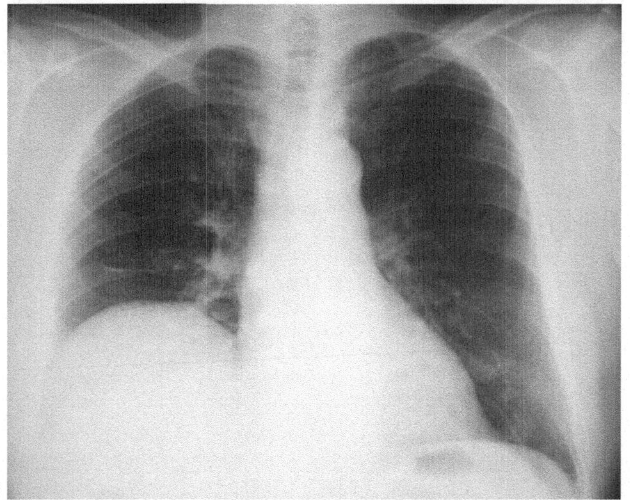

b

◧ Abb. 8.6 a, b. **a** Thoraxübersichtsaufnahme im Liegen. Verschattung des rechten Unterfelds. (Pneumonie?) **b** Thoraxübersichtsaufnahme am Rasterwandstativ. Zwerchfellparese rechts, Kompressionsatelektase (**Vergleich!**)

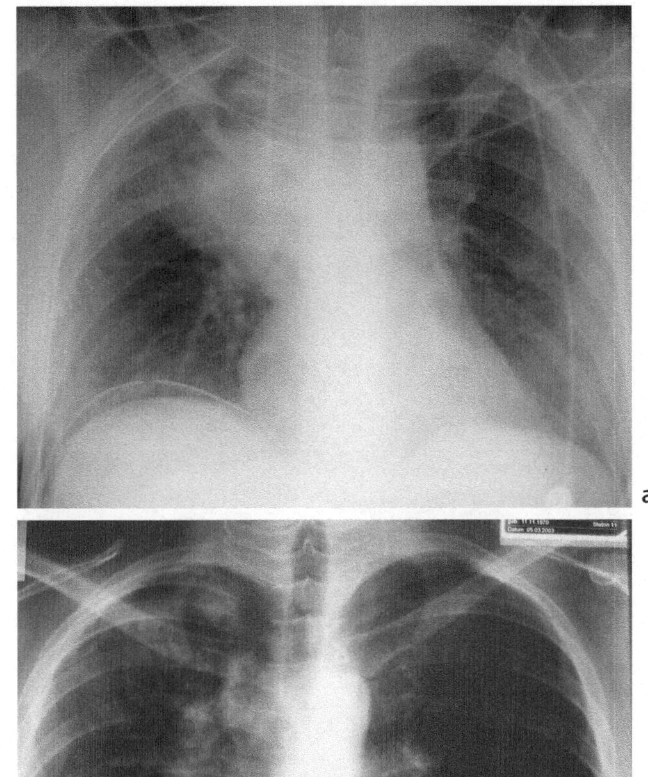

□ Abb. 8.7 a, b. a Thoraxübersichtsaufnahme im Liegen. Keilförmige Verschattung paramediastinal im rechten Oberfeld. (Oberlappenatelektase? Oberlappenpneumonie?) **b** Thoraxübersichtsaufnahme am Rasterwandstativ. Zentraler Tumor mit vergrößerten hilären und mediastinalen Lymphknoten

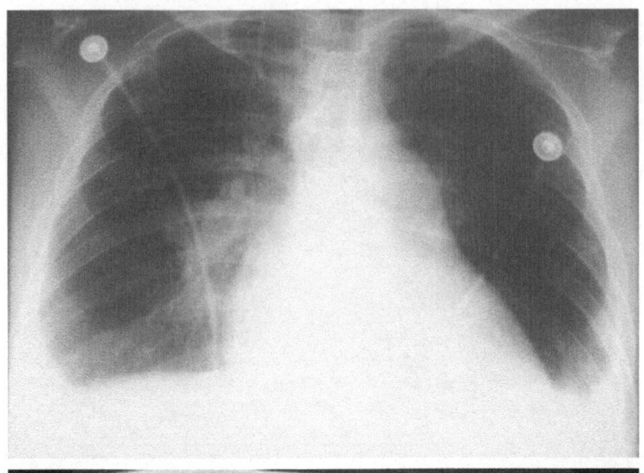

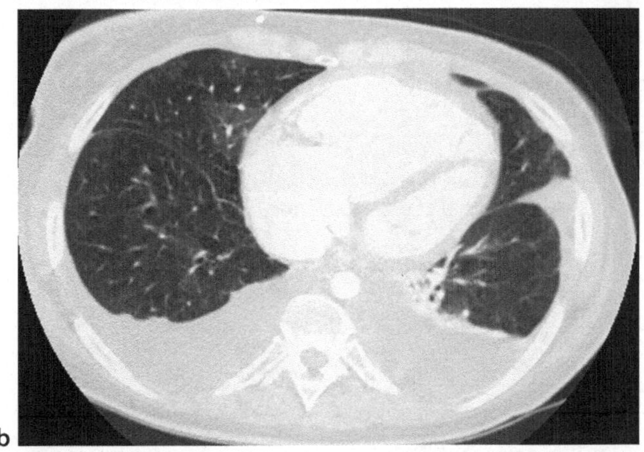

■ **Abb. 8.8 a–d. a** Thoraxübersichtsaufnahme. Ergussverschattungen der Sinuswinkel bds., die an der kostalen Pleura bis zum Mittelgeschoss mit einem konvexen Bogen ansteigen. **b** CT in Höhe der basalen, **c** mittleren und **d** apikalen Lungenabschnitte. Ausgedehnter Pleuraerguss bis über die Lungenspitzen. Das Ausmaß ist im Übersichtsbild nicht erkennbar

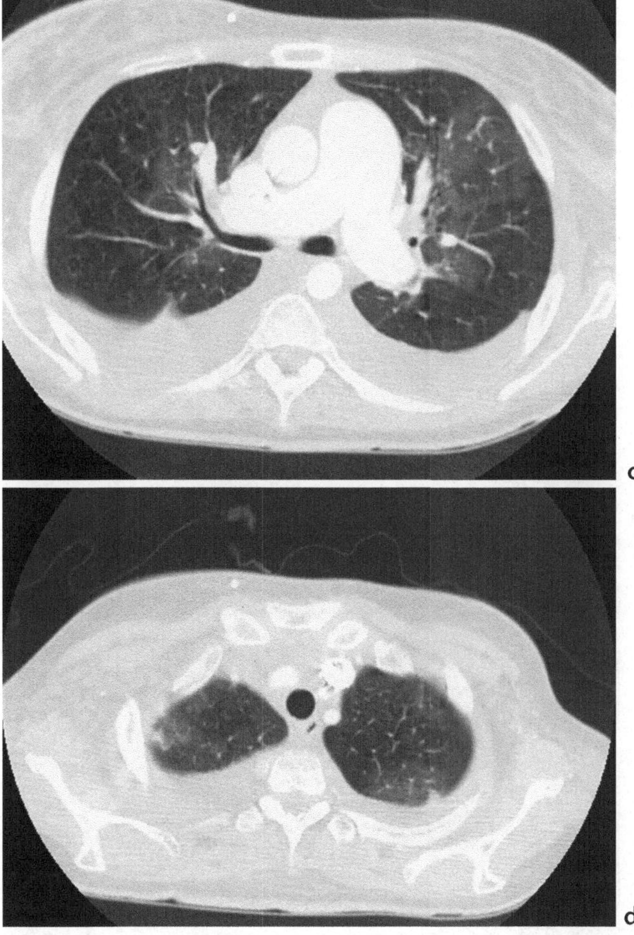

⬛ Abb. 8.8 c,d

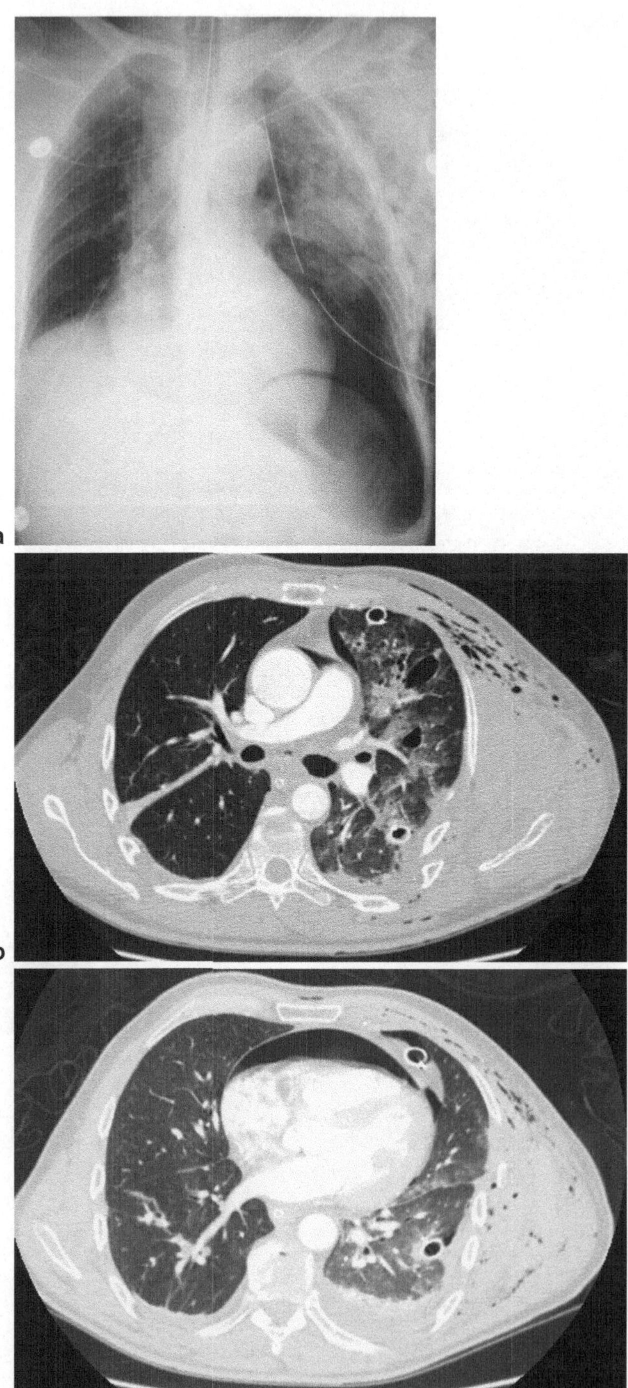

● Abb. 8.9 a–c. **a** Thoraxübersichtsaufnahme. Thoraxtrauma, Kontusionsblutung und Lazeration links, Pneumothorax links (tiefer Rezessus). **b** CT in Höhe der Pulmonalarterie, Kontusionsblutung, Lazeration der linken Lunge mit Ausbildung von Pneumatozelen, Mediastinal-, Hautemphysem. **c** Massives Pneumoperikard im vorderen Herzbeutel. Die im Liegen nach oben gestiegene Luft ist auf der Übersichtsaufnahme nicht erkennbar

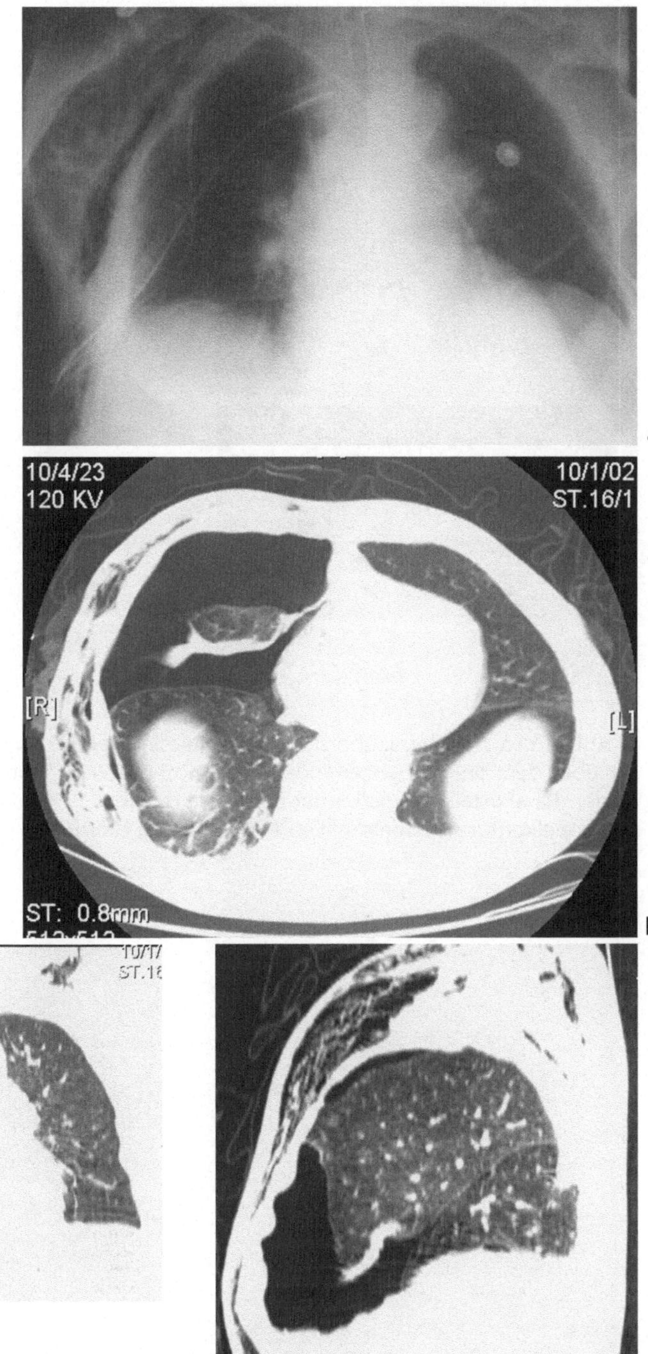

■ Abb. 8.10 a–d. Übersichtsaufnahme. Exzessives Hautemphysem rechts. **a** Pleuraraum drainiert. **b** CT axial, **c** coronal und **d** sagital reformatiert. Pneumothorax mit totalem Kollaps vom Mittellappen. Die weitgehend expandierten Ober- und Unterlappen sowie das Hautemphysem überlagern den Pneumothorax auf dem Summationsbild

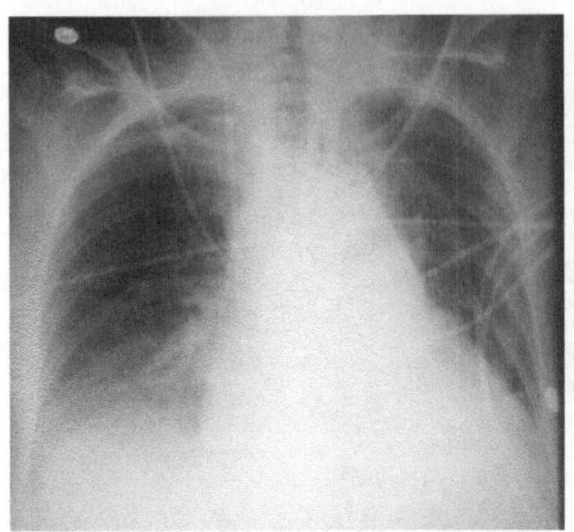

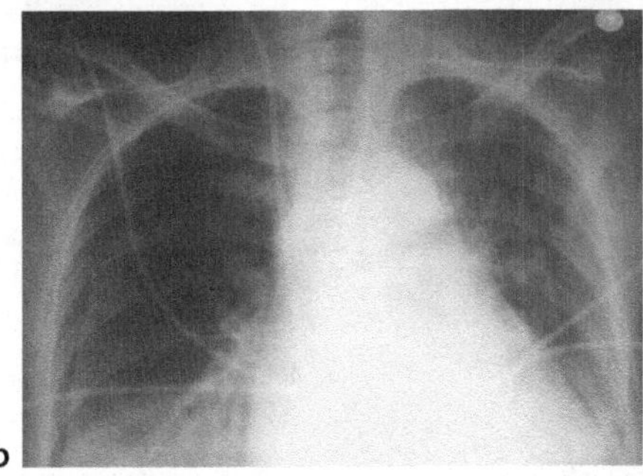

■ Abb. 8.11 a, b. **a** Thoraxübersichtsaufnahme im Liegen. Paramediastinale Doppelkontur über dem linken Lungenflügel (Pneumothorax?) **b** Thoraxübersichtsaufnahme im Liegen. Parakostale Doppelkontur über dem rechten Lungenflügel und paramediastinale Doppelkontur über dem linken Lungenflügel, Hautfalten (**Verlauf, Vergleich!**)

Anhand der folgenden ◘ Tabelle 8.1 sind typische Röntgenerscheinungen den häufigsten klinischen Ursachen zugeordnet. Die Nummerierung weist auf die entsprechenden Kapitel dieses Buches hin.

◘ **Tabelle 8.1. Röntgenbefund und klinische Ursachen**

	Symptomatik	Ursache	
		Einseitig	Beidseitig
5 Zwerchfell	Hochstand Unschärfe	Atelektase Erguss Infiltrat	Veratmung Erguss Infiltrat Atelektase
7.2 Pneumo- thorax	Tiefer Rezessus V. cava, A. sub- clavia abgrenzbar Kleiner Lappen- spalt, reicht nicht an die Thorax- wand Mediastinalverla- gerung	Pneu subpulmo- nal, Cave maschi- nelle Beatmung Pneu anteromedial Pneu apikolateral Spannungspneu	Pneu sub- pulmonal
7.3 Pleuraerguss (Volumen meist unterschätzt)	Zwerchfell un- scharf Sinuswinkel ver- schattet Lappenspalt markiert	Erguss sub- pulmonal Erguss lateral sinös Erguss interlobär	Erguss sub- pulmonal Erguss lateral sinös Erguss interlobär
7.4 Atelektasen (Plattenatelekta- sen fast obliga- torisch)	Zwerchfell- hochstand Verlagerung klei- ner Lappenspalt Mediastinal- verlagerung Basalarterie verlagert	Unterlappen- atelektase OL-, UL-, ML- Atelektase Totalatelektase, OL-Atelektase OL-, UL- Atelektase	Unterlappen- atelektase

◘ Tabelle 8.1 (Fortsetzung)

	Symptomatik	Ursache	
		Einseitig	**Beidseitig**
7.5 Ödem (evtl. schnell flüchtig)	Gefäße unscharf		Veratmung Bewegungsunschärfe Verwackelt Mangelnder Kontrast
	Kerley-Linien	Interstitielles Ödem (kardial?)	
	Cuffs, milchglasartige Trübung (Gefäße sichtbar)		Interstitielles Ödem (kardial?)
	Massive symmetrische oder asymmetrische Verschattung (Gefäße maskiert)	Alveoläres Ödem (nichtkardial?)	Alveoläres Ödem (nicht-kardial?)
7.6 Pneumonie (protrahierter Verlauf)	Positives Bronchopneumogramm	Lobärpneumonie	Lobärpneumonie
	Verschattung bronchovaskulärer Bündel (ohne Bronchogramm)	Bronchopneumonie	Bronchopneumonie
	Milchglasartige Trübung	Interstitielle Pneumonie	Interstitielle Pneumonie
7.8 Lungenembolie	Zwerchfellhochstand Plattenatelektasen Westermark-Zeichen	Embolie	Embolie
7.11 ALI/ARDS	Akut: alveoläres Ödem	Weiße Lunge PEEP: Umverteilung	Weiße Lunge PEEP: Umverteilung
	Chronisch: retikuläre Zeichnung	Fibrose	Fibrose
	Chronisch: interstitielles Emphysem	Barotrauma, Pneu	Barotrauma, Pneu

Stichwortverzeichnis